LES

MALADIES DU SÉNÉGAL

DU MÊME AUTEUR :

RECHERCHES

SUR

LE CLIMAT DU SÉNÉGAL

Ouvrage couronné par l'Académie des sciences et le Ministère de l'Instruction publique

Paris 1875. — 1 vol. in-8 de 327 pages avec cartes et planches
Librairie Gauthier-Villars

LE CLIMAT DE BREST

Ses rapports avec l'état sanitaire

Ouvrage récompensé par l'Académie des sciences

Paris 1879. — 1 vol. in-8 de 384 pages avec 7 planches. — Librairie J.-B. Baillière et fils

RECHERCHES

SUR LE

CLIMAT DES ÉTABLISSEMENTS FRANÇAIS

DE LA

CÔTE SEPTENTRIONALE DU GOLFE DE GUINÉE

Paris 1880 — In-8 de 24 pages — Librairie Gauthier-Villars

NOUVELLES RECHERCHES

SUR

LE CLIMAT DU SÉNÉGAL

Bulletin du bureau central météorologique et tirage à part. Paris 1880
In-4 de 32 pages. — Librairie Gauthier-Villars

5296. — Imprimerie A. Lahure, rue de Fleurus, 9, à Paris

LES

MALADIES DU SÉNÉGAL

TOPOGRAPHIE, CLIMATOLOGIE
ET PATHOLOGIE DE LA PARTIE DE LA COTE OCCIDENTALE D'AFRIQUE
COMPRISE
ENTRE LE CAP BLANC ET LE CAP SIERRA LEONE

PAR

A. BORIUS

Médecin de 1re classe de la marine,
Agrégé libre de l'École de médecine navale de Brest,
Lauréat de l'Institut,
Officier d'Académie, Chevalier de la Légion d'honneur

AVEC 5 PLANCHES.

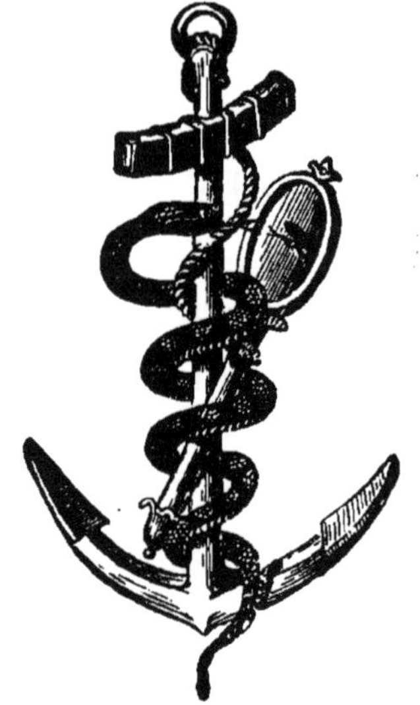

PARIS
LIBRAIRIE J.-B. BAILLIÈRE ET FILS
Rue Hautefeuille, 19, près le Boulevard Saint-Germain.

Londres	Madrid
BAILLIÈRE, TINDALL AND COX	CARLOS BAILLY-BAILLIÈRE

1882

(Extrait des *Archives de médecine navale.*)

CE LIVRE EST DÉDIÉ

A

M. LE ROY DE MÉRICOURT

Médecin en chef de la marine, Directeur des *Archives de médecine navale*,
ancien Professeur à l'École de médecine de Brest,
Membre de l'Académie de médecine,
Commandeur de la Légion d'honneur,
etc.

L'impulsion que la Géographie médicale a reçue en France, depuis vingt ans, est due tout entière à l'initiative de notre savant maître.

A. Borius.

PRÉFACE

C'est après un séjour de cinq ans au Sénégal que nous avons entrepris la publication de ce travail. Il a pour objet de faire connaître, au point de vue médical, la partie de la côte occidentale d'Afrique comprise entre le Cap Blanc et le cap Sierra-Leone, du vingtième au huitième parallèle Nord. C'est un fragment de la géographie médicale, science qui n'est pas seulement utile au médecin, mais doit faire partie des connaissances de toute personne appelée à s'occuper des intérêts coloniaux d'un pays et de son commerce maritime.

Les Européens qui habitent la côte occidentale d'Afrique trouveront, dans ce livre, les résultats de l'expérience de nos prédécesseurs et ceux de nos propres recherches dans des régions où les traces du passé s'effacent avec rapidité.

Voici le plan que nous avons adopté. Dans la *première partie*, après un court historique, nous étudions la topographie des établissements des Européens à la côte d'Afrique ainsi que les qualités du sol et des eaux.

Nous consacrons à la climatologie un chapitre dans lequel les propriétés de l'atmosphère sont examinées d'une façon générale et selon les diverses localités, puis dans leurs rapports avec les maladies.

Nous indiquons la manière dont le sol est recouvert par la végétation, les animaux qui vivent à sa surface, les races d'hommes qui l'habitent. Nous insistons sur les conditions de l'existence des Européens dans ces pays. Évitant les détails appartenant au domaine du naturaliste, nous jetons un coup d'œil d'ensemble sur les objets dont la description n'entre pas dans notre cadre et nécessiterait de longues recherches dans ces contrées encore mal explorées.

La *seconde partie* de ce livre comprend l'examen de l'état sanitaire du Sénégal selon les localités, les époques, les individualités, les professions et les races. Pour la description des symptômes des maladies, nous renvoyons le lecteur aux ouvrages de Thévenot, de Dutroulau, de Bérenger-Féraud, au *Manuel de pathologie exotique* dans lequel M. Nielly a résumé avec art, simplicité et clarté, les travaux de ces auteurs ainsi que les nombreuses monographies relatives aux maladies coloniales. Nos recherches portent sur les affections les plus communes ou les plus spéciales à la côte d'Afrique. Elles établissent quelles sont, au Sénégal et dans les pays voisins, les conditions de morbidité, de gravité et de mortalité pour chacune de ces maladies. Elles mettent en évidence les influences diverses auxquelles sont soumis les Européens et les Indigènes. En un mot, nous avons touché à la partie de l'étiologie qui dépend surtout du climat et du sol. Laissant de côté l'énumération des causes douteuses, nous sommes resté dans le domaine des faits ; nous avons été sobre d'explications théoriques.

Chargé, pendant plusieurs années, d'enseigner les éléments de la pathologie générale aux élèves de l'Ecole de Médecine de Brest, nous nous sommes appliqué, dans nos cours, à mettre en garde l'esprit de nos auditeurs contre la facilité avec laquelle les faits sans preuves ont été parfois admis en étiologie médicale. Nous nous sommes efforcé d'apprendre aux jeunes médecins à remplacer la docile acceptation de ce qui a été dit par l'esprit critique qui n'admet que ce qui est prouvé. Nous espérons que nos anciens élèves, devenus nos collègues, emploieront, dans la vaste enquête dont sont chargés les médecins de la marine, sur les divers points du globe, la véritable méthode scientifique qui ne peut se passer de critique et l'accompagneront d'une certaine défiance des banalités étiologiques dont on a si souvent abusé. Le lecteur verra que, fidèle à notre enseignement, nous nous sommes tenu le plus près possible des faits. Cette méthode convient le mieux au sujet que nous avions à traiter. Le chapitre des desiderata par lequel nous terminons montre assez le vaste champ qui reste à explorer à la côte d'Afrique.

Les pages relatives à la climatologie sont un complément et en même temps une correction à nos premières *Recherches sur le climat du Sénégal*. Le savant directeur de l'Observatoire météorologique de Paris, M. E. Renou, a bien voulu, en nous signalant les imperfections de nos premiers essais, nous rendre le plus grand service qu'un homme aussi haut placé dans une science puisse rendre à celui qui débute. Nous le remercions de ses critiques et de ses encouragements. Nous adressons aussi nos remerciements à tous ceux qui ont bien voulu nous prêter leur concours de différentes manières, particulièrement à M. Hervé-Mangon, de l'Institut, à M. G. Symons, de la Société royale de Londres, à M. Brito-Capello, de Lisbonne.

M. le professeur A. Richet et l'inspecteur général J. Rochard me permettront de me souvenir aujourd'hui de l'étendue du service particulier qu'ils m'ont rendu, et grâce auquel il m'a été possible d'achever ce travail; qu'ils reçoivent ici l'expression de ma profonde reconnaissance.

Le nom de M. Bérenger-Féraud sera souvent cité dans ces pages. Les ouvrages de cet auteur sur les maladies tropicales remplacent, pour le médecin navigant, l'enseignement oral dont les exigences du service le tiennent éloigné. Ils occupent, dans la médecine navale, le rang des œuvres des Michel Levy, des Larrey, des Léon Colin et des Arnould dans la médecine militaire. Plus que tout autre de nos collègues, nous devons exprimer nos sentiments de gratitude à M. Bérenger-Féraud, au maître et à l'ami qui nous a appris à connaître les jouissances du travail et ses consolations.

TABLE DES MATIÈRES

FIN DE LA TABLE DES MATIÈRES.

ERRATA

Page	5,	ligne	21,	*au lieu de*	1780,	*lisez :* 1809.
—	38,	—	12,	—	rive,	— voie.
—	49,	—	29,	—	nord-ouest,	— nord-est.
—	62,	—	10,	—	8 centimètres,	— 8 kilomètres.
—	233,	—	21,	—	comme sont,	— comme tend.

Travaux publiés par le docteur Borius.

Quelques considérations médicales sur le poste de Dagana, Sénégal. Thèse, Montpellier 1864, in-8°.

Service médical de l'établissement d'Indret. — Hépatite, abcès du foie, ouverture par le bistouri, injections iodées, drainage, guérison (*Gazette des Hôpitaux*, 26 août 1866).

Recherches sur la nature et l'origine de l'épidémie qui sévit à l'Ile Maurice en 1868 (*Archives de médecine navale*, octobre 1868, p. 257-267).

Des injections hypodermiques de sulfate de quinine dans le traitement des fièvres paludéennes graves de Sainte-Marie de Madagascar (*Archives de médecine navale*, 1869, t. XII, p. 221-242).

Gorée, Sénégal. — Résumé des observations météorologiques faites pendant dix années (1856-1865) par les pharmaciens de la marine (*Annuaire de la Société météorologique de France*, 1869), t. XVII, p. 59-69).

Étude sur le climat et le constitution médicale de Sainte-Marie de Madagascar (*Archives de médecine navale*, 1870, t. XIV p. 81-111).

Remarques sur le climat du Sénégal (*Annuaire de la Société météorologique*, 1872, t. XX, p. 156).

Résumés hebdomadaires des observations météorologiques faites à Saint-Louis (Sénégal), sous la direction du docteur Borius (*Moniteur du Sénégal* de juin 1873 à juin 1874).

Extraits des observations faites à Saint-Louis (Sénégal) (*Bulletin de l'Association scientifique de France*, tome XII, p. 435 ; t. XIII, p. 15, 32, 95, 126, 263).

Moyennes quotidiennes météorologiques à Saint-Louis en 1873-1874 (*Bulletin international de l'Observatoire de Paris*, 1873 ; numéros 310-323-349 ; 1874, 89-117-215).

Du régime des vents sur la côte de la presqu'île du Cap-Vert (*Revue maritime et coloniale*, août 1874, p. 568-599).

Des pluies sur le littoral de la Sénégambie (*Revue universelle*, 1874, p. 313-337).

Note sur le climat du Sénégal (*Annuaire de la Société météorologique*, 1874 t. XXII, p. 175-185).

Recherches sur le climat du Sénégal. — Ouvrage accompagné de tableaux météorologiques, de 14 planches dans le texte et d'une carte du climat et de l'état sanitaire du Sénégal suivant les saisons, un volume in-8°, t. XIX, 327 pages Paris, 1875, Gauthiers-Villars libraire-éditeur. Ouvrage couronné par l'Académie des sciences et par le Ministre de l'Instruction publique.

Topographie de l'île de Gorée (*Bulletin de l'Association scientifique*, 1875, t. XV, p. 284).

Observation de grêle au poste de Médine (Sénégal), le 2 juin 1874 (*Nouvelles météorologiques*, 1775, p. 132).

Un cas de purpura rhumatismal à forme érythémateuse (*Gazette des Hôpitaux*, 1er juillet 1875).

Observations des hauteurs des eaux du fleuve le Sénégal, à Dagana, Podor, Aéré, Matam, Bakel, Médine et Saldé (*Nouvelles météorologiques*, 1876, p. 45).

Note sur une sécheresse extrême à Saint-Louis (Sénégal). Insuffisance de la formule de Regnault (*Nouvelles météorologiques*, 1876, p. 74).

Extraits des observations faites au Sénégal à l'Observatoire fondé par le docteur Borius (*Bulletin international de l'Observatoire de Paris*, 1876, numéros 262-285, et *Annuaire de la Société météorologique*, 1876, t. XXIV, p. 111-115).

Note sur la température des eaux du Sénégal (*Annuaire de la Société météorologique*, 1876, t. XXIV, p. 84-98).

Observations pluviométriques faites à Brest pendant 44 années (*Ann. de la Société météor.*, 1876, t. XXIV, p. 176-178).

Sur les circonstances atmosphériques qui ont précédé et accompagné l'épidémie de fièvre typhoïde de la ville de Brest, à la fin de l'année 1876 et au commencement de 1877. — Note communiquée à l'Académie de médecine dans la séance du 17 avril 1877 ; honorée d'une médaille de bronze par le Ministre de l'Agriculture et du Commerce, sur la proposition de l'Académie de médecine.

Note sur les observations météorologiques faites à Brest à l'Observatoire de la Marine (*Ann. de la Société météor.*, t. XXV, p. 191-198).

Observations de la température et de la pluie faites à Kerisbian, près Brest, par le docteur Borius (*in extenso* dans la *Quinzaine météor.*, Paris, de mai à octobre 1877).

Note sur l'altitude du baromètre à l'Observatoire de Brest. Erreur commise relativement à cette altitude dans les communications faites à l Observatoire de Paris (*La Quinzaine météor.*, septembre 1877).

Voyage de l'embouchure du Sénégal aux cataractes du Felou, par MM. E. Borius et Louvet. Observations résumées par le docteur A. Borius (*Ann. de la Société météor.*, t. XXV, p. 191-198).

De l'identité des résultats fournis, au Sénégal, par les observations du papier ozonométrique de Jame de Sedan et de l'évaporomètre de Piche. — *Communication faite au Congrès international de météorologie dans la séance du* 28 *octobre* 1878.

Recherches sur le climat des établissements français de la côte septentrionale du golfe de Guinée, 1879, in-8° de 24 p. Paris, chez Gauthier-Villars.

Détermination de l'état hygrométrique de l'air sur le littoral du Finistère (*Congrès de l'Association française pour l'avancement des sciences*, Montpellier, 1879).

Le climat de Brest, ses rapports avec l'état sanitaire, 1879. 1 vol. in-8 de 384 p., avec 7 planches lithographiées. Paris, chez J.-B. Baillière et fils. Ouvrage honoré par l'Académie des sciences d'un rappel de prix.

De l'influence de l'hiver et de l'été de 1879 sur la végétation des plantes exotiques dont l'acclimatation est tentée au Jardin botanique de l'École de médecine de Brest, en collaboration avec G. Blanchard (*Arch. de méd. nav.*, 1880, t. XXXIII).

Articles *Sénégambie, Sierra-Leone* (Guinée) du Dict. encyclop. des sciences médicales 1880, 1881, et 1882).

Un Nordenskiöld explorateur de l'Afrique équatoriale (Journal *la Nature*, janvier 1882).

Notice sur le climat du Gabon (*Ann. de la Société météor.*, p. 122-130).

Plusieurs articles de bibliographie, *Archives de médecine navales* et *Journal d'hygiène* de 1879 à 1882.

TOPOGRAPHIE MÉDICALE DU SÉNÉGAL

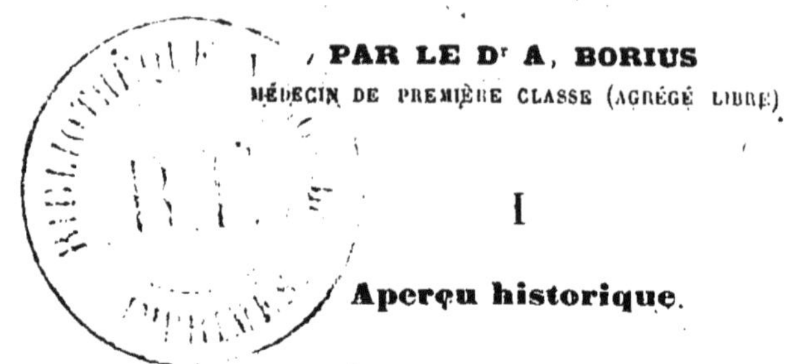

PAR LE Dr A. BORIUS
MÉDECIN DE PREMIÈRE CLASSE (AGRÉGÉ LIBRE)

I

Aperçu historique.

La colonie française du Sénégal comprend nominalement tout le cours du grand fleuve qui porte ce nom et les établissements de la côte occidentale d'Afrique situés entre le Cap-Blanc, au nord, et le cap de Sierra-Leone, au sud.

En réalité, la France est loin d'être maîtresse des pays arrosés par le Sénégal. Elle ne possède qu'une sorte de suzeraineté sur cinq ou six royaumes noirs situés sur la rive gauche de ce fleuve. De la côte maritime aux cataractes du Félou sont disséminés un certain nombre de forts qui abritent des comptoirs européens et quelques villages nègres placés sous notre protection.

La nécessité dans laquelle se trouve la France d'échelonner ainsi, tout le long du fleuve, des postes fortifiés, montre que notre autorité sur le cours de cette belle voie commerciale est de date récente. De temps à autre, cette autorité est l'objet de protestations à main armée, de révoltes partielles. Le nom de colonie convient assez peu pour désigner cette possession française de l'Afrique occidentale. Le mot colonie désigne en même temps le groupe de personnes des deux sexes envoyées d'un pays dans un autre pour l'habiter, et le pays où s'est établi ce groupe. Pris dans ce double sens, ce mot s'applique mal au Sénégal. Il n'y a pas de colons, au Sénégal; il n'existe aucun groupe d'Européens établis dans ce pays sans arrière-pensée de retour vers la mère patrie.

On n'y trouve pas ce que, dans nos autres colonies, on appelle des créoles. Les métis forment l'élément le plus éclairé et le plus intelligent de la population sur laquelle s'appuie notre puissance commerciale; mais on ne compte, parmi eux, aucun cultivateur. Ce qui est plus grave, la multiplication des mulâtres, au Sénégal, est tellement limitée que, lorsqu'il n'y a plus d'intrusion de sang blanc ou noir dans la descendance, les arrière-petits-enfants du premier croisement sont le plus souvent, sinon toujours, inféconds. Le nombre des mulâtres est toujours resté, au Sénégal, en rapport étroit avec le nombre des Européens ayant séjourné momentanément dans le pays. Il n'en est, heureusement, pas de même de la population noire. Le nombre des indigènes de race pure, pouvant être considérés comme des citoyens français, va croissant de jour en jour : ces noirs forment une population intelligente, assez active pour servir d'intermédiaires entre le commerce du pays et celui de la France.

En réalité, le Sénégal est un vaste comptoir. La civilisation n'y est représentée que par l'élément commercial et l'élément militaire. Toutes les tentatives de culture et de véritable colonisation ont échoué jusqu'ici. Les populations plus ou moins barbares qui habitent le pays échangent avec nous les produits de leurs travaux et de leurs cultures; mais ces travaux et ces cultures échappent encore complètement à notre influence.

Telle est la situation actuelle des rives du fleuve, c'est-à-dire du Sénégal proprement dit. Dans les points de la côte d'Afrique autres que ceux appartenant au bassin de ce grand fleuve ou à la presqu'île du Cap-Vert, notre commerce possède seulement des pied-à-terre au milieu de populations complètement indépendantes et souvent hostiles. Quelle que soit la situation du Sénégal par rapport à la métropole, cette contrée n'en offre pas moins un grand intérêt. Grâce à elle, la civilisation française enfonce lentement, mais sûrement, ses puissantes racines dans la partie occidentale de ce bloc compact et difficiement attaquable qui constitue l'Afrique. Un coup d'œil rapide sur l'histoire du Sénégal montrera avec quelle lenteur et au milieu de combien d'obstacles de toutes sortes s'est créé l'état actuel de notre colonie.

Le mot Sénégal ou *Sénéga* semble n'avoir désigné, autrefois, que le pays occupé aujourd'hui par la ville de Saint-Louis et sa banlieue, et n'avoir pas été le nom primitivement donné au fleuve par les Européens. Sur les cartes du siècle dernier, le fleuve est confondu avec le Niger, et en reçoit le nom; le mot Sénégal ne désigne que les environs de l'embouchure du fleuve. Ce mot est encore pris dans ce sens restreint par les indigènes. Les navires qui descendent le fleuve se rendent au Sénégal, disent leurs équipages. Actuellement, le mot Sénégal désigne le fleuve et en même temps le pays qu'il arrose, et, par extension, quelques régions placées en dehors de son bassin, comme la presqu'île du Cap-Vert et Gorée. Sous le nom de *Bas-de-la-Côte*, on désigne la partie de la côte occidentale d'Afrique située entre le Cap-Vert et le cap de Sierra-Leone; c'est ce qu'en style administratif on appelle *les dépendances* duSénégal.

Le Sénégal fut découvert par les Dieppois en 1360. Vers 1446, les Portugais s'établirent sur les bords du Sénégal et élevèrent un fort, à Arguin. On ne saurait dire avec précision à quelle époque a été fondé le premier poste français sur les rives du Sénégal. Il est certain que cette fondation est antérieure au dix-septième siècle. Les Normands de Rouen, chassés des côtes de Guinée par la jalousie portugaise et la coupable indifférence du gouvernement, se formèrent en compagnie vers 1582; ils concentrèrent leurs efforts sur un établissement qu'ils fondèrent à l'embouchure du Sénégal, d'abord dans la petite île de Bocos, puis dans une autre île un peu plus au nord, celle de Ndar, qui prit le nom de Saint-Louis.

La première date certaine de l'histoire du Sénégal français est celle de 1626, époque à laquelle Thomas Lombard fut nommé directeur de la *Compagnie normande*, ou association des marchands de Dieppe et de Rouen. Lombard mourut dans la colonie en 1631.

De 1626 à 1664, cette Compagnie exploita le Sénégal. La mortalité de ses directeurs montre que l'insalubrité du pays n'était pas inférieure alors à ce qu'elle est aujourd'hui. Sur sept directeurs, deux seulement revinrent en France; les cinq autres moururent à Saint-Louis.

De 1664 à 1673, le Sénégal fut dans les mains de la Compagnie des Indes-Occidentales, fondée par Colbert; puis il fut administré par diverses Compagnies dont les opérations étaient purement commerciales.

De 1664 à 1758, sept Compagnies se succédèrent sous différents noms; aucune d'elles ne réussit. Ce fut une lamentable période de fautes, d'imprudences et de banqueroutes. Un seul directeur de ces Compagnies semble avoir été à la hauteur de ses fonctions : André Brue sut donner à nos possessions sénégaliennes des limites qui n'ont pas encore été dépassées. Il ne cessa, pendant une longue carrière, de se conduire d'après un plan bien arrêté, et qui aurait certainement été couronné de succès, si on lui avait permis de l'exécuter (Gaffarel).

En décembre 1758, pendant la guerre de Sept ans, les Anglais nous enlevèrent une première fois le Sénégal. La colonie fut reprise, le 29 janvier 1779, par le duc de Lauzun, lors de la guerre d'indépendance des États-Unis d'Amérique, et, dès lors, administrée par des gouverneurs royaux.

Pendant les guerres de l'Empire, la capitulation du 14 juillet 1809 mit une seconde fois la colonie entre les mains des Anglais. Ils la restituèrent le 25 janvier 1817, en vertu du traité de 1814. *La Méduse*, célèbre par son naufrage sur le banc d'Arguin, portait les fonctionnaires et les soldats chargés de recevoir de la main des Anglais notre ancienne colonie.

De 1817 à 1854, en trente-sept ans, trente-sept gouverneurs se succédèrent au Sénégal sans y apporter, au milieu de leurs perpétuels changements, le moindre progrès important. On essaya, mal à propos, d'y établir une colonie agricole. A l'exception de Saint-Louis, de Bakel et de Gorée, nous n'étions nulle part les maîtres. Partout, même à Saint-Louis, nous étions considérés comme tributaires des chefs indigènes, et nous payions en réalité, sous forme de cadeaux, de véritables tributs aux misérables souverains des États qui bordent ce fleuve. Aucun Européen, aucun habitant de Saint-Louis, et même aucun navire de notre flottille de guerre ne pouvait remonter le fleuve sans payer de nombreuses coutumes.

En 1854, nous fûmes presque en danger d'être rejetés de notre colonie par le fanatisme musulman. Le gouverneur Faidherbe attacha alors son nom à la conquête véritable de tout le territoire sur lequel nous dominons actuellement de manière à ne plus craindre ni contestations ni rébellions. Les tribus maures furent rejetées sur la rive droite, que nous leur abandonnâmes. Les Maures s'engagèrent, par des traités, à laisser sous notre domination la rive gauche, et à ne plus envahir ou piller les peuplades noires qui l'habitent. Le système des coutumes fut aboli ; nos postes fortifiés furent multipliés, et une certaine étendue des pays situés autour de ces postes devint la propriété réelle de la France ou reconnut son autorité plus ou moins directe. De cette époque seulement date notre établissement sérieux et définitif.

L'histoire des autres points que nous possédons au Sénégal ne mérite pas d'arrêter longtemps notre attention. Autrefois, les forts d'Arguin et Portendic, sur la côte, au nord du Sénégal, étaient des points importants pour la traite des gommes. Les Maures Trarzas y apportaient la gomme qu'ils échangent aujourd'hui, contre nos produits, sur les rives même du Sénégal. En 1638, les Hollandais s'emparèrent du fort d'Arguin, qu'avaient fondé les Portugais. En 1717, les Maures cédèrent aux Français l'établissement de Portendic, qui tomba dans les mains des Hollandais en 1721, puis fut livré, en 1723, aux Français par les Maures, qui en étaient redevenus maîtres. Vers la même époque (1724), les Français enlevèrent aux Hollandais le fort d'Arguin.

Gorée fut fondé par les Portugais, puis appartint aux Hollandais. En 1677, les Français l'enlevèrent de vive force, ainsi que les comptoirs voisins. En 1758, Gorée tombait, en même temps que le Sénégal, au pouvoir des Anglais. Cette île fut restituée à la France en 1787, puis tomba de nouveau dans les mains des Anglais en 1780, pour nous être rendu en 1814.

Portendic et Arguin, sur lesquels la France conserve tous ses droits, sont actuellement abandonnés, la libre circulation du Sénégal permettant le commerce des gommes dans des conditions beaucoup plus favorables que dans ces deux comptoirs. En décrivant les différentes autres stations que nous occupons militairement, et les centres commerciaux les plus considérables, nous indiquerons l'époque de leur fondation et donnerons sommairement leur historique.

II

La terre et les eaux.

—

I. — TOPOGRAPHIE

Avant d'entrer dans la description des différentes localités que nous voulons étudier, nous allons jeter un coup d'œil d'ensemble sur la topographie du Sénégal.

Le Fouta-Djalon, d'où naît le fleuve du Sénégal, et les différents cours d'eau arrosant la terre d'Afrique, du Cap-Blanc au fond du golfe de Guinée, a été exploré par Mollien en 1818, par Hecquart, de 1850 à 1853; par Lambert et Pascal, en 1864. C'est un grand pâté de montagnes dont les pitons les plus élevés seraient parfois couverts de neige, d'après les assertions de quelques noirs, mais dont l'élévation moyenne est faible. (Hecquart mit seulement cinq heures à gravir la Mounimia, la montagne la plus élevée du groupe.) Ce pays renferme des vallées fertiles. Il est gouverné par un pouvoir théocratique, dans les mains des Toucouleurs musulmans, qui en ont fait la conquête à la fin du siècle dernier. « Ce pays est bien administré; c'est le plus civilisé de tous les États de l'Afrique occidentale » (Faidherbe).

Le pâté des montagnes du Fouta-Djalon donne naissance, à l'est, au grand fleuve du Niger; au nord-est, au Sénégal; au nord-ouest, à un grand nombre de rivières moins considérables, dont les principales sont : la Gambie, la Casamance, le Rio-Grande, le Rio-Cassini, le Rio-Nunez, le Rio-Pongo, la Mellacorée et la rivière de Sierra-Leone.

La mer et les cours d'eau forment les routes naturelles suivies par le commerce et par la conquête européenne. Toutes les régions dont nous aurons à nous occuper, les seules qui soient assez bien connues, se trouvent situées sur les bords des fleuves ou sur les côtes maritimes.

C'est au fleuve le Sénégal que le pays qui porte son nom doit sa richesse. Le Sénégal est, en réalité, le créateur de ce pays. Le sol, dans le voisinage de la mer et dans la plus grande partie de la contrée, n'est constitué que par des alluvions que ce grand cours d'eau dépose depuis des siècles sur un sol primitif, ne se révélant au-dessus du niveau des eaux que dans des points fort rares. Un sondage, fait à Saint-Louis pour un puits artésien, montra que, sur une profondeur de 60 mètres, on ne trouve que du sable. Le fleuve est la fortune et la vie de notre colonie. Il sert de limite méridionale au désert, sépare des pays arides et incultes de régions productives et riches. Il forme la limite entre deux races d'hommes bien distinctes. Les habitants de la rive droite appartiennent à des branches détachées des races blanches, tandis que ceux de la rive gauche sont des nègres purs ou descendant surtout de races nègres. Le Sénégal sépare aussi deux régions climatériques distinctes : l'une, se rattachant au climat saharien ; l'autre, aux climats tropicaux. Les animaux, comme les races humaines, comme les espèces végétales, trouvent, entre diverses de leurs espèces, une puissante ligne de séparation dans le cours du Sénégal.

Les inondations périodiques de ce fleuve renouvellent, chaque année, la richesse des terrains qui l'avoisinent et en permettent la culture facile à des populations inexpérimentées. Ce sont elles qui, agrandissant encore cette belle voie de communication naturelle, permettent à des navires d'un assez fort tonnage de pénétrer à plus de 1000 kilomètres dans l'intérieur des terres, alors que, dans la saison des basses eaux, cette voie n'est navigable que sur 500 kilomètres.

Le fleuve n'est pas seulement la cause de la richesse agricole et commerciale de la contrée, il est aussi celle de ses misères. Toujours il a été la voie suivie par les invasions des pillards et des conquérants. Il est la première et la plus grande cause de l'insalubrité des régions qu'il arrose : lorsque nous étudierons la constitution médicale de notre colonie, nous la verrons soumise à des modifications intimement liées à celles suivies par le régime des eaux du fleuve. Ce sera donc par l'étude du fleuve que nous commencerons.

1° *Le fleuve du Sénégal.*

Connu à son origine, sous le nom de Bafing (rivière noire) par le Mandingues, de Maïo Balcio par les Pouls, le Sénégal prend sa source au mont Dalaba. Il décrit un grand arc de cercle, coulant successivement au nord-est, au nord-ouest, à l'ouest, au sud-ouest et au sud, pour aller se jeter dans l'Océan à quelques kilomètres au-dessous de l'île de Saint-Louis, après un cours d'environ 1600 kilomètres, c'est-à-dire plus long d'un tiers environ que celui de la Loire, notre plus beau fleuve.

Le Sénégal reçoit un certain nombre d'affluents dont les principaux sont le Backoy (rivière blanche) et la Falémé ; le Backoy ou Bakou pourrait, aussi bien que le Bafing, être considéré comme l'origine du Sénégal. Les deux rivières se réunissent en un point appelé *Bafoulabé*, c'est-à-dire, en langue khassonkée, les deux rivières. C'est alors que le fleuve devient large et profond.

Avant de recevoir son plus important affluent, la Falémé, le Sénégal descend par plusieurs cataractes, dont les plus célèbres sont celles de Gouina et du Félou.

A *Gouina*, sur une largeur de plus de 400 mètres, le fleuve s'échappe tout à coup du terrain qui manque à la masse de ses eaux, et la nappe tombe, en bouillonnant, d'une hauteur de 50 mètres, et en faisant un bruit qui s'entend à plusieurs lieues à la ronde (Pascal).

Au-dessous de Gouina se trouve les cataractes, ou plutôt les chutes du *Félou*. Le fleuve subit une nouvelle dénivellation de 15 à 20 mètres. Cette dénivellation, s'opérant sur une longueur de 600 mètres environ, n'est réellement sensible que dans quatre ou cinq endroits qui forment de véritables chutes où l'eau tombe presque perpendiculairement de 4 à 5 mètres de haut à peine dans la saison des inondations (E. Borius, Louvet[1]). Partout ailleurs, un bouillonnement écumeux des eaux, rencontrant le roc, représente une image assez exacte des brisants de la barre du Sénégal (Baril). Pendant la saison sèche, la chute se compose d'un grand nombre de veines liquides assez faibles pour qu'il soit possible de passer en cet endroit, d'une rive à l'autre du Sénégal, sans se mouiller les pieds. La cascade de Gouina peut être embrassée d'un seul coup d'œil dans son ensemble; celle du Félou, au contraire, est remarquable par ses bizarres découpures. Aux abords des cataractes, on voit des trous en forme d'entonnoirs dans lesquels l'eau s'engouffre et tourbillonne. Ces trous, de 1^{m},50 de diamètre, sont semblables à ceux que l'on voit en Norwège, en Suisse à Lucerne[2] et qu'on appelle les marmites de géants, marmites du diable ou encore aux *yeux* de la Valserine, non loin de Bellegarde, dans le département de l'Ain. Au-dessous des cataractes du Félou, le lit du fleuve présente encore une forte inclinaison qui rend le passage très difficile aux navires, ce sont les rapides des kippes et des kayes.

Les *kippes* sont des roches élevées et à pic, occupant les deux rives, et pouvant avoir 30 ou 40 mètres de hauteur; les eaux sont tellement resserrées entre leurs flancs, que la largeur du

[1] Observations faites dans un voyage de l'embouchure du Sénégal, aux cataractes du Félou, résumées par le docteur A. Borius. *Annales de la Société météorologique de France*, t. XXV.

[2] Voy. *la Nature* (*Revue des sciences*), année 1876, p. 402.

fleuve est réduite de plus de moitié. Il en résulte, comme compensation, un courant énorme qui atteint parfois jusqu'à huit milles. Au milieu du chenal existe une roche sur laquelle vous jette le courant; cette roche est heureusement très visible. Le fond, à cet endroit, est en pente rapide; l'œil peut constater facilement cette pente.

Les rapides des *Kayes* se trouvent à quelques kilomètres seulement en aval des premiers. En cet endroit, le lit du fleuve est presque comblé par d'énormes roches dont la crête, qui apparaît dans plusieurs points, se termine par un dôme de terre végétale couvert en général d'arbrisseaux. La largeur du fleuve est, en ce point, d'environ 800 mètres, mais une seule passe est praticable. Au milieu, elle n'a qu'une quarantaine de mètres de large sur 5 ou 6 de profondeur, et est bordée, de chaque côté, par des récifs d'autant plus dangereux qu'ils sont cachés sous les eaux. Le lit du fleuve semble donc disparaître, et, comme il perd beaucoup plus en profondeur qu'il ne gagne en largeur, il en résulte également un courant qui atteint presque la violence du premier.

Quittant alors le pays des montagnes et des belles forêts, le Sénégal ne tarde pas à couler au milieu des sables et des vases et de la pauvre végétation de son bassin inférieur; changeant aussi de direction, il va du sud-est au nord-ouest. C'est dans ce bassin inférieur que se trouvent le plus grand nombre de nos possessions. Le fleuve se divise parfois en plusieurs bras, enserrant des îles dont la plus considérable, l'*île à Morfil*, n'a pas moins de 180 kilomètres de long sur 18 ou 20 de large.

Les îles du Sénégal sont nombreuses, surtout dans le voisinage de son embouchure; parfois le fleuve va jeter ses eaux dans des lacs et des canaux naturels ou *marigots* qui forment comme autant de sortes de cæcum ou de bassins remplis pendant la période des inondations, et plus ou moins desséchés pendant la saison suivante. Deux grands lacs communiquent ainsi avec le fleuve par des marigots servant d'*affluents* dans la saison sèche et d'*effluents*, à l'époque des inondations. Ils se trouvent l'un sur la rive droite, c'est le lac *Cayar* occupant, aux basses eaux, une longueur de plus de 40 kilomètres, sur une largeur de 12 à 15, et communiquant avec le fleuve par trois marigots; l'autre lac est situé sur la rive gauche, c'est le lac *Guier*, dont les dimensions sont aussi vastes que celles du premier.

Arrivé près de la mer, le fleuve est arrêté, dans sa marche de l'est à l'ouest, par une étroite digue de sable connue sous le nom de *langue* ou *pointe de Barbarie* (*Berbérie*), qui le force à dévier directement au sud, en se divisant en plusieurs bras, dont les deux plus larges enserrent l'île et la ville de Saint-Louis. Il finit au-dessous de cette ville, en se jetant à la mer. Son embouchure est obstruée par des sables formant une barre très mobile.

La mobilité de cette embouchure est une des particularités remarquables de ce grand fleuve, et l'un des obstacles les plus gênants que puisse rencontrer la navigation. Actuellement, à 5 ou 6 milles marins en aval de Saint-Louis, cette embouchure était, il y a vingt ans, à 6 ou 8 milles plus loin du point actuel. En 1821, elle était à peu près au point qu'elle occupe aujourd'hui. Elle aurait été, dit-on, dans les temps antérieurs, en amont de l'île Saint-Louis.

La profondeur des eaux sur la barre est, en tout temps, beaucoup moindre que celle du fleuve. Il en résulte que le Sénégal ne laisse pénétrer que des navires d'un tonnage bien inférieur à celui de ceux qui peuvent le parcourir dans le voisinage de la mer. De plus, non seulement la barre varie sans cesse de situation, mais la profondeur des eaux varie selon les saisons, et d'un jour à l'autre. A l'époque de la crue, un fort courant déblaie le chenal des masses de sable que l'Océan y accumule constamment; de sorte que, du mois de juin au mois de novembre, la barre est praticable pour les navires calant 3 à 4 mètres. De décembre à mai, alors que le niveau du fleuve est très bas, le chenal se comble, et le passage se trouve fréquemment interrompu pendant de longues séries de jours. Il est très fréquent de voir la barre impraticable pendant une ou deux semaines; ce qui force les navires à rester mouillés au large et fait perdre un temps considérable au commerce. L'état de la barre est une des préoccupations des habitants de Saint-Louis; chaque jour des signaux, facilement visibles, indiquent cet état. Aucun navire ne s'aventure à entrer dans le fleuve, même lorsque la barre est bonne, sans que des sondages aient été faits préalablement par les pilotes de la localité.

Une triple ligne de brisants empêche, d'autre part, les communications entre la mer et la plage. Ces brisants, souvent augmentés par des ras-de-marée, sont toujours dangereux, et ne peuvent être franchis qu'à l'aide des légères pirogues des indigènes. Les piroguiers de la plage de Guet-ndar, devant Saint-Louis, sont d'une habileté extraordinaire, et l'on peut, en toute sûreté, se confier à eux lorsqu'ils vous proposent de débarquer au Sénégal par cette voie. L'habile manœuvre de ces piroguiers est fort curieuse, et les amateurs de pittoresque et d'émotions ne sauraient trouver une manière plus originale de faire leur entrée dans un pays nouveau, dussent-ils joindre à cette émotion celle d'un bain involontaire. Le mouillage, au large de Saint-Louis, est des plus pénibles parce que les navires y roulent toujours horriblement.

C'était autrefois, par Saint-Louis, et le plus souvent par des navires de commerce de Bordeaux, que l'on arrivait au Sénégal. Actuellement, notre colonie est en communication, deux fois par mois, avec la France par les paquebots de la ligne du Brésil, qui font relâche à Dakar. C'est par cette voie qu'arrivent la plupart des commerçants et les officiers isolés. Les transports de l'État ne débarquent jamais non plus leurs passagers à Saint-Louis, c'est toujours à Dakar que descendent les troupes. Les avisos de la station locale les transportent ensuite de Dakar à Saint-Louis. Ce petit voyage est des plus fatigants, et souvent allongé par de longues et pénibles stations devant la barre, qu'il est impossible de franchir.

Le Sénégal est soumis à une crue annuelle régulière, dont le début coïncide avec celui de la saison des pluies. Les crues ont été notées avec soin pendant un certain nombre d'années par les médecins et les officiers des divers postes situés sur le fleuve. Le régime de ces crues est maintenant bien connu.

Le régime des cours d'eau est la représentation fidèle de celui des pluies, et, par conséquent, du climat des régions que ces cours d'eau traversent. Les inondations périodiques du Sénégal jouent dans cette contrée un rôle d'une importance extrême. Elles permettent de remonter en bateau à vapeur jusqu'aux cataractes du Félou, c'est-à-dire à plus de mille kilomètres de l'embouchure. Elles permettent, sur la frontière du désert, sous un soleil brûlant, dans un pays où les pluies manquent, pendant huit mois de l'année, de mettre en culture des terrains qui seraient demeurés stériles. Enfin, les inondations font dominer l'élément paludisme dans la pathologie de notre colonie.

Les variations du fleuve sont remarquablement uniformes et constantes. Il n'y a qu'une crue commençant en juin et finissant en novembre, et dont le maximum est toujours en septembre, et qu'une décrue le restant de l'année avec minimum en avril et mai. La crue du fleuve, comme l'apparition des pluies, sous la dépendance desquelles elle est placée, est un phénomène presque subit, unique, simple, constant; mais variable d'une année à l'autre dans son intensité et dans les accidents secondaires qu'il présente. Dans le haut du fleuve, à Bakel, les eaux montent légèrement avant que des pluies de quelque valeur aient été observées dans les points accessibles à nos explorations. C'est donc aux pluies tombées dans les montagnes qu'est dû le premier mouvement d'ascension des eaux. Aux premières grandes pluies l'ascension est prompte (3 mètres en 20 jours en juillet), mais c'est surtout en août que la marche de l'inondation devient rapide. Malgré la vaste superficie sur laquelle s'étendent les eaux, malgré les grands lacs, les nombreux marigots dans lesquels elles se déversent, elles s'élèvent dans le cours du mois d'août de 7 mètres au-dessus du niveau du mois précédent et atteignent 15 à 16 mètres au-dessus de l'étiage. Le maximum de la crue a lieu du 5 au 15 septembre.

Dans la deuxième quinzaine de septembre, les eaux baissent avec une rapidité qui est toujours un peu moindre que celle de la crue. A la fin d'octobre, les eaux ont repris le niveau qu'elles avaient dans les premiers jours d'août et la baisse se fait alors lentement. Plus près de l'embouchure du fleuve, le mouvement se fait avec un léger retard, dû au temps nécessaire à l'écoulement des eaux supérieures.

Les inondations jouent autant, et même plus encore que les pluies, un rôle d'une importance extrême dans l'état sanitaire du Sénégal. Pour faire comprendre de quelle importance doit être ce rôle, qui change complètement, une fois par an, les environs de nos comptoirs en vastes marécages, il suffit de donner une idée des aspects essentiellement différents du pays, suivant qu'on l'examine à l'époque des inondations ou à l'époque de la sécheresse. A Dagana, par exemple, à la fin de septembre, au moment où les eaux ont atteint leur plus grande hauteur, le poste fortifié se trouve à moins de 1 mètre au-dessus du niveau de l'eau qui l'entoure, ainsi que le village, presque de tous côtés. Au sud, le terrain, assez élevé, va rejoindre une chaîne de petites collines qui bordent le fleuve dans son inondation. Les maisons de commerce sont également entourées d'eau, séparées entre elles par des rues servant alors de canaux de communication entre les eaux du fleuve et celles qui ont envahi et converti en un grand lac la vaste plaine située à l'est du poste. Au mois de mars, cette plaine est desséchée et présente une perspective des plus tristes. La terre, brûlée par le soleil, est remplie de profondes et dangereuses fissures; une végétation rabougrie la recouvre. Çà et là, on rencontre des dépressions de terrain où croupissent encore quelques eaux. C'est dans cette terre, au moment où les eaux se retirent, que les indigènes sèment sans peine et récoltent, en trois mois, le mil, qui forme la base de leur alimentation.

L'examen des cours d'eau peut donner des renseignements précieux à la géographie et à la climatologie. C'est ainsi que les courbes que nous donnons ci-contre, et qui présentent la crue du Sénégal en deux des principaux points de son cours, offrent, au moment du maximum de la crue, une acuité nous apprenant qu'il n'y a pas de grands lacs dans le bassin supérieur du Sénégal; ce qui est conforme au récit des voyageurs. Cet examen peut donner des renseignements d'une valeur encore plus grande. Rapprochant, des courbes que nous avions tracées des hauteurs des eaux du Sénégal pendant l'année 1871, celles du Nil, que le grand ouvrage sur l'Egypte donne de 1799 à 1801, M. Dausse[1] fit la remarque qu'il n'y a qu'une époque de crue ou de décrue pour le Nil et le Sénégal. Si l'époque du minimum peut varier d'avril à juin, celle de leur maximum est le même en septembre. A la distance où coulent ces fleuves, c'est bien là un fait digne d'attirer l'attention. Le Zaïre ou Congo est également en basses eaux de mai à juin, et croît en septembre; « d'où, conclut le savant ingénieur en chef des ponts et chaussées, il résulte que toute l'Afrique équatoriale est soumise à un régime unique et constant de crue ou de décrue dans les grands cours d'eau qui la sillon-

[1] Note sur les variations annuelles simples et pareilles du Sénégal et du Nil, et probablement aussi du Niger et du Zaïre, *Annuaire de la Société météorologique de France*, t. XXIII.

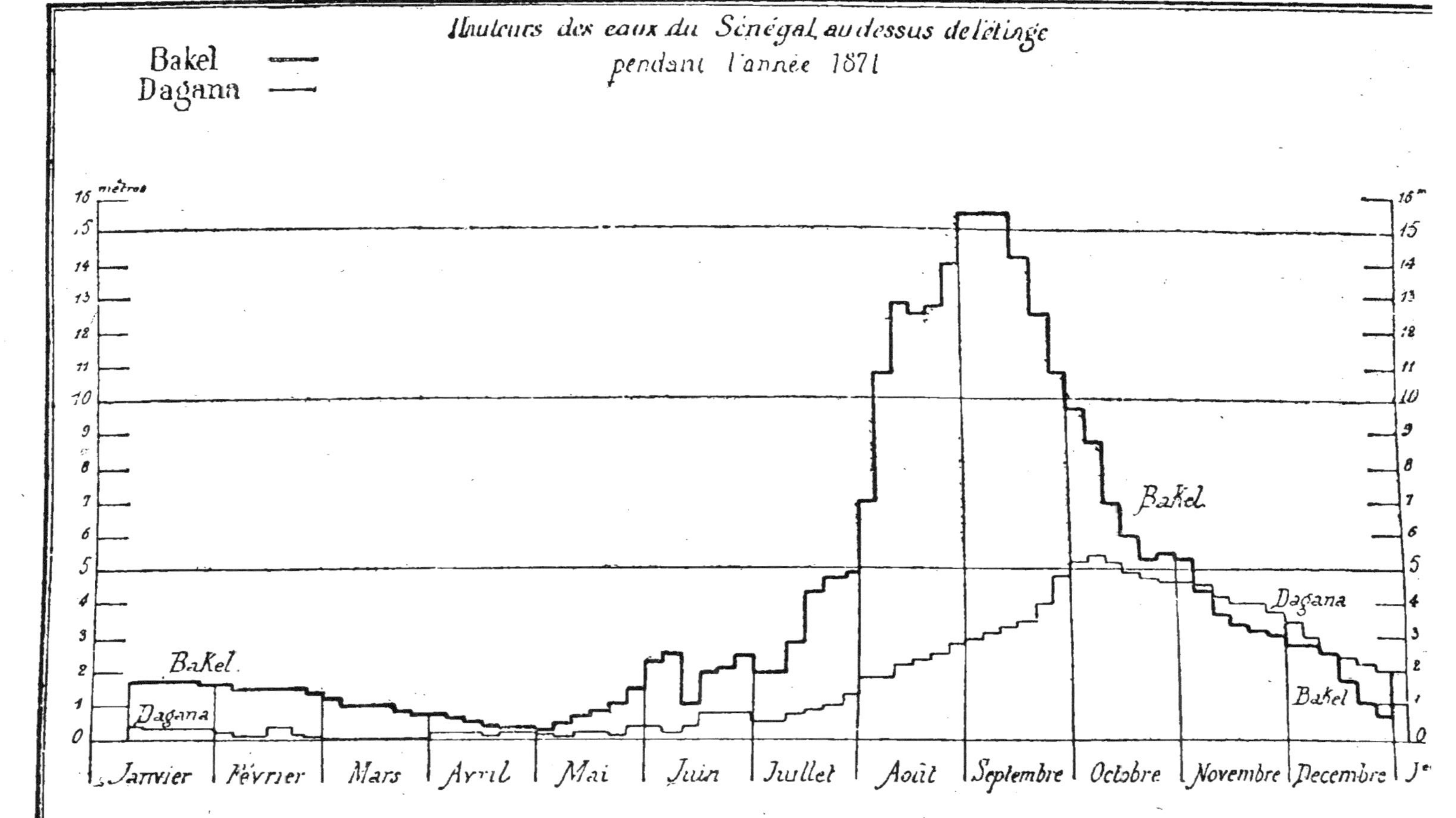
Hauteurs des eaux du Sénégal au dessus de l'étiage
pendant l'année 1871
Bakel
Dagana
mètres
Janvier
Février
Mars
Avril
Mai
Juin
Juillet
Août
Septembre
Octobre
Novembre
Décembre

nent, du midi au nord et de l'est à l'ouest et au sud-ouest, ce qui accuse intégralement un climat des plus uniformes sur près des trois quarts peut-être d'un grand continent, » et diffère essentiellement de ce qui s'observe en Europe.

2° *Pays des deux rives du Sénégal et établissements français qui s'y trouvent.*

Nous ne ferons qu'indiquer brièvement quels sont ces pays, nous réservant de nous étendre plus longuement sur chacun des établissements que les Français y ont fondés. Le tableau suivant indique quels sont les pays que l'on trouve, sur les deux rives du fleuve, en en remontant le cours, à partir de Saint-Louis. Les noms en italique sont ceux de nos établissements.

RIVE DROITE.	RIVE GAUCHE.		
Pays des Maures Trarzas.	Le Oualo,	où se trouve	*Dagana.*
	Le Dimar,		
Pays des Maures Braknas.	Le Toro,	—	*Podor.*
	Le Fouta,	—	*Saldé.*
	Le Damga,	—	*Matam.*
Pays des Maures Douaïchs.	Le Gadiaga,	—	*Bakel.*
Le Guidamaka des Soninkès.	Le Kamera,		
	Le Kasso,	—	*Médine.*
Le Kaarta, pays des Bambaras.	Le Bambouk,		
	Le Foulta-Djalon.		

Comme nous l'avons déjà dit, la rive droite appartient aux Maures dont les trois principales tribus portent les noms que nous venons d'indiquer. Les provinces de Guidamaka et du Kaarta appartiennent aux peuplades Soninkées et Bambaras ; mais la dernière a été récemment conquise par les Toucouleurs. La France ne possède aucun poste sur cette rive droite, dont nous aurons rarement à parler.

La rive gauche présente, au contraire, le plus grand intérêt pour nous.

Le *Oualo* est un pays de 5 à 600 lieues carrées, habité par 20000 Ouolofs, et annexé à la colonie en 1856. Il renferme le lac Guier sur lequel se trouve l'ancien fort de Merinaghen. On appelle le *Taouey* le canal naturel ou marigot qui fait communiquer le fleuve avec le lac Guier. Près de l'embouchure de ce marigot, dans le fleuve, se trouve la pépinière, ou jardin modèle, fondé par Richard, et qui porte le nom de Richard-Toll ; c'est là qu'ont été faits les plus sérieux essais de la culture du coton dans notre colonie.

Le *Dimar*, ancienne province extrême du Fouta sénégalais, a été annexé à la colonie en 1859. Il est habité par un mélange de Ouolofs et de Toucouleurs ; il est dominé par le fort de Dagana, situé à la frontière de Oualo et du Dimar. Cette dernière province est traversée par le marigot de Fanaye. C'est dans le Dimar que se trouve le village de Dialmatch, enlevé par les Français, après un assaut meurtrier, en 1854.

Le *Toro* est une province du Fouta, habitée par des Toucouleurs, des Pouls et quelques Ouolofs. Déclarée indépendante en 1859, elle est placée sous notre protection nominale. Le Toro est traversé par le bras du fleuve appelé Marigot de Doué, qui forme la grande île à Morfil, à l'extrémité occidentale de laquelle se trouve le fort de Podor.

Le *Fouta* proprement dit est la province centrale du Fouta sénégalais ; elle est habitée par les Pouls est indépendante et commandée par un chef religieux élu, l'almamy. Nous y possédons cependant un fort, Saldé, pour la protection de notre navigation et de notre commerce.

Le *Damga* est la province extrême du Fouta sénégalais, à l'est, habitée par des Toucouleurs, des Soninkés et des Pouls. Elle a été déclarée indépendante par nous en 1859, et mise sous notre protection l'année suivante. Cette province a bien de la peine à se soustraire aux prétentions du Fouta central, qui la dominait. Dans le Damga, se trouve le poste fortifié de Matam, qui protège notre commerce.

Le *Gadiaga* est un pays habité par des Soninkés ; il se trouve au confluent de la Falémé et du Sénégal. En 1830, à la suite de guerres civiles, ce pays s'est divisé en deux parties à la Falémé : le *Guoy* en deçà, le *Kamera* au delà. La moitié du Guoy, celle où se trouve Bakel, nous appartient.

Le *Khasso* est une province autrefois puissante, actuellement sous notre influence par l'intermédiaire du roi de Médine, que nous protégeons contre ses voisins, à l'aide du fort de Médine. Le Khasso s'étend jusqu'au confluent du Bafing et du Bakoy. Les habitants de cette province sont Pouls.

Le *Bambouk* est un pays montagneux et peu habité, sur la rive droite de la Falémé ; c'est dans le Bambouk que se trouvent les mines d'or de Kéniéba, qui ont été exploitées par nous.

Le *Fouta-Djalon*, dont nous avons déjà parlé comme contenant, dans ses montagnes, les sources d'un grand nombre de fleuves de la côte d'Afrique, est un état Poul tout à fait indépendant.

Les postes occupés par nos garnisons ont fait l'objet d'études et de nombreux rapports des médecins de la marine qui, à diverses époques, y ont séjourné. Nous aurons fréquemment à parler de ces postes. Ce sont les seules localités où les Européens aient fait des séjours permanents, et dans lesquels le pays ait pu être bien étudié, tant au point de vue de son histoire politique qu'à celui de son histoire physique et médicale. Les autres régions du Sénégal ne sont connues que par les récits de voyageurs encore peu nombreux, et dont les séjours dans les diverses localités n'ont jamais été que très momentanés. Nous décrirons donc ces différentes stations, dans lesquelles les médecins de la marine peuvent être appelés à résider et à connaître la rude lutte que l'Européen doit entreprendre pour son existence sous ces climats meurtriers.

Nous commencerons par le chef-lieu de notre colonie. Lorsque nous aurons décrit les divers postes du fleuve, nous dirons l'état de ceux qui se trouvent placés en dehors du bassin du Sénégal, mais font partie de la colonie, tels que ceux de la presqu'île du Cap-Vert et des environs de Gorée. Notre description sera exclusivement relative à la topographie de ces localités. Lorsque l'état des lieux sera bien connu, nous pourrons alors entrer dans l'étude de leurs conditions, au point de vue de la climatologie, de l'histoire naturelle, de la médecine et de l'hygiène, chacune de ces conditions étant étudiée soit d'une manière générale, soit d'une manière particulière.

SAINT-LOUIS.

Saint-Louis, *Ndar*, en langue ouolove, est le chef-lieu des possessions françaises, à la côte occidentale d'Afrique, et la ville européenne la plus importante de toute cette côte. Elle est située par 16°,0′,48″ de latitude nord et 18°,51′,10″ de longitude ouest de Paris. La ville est bâtie sur l'un des îlots de sable formés par le fleuve du Sénégal, au voisinage de son embouchure. Elle est séparée, à l'ouest, de la pointe de Barbarie (Berbérie) par un bras du fleuve d'environ 200 mètres; ce bras est si étroit et la terre de Barbarie si basse, que, du large, on croit d'abord que Saint-Louis est bâtie au bord même de la mer. A l'est, le second bras du fleuve a plus de 600 mètres de large; il est profond d'une douzaine de mètres, et constitue un excellent port, en séparant Saint-Louis de la grande île de Sor.

La ville est reliée par deux ponts avec la pointe de Barbarie, où se trouve un village de pêcheurs et de piroguiers nommé Guet-Ndar, et, d'autre part, avec Sor par un pont de bateaux. Ces trois ponts sont mobiles, ne gênent en rien la navigation, tout en étant d'une utilité extrême à la ville et à son commerce.

Le croquis ci-contre permettra de se faire facilement une idée de la topographie très simple de l'île et de la ville.

Le plus grand axe de l'île est très exactement orienté, nord et sud. La ville est construite sur les deux tiers sud de l'île. L'hôtel et la place du Gouvernement la partagent en deux parties égales, l'une nord et l'autre sud. Au nord de la ville se trouve une partie non couverte d'habitations, qui a reçu le nom de pointe du nord, et où se trouvent les ateliers de la marine, devant lesquels stationnent les avisos de notre flottille de guerre. L'île de Saint-Louis a environ 2400 mètres de longueur sur une largeur de 100 à 200 mètres; son sol est entièrement sablonneux, et, pendant de très longues années, aucune végétation ne s'y trouvait, si ce n'est quelques palétuviers qui ont été détruits. Il y a vingt-cinq ans environ, les efforts soutenus de l'autorité et de quelques particuliers aboutirent à faire quelques plantations, encore trop rares, et qu'il faudrait actuellement accroître, ou au moins entretenir, ce qui, très malheureusement, ne se fait guère. L'île est si basse, qu'elle était autrefois inondée tous les ans, et que, dans ses grandes crues, le Sénégal la menace encore. Dans une de ces inondations, M. Chassaniol, médecin en chef de la colonie, a vu les deux bras du fleuve se réunir à travers l'île, dont les rues étaient changées en canaux navigables. Depuis lors, l'île a été remblayée dans une grande partie de son étendue, et les flaques d'eau fournies par infiltration ou par les pluies de l'hivernage ont disparu. En même temps qu'on remblaie l'île, on fait maints essais pour rendre le sol moins meuble. Le terrain étant sablonneux, la marche est difficile et fatigante dans la plupart des rues. Le mélange de sable avec l'argile provenant des îles voisines, l'apport des platras de démolition, de briques brisées ou entières, une sorte de pavage en bois, ont été essayés sans qu'on ait pu jusqu'ici trouver un moyen vérita-

VILLE de St LOUIS

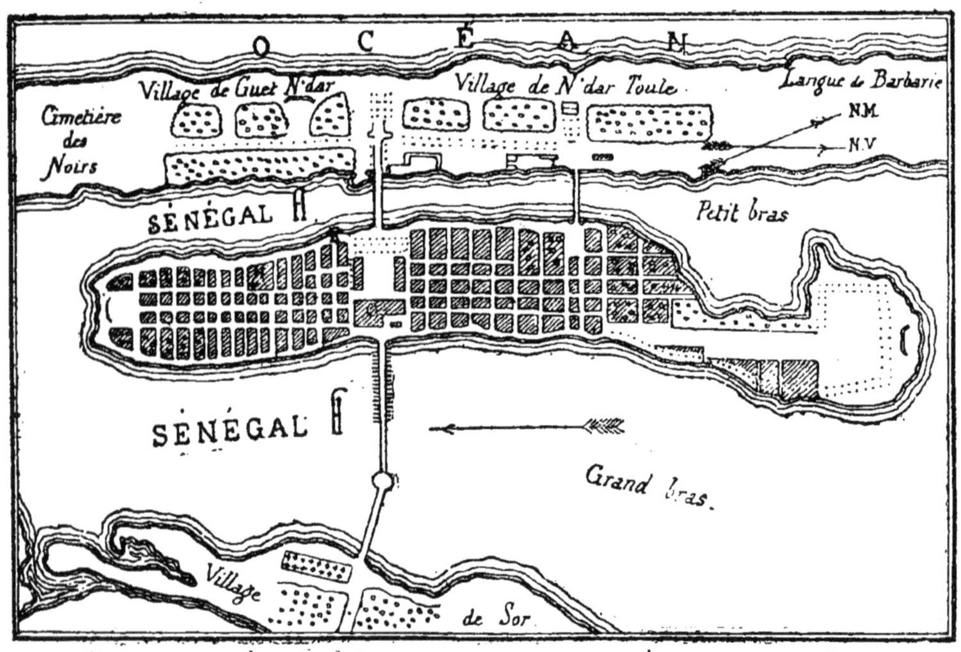

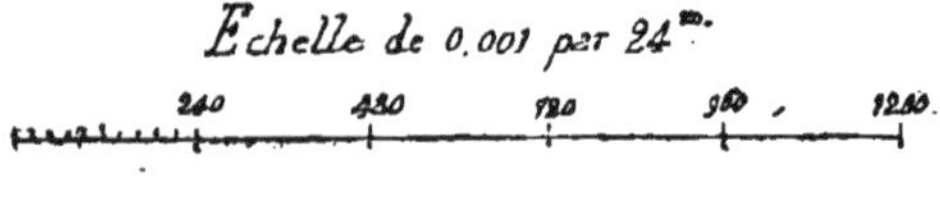

Légende

E *École des Frères et Observatoire.*
G *Gouvernement.*
H *Hôpital.*

blement efficace. Des trottoirs ont été établis dans plusieurs rues et rendent la circulation plus facile. Les abords de l'île ont été garnis de quais très commodes pour le commerce et la circulation, en même temps que très utiles à l'hygiène.

Le centre de la ville est occupé par l'hôtel du Gouvernement, voisin du grand bras du fleuve, et par la place principale qui s'étend jusqu'au petit bras. On a fait des plantations sur une partie de cette place; mais l'eau douce manque, et nous avons pu constater qu'en dix années les quelques palmiers plantés par le gouverneur Faidherbe avaient atteint à peine le quart du développement qu'ils auraient dans un terrain plus convenable et surtout plus souvent arrosé.

L'hôtel du Gouvernement est un vieux bâtiment couvert d'une terrasse, et surmonté d'un belvédère supportant un mât de pavillon et de signaux, donnant à cet établissement une physionomie assez pittoresque. Le gouverneur possède, dans son habitation, un petit jardin qui est bien loin de la description qui en a été faite par Adanson, mais dont le prix est d'autant plus grand que la verdure est plus rare au Sénégal.

La place centrale est bordée, de chaque côté, par une grande et spacieuse caserne. Ces bâtiments encadrent très bien l'hôtel du gouverneur et lui donnent, de loin, un air monumental que l'on n'est pas habitué à rencontrer à la côte d'Afrique.

Le pont du Guet-Ndar vient déboucher au centre de la façade de cette place, et contribue à son animation. Le pont de Sor, qui traverse le grand bras, correspond à l'autre face du Gouvernement, et achève de donner à cet établissement un air central qui ajoute à son importance.

Dans la partie sud de la ville se trouve l'hôpital militaire. C'est un vaste et spacieux édifice à deux étages, avec larges et belles galeries, servant de promenade, et une grande cour plantée d'arbres. On reproche à cet hôpital son voisinage trop grand de la caserne de cavalerie, qui occasionne des odeurs, des bruits de cris et de trompette préjudiciables au bien-être des malades. L'établissement des bains et les lieux d'aisance laissent considérablement à désirer.

Cet hôpital peut contenir 300 malades. Il renferme aussi une bibliothèque et un musée d'histoire naturelle. Ce dernier est trop souvent dépouillé au profit de ceux de la métropole. Construit depuis peu d'années, l'hôpital a bénéficié, en partie, des progrès qu'a faits l'architecture de ce genre d'établissement. Il est parfaitement clos et la surveillance peut s'y faire d'une manière convenable, comme dans les hôpitaux de France.

Trop longtemps il n'en a pas été ainsi, et les malades étaient aussi libres dans l'hôpital de Saint-Louis qu'au dehors, au grand préjudice de leur santé.

Les rues de la ville sont droites, elles coupent carrément les îlots des maisons; celles du nord sont très spacieuses. Dans les parties extrêmes, habitées plus spécialement par les noirs, elles sont moins régulières. Les rues sont complètement dépourvues de plantations d'arbres; leur sol est sablonneux; les maisons blanches qui les bordent réfléchissent avec ardeur les rayons du soleil. Il en résulte une impression très pénible pour la vue, en même temps qu'une augmentation considérable de la chaleur si souvent pénible sous ce climat: aussi rien n'est-il plus fatigant que les courses en plein midi dans les rues de Saint-Louis. Presque toutes les maisons de la ville sont en briques, et élevées d'un étage, sur un rez-de-chaussée. Le premier étage est assez souvent partagé en deux ou trois pavillons, ce qui assure la libre circulation de l'air entre les habitations. Les maisons sont toutes munies d'une cour et portent des galeries couvertes qui donnent un grand bien-être pendant les chaleurs du jour. Elles n'ont pas de toitures inclinées comme en France, mais des terrasses qu'on appelle *argamasses*. Cette absence de toitures inclinées, et la forme cubique des maisons, donnent à la ville un cachet particulier, rappelant celui des villes du Maroc.

Les monuments de Saint-Louis sont peu nombreux et peu remarquables, soit au point de vue architectural, soit pour leur variété ou leur grandeur. Nous n'avons à citer que l'église catholique, la mosquée musulmane, deux grandes et belles casernes d'infanterie, la caserne de cavalerie, l'hôpital et les écoles. La ville manque complètement d'hôtels. Les arrivants, les étrangers de passage, sont forcés d'avoir recours à une hospitalité toute gracieuse qui ne fait jamais défaut. Cependant, on peut trouver, pour son argent, le manger et le boire dans des restaurants tenus par des Français.

Les Européens habitent généralement le premier étage des maisons. Les rez-de-chaussée qui ne servent pas de magasins sont, le plus souvent, habités par les noirs. Ces derniers habitent aussi dans des cases en paille. Le nombre de ces cases va diminuant de jour en jour, grâce à des règlements de police qui, par suite de la crainte des incendies, empêchent de bâtir en paille dans les quartiers du centre de la ville. Ces cases, au nombre d'environ deux mille, sont des huttes en forme de cylindre surmonté d'un toit de forme conique ; elles sont très basses, n'ont qu'une seule porte, pas de fenêtre. Elles sont entourées d'une palissade renfermant, dans son enceinte, trois ou quatre cases; l'espace resté vide sert de cour.

La population de Saint-Louis et de ses faubourgs est d'environ 18 000 âmes. Il n'est pas possible de donner d'une manière précise la proportion des blancs aux mulâtres et aux noirs. On peut estimer, qu'en y comprenant la garnison, il y a, à Saint-Louis, un millier de blancs, le double de mulâtres; le reste de la population se compose de noirs d'origine, de nationalités et de races les plus diverses. Nous aurons à faire la distinction de ces races lorsque nous serons arrivé à la partie ethnographique de notre travail.

Saint-Louis est en communication commerciale avec la France. Il est fort rare d'y voir un pavillon étranger, le commerce de la colonie étant exclusivement réservé au pavillon national. Bordeaux et Marseille, le premier surtout de ces deux ports, sont les seuls à armer des navires pour le Sénégal. Le voyage de Bordeaux à Saint-Louis dure, pour les bons voiliers, de quinze à vingt jours; mais la longue station que les navires sont obligés de faire devant la barre du fleuve retarde souvent l'arrivée des navires devant les quais et les magasins de la ville. Un remorqueur à vapeur abrège, depuis plusieurs années, la durée de la station et les dangers de l'entrée dans le fleuve. Ces dangers étaient autrefois tels, que l'on ne trouvait pas d'assureurs pour les navires devant entrer dans le Sénégal.

Un aviso à vapeur fait, deux fois par mois, le voyage de Saint-Louis à Dakar, station des paquebots des Messageries maritimes venant de Bordeaux. Deux fois par mois, le Sénégal se trouve ainsi en communication postale avec la France et le Portugal. La rapidité de ces paquebots permet le rapatriement rapide des malades de la colonie, et donne à celle-ci des nouvelles d'Europe de moins de six à sept jours de date. Lorsque la barre est mauvaise, et que l'aviso chargé du service postal ne peut entrer à Saint-Louis, ni même faire passer son courrier par les pirogues, les lettres parviennent, de Dakar à Saint-Louis, par la voie de terre, à l'aide de chameaux qui traversent le Cayor.

Un télégraphe relie, d'ailleurs, Saint-Louis à Dakar et à un certain nombre de nos postes du fleuve. La ligne télégraphique, fort bien respectée par les indigènes, prend chaque jour de l'extension et pénètre de plus en plus dans l'intérieur de nos possessions.

L'ensemble de Saint-Louis est celui d'une grande ville. Bien que les voitures y fassent presque complètement défaut, l'animation sur les places, dans les marchés, dans les rues et sur les quais, est très grande. Les chevaux, les chameaux, les bœufs porteurs, chargés d'hommes ou de marchandises, les parcourent en tous sens. La multiplicité des races, la diversité des couleurs et des costumes, ne contribuent pas peu à donner à la ville une physionomie extrêmement intéressante, surtout pour l'Européen qui vient de débarquer.

Saint-Louis est la plus grande ville de la côte occidentale d'Afrique. Par son étendue, comme par sa population, elle dépasse considérablement Gorée. Freetown, la capitale des possessions anglaises de Sierra-Leone, peut seule être mise en parallèle avec Saint-Louis. Si le chef-lieu de notre colonie ne présente pas aux voyageurs l'aspect verdoyant et riant de la ville anglaise, son importance politique, matérielle et commerciale, est bien plus considérable. Le nombre des Européens résidant au Sénégal est beaucoup plus grand que celui des Anglais à Sierra-Leone.

Les ressources de l'île de Saint-Louis, pour l'alimentation de sa population, sont nulles; tout vient du dehors. Les légumes, cultivés dans les environs, commencent cependant à être moins rares; les fruits manquent complètement, et n'arrivent que très difficilement des possessions du Bas-de-la-Côte; de sorte que, excepté la viande, le gibier, la volaille et le poisson, qui sont en grande abondance, de qualité suffisante et à bon marché, tout ce qui sert à l'alimentation des Européens vient de l'Europe. Le poisson est excellent : il constitue, avec le millet cultivé dans tout le Sénégal, la principale alimentation des indigènes de la ville et de la province voisine.

La question la plus importante, relativement à l'alimentation de Saint-Louis, est celle de l'eau potable. Le sol étant, à plus de cent kilomètres à la ronde, parfaitement plat, et à peine élevé de quelques décimètres au-dessus du niveau de la mer, aucune source n'existe dans l'île ni dans son voisinage :

l'eau potable est donc rare et difficile à recueillir; elle provient du fleuve ou des pluies. C'est l'eau du fleuve qui sert, jusqu'ici, aux besoins de la population pendant presque toute l'année. A partir de la fin de juin, l'eau, jusque-là absolument salée, devant la ville, devient peu à peu saumâtre, en même temps que le niveau du fleuve monte. Au milieu de juillet, le courant est tellement fort, qu'il refoule au loin les eaux de la mer. Malgré le voisinage de celle-ci, l'eau est complètement douce. Elle reste douce jusqu'au commencement de décembre; puis, avec la décrue du fleuve, elle devient saumâtre, et enfin tout à fait salée. Les indigènes creusent alors, le long de la rivière, des trous donnant une eau détestable, dont ils sont forcés de faire usage, même pour leur boisson. Ces trous, pour fournir une eau à peu près buvable, doivent être fréquemment renouvelés, car ils ne donnent que l'eau douce qui s'était accumulée par infiltration dans le sable, pendant la saison d'inondation, et l'eau salée du fleuve ne tarde pas à pénétrer elle-même dans ces petits puits.

Pour avoir de bonne eau, il faut remonter en amont de Saint-Louis. Une citerne flottante est forcée d'aller parfois jusqu'à Richard-Toll pour y puiser l'eau nécessaire à la consommation de la garnison. Des citernes sont placées sous les maisons et permettent d'y accumuler, dans la saison de l'inondation, les eaux du fleuve et celles que fournissent les pluies.

Les eaux de pluie sont certainement les plus salubres que l'on puisse se procurer à Saint-Louis; malheureusement, les citernes ne sont pas assez vastes ni assez nombreuses pour suffire à la consommation, non seulement de la ville entière, mais même de sa population européenne.

En attendant que les nombreux projets que nous aurons à examiner plus tard, et qui ont pour but de fournir de l'eau potable à la ville, aient reçu une exécution, les citernes doivent être, autant que possible, multipliées partout et, s'il se peut, remplies avec l'eau fournie par les pluies.

Nous avons calculé[1], en tenant compte des observations faites sur les quantités d'eau que les pluies versent sur le sol de l'île dans les années où elles ont leur plus grande abon-

[1] Voy. *Recherches sur le climat du Sénégal.* Paris, 1875, Gauthier-Villars.

dance, quelles étaient les dimensions réciproques à donner aux citernes et aux toitures des maisons. Il serait inutile de donner aux citernes des dimensions supérieures à celles d'un volume ayant pour hauteur 65 centimètres et, pour base, le développement de la surface des toitures horizontales qui recouvrent les maisons, et sur lesquelles les eaux sont ordinairement recueillies. Pour calculer les dimensions à donner à la citerne d'une maison, il suffira de se rappeler que, dans les années des pluies les plus abondantes, il faut 1 mètre carré de surface horizontale pour fournir 650 litres d'eau, ou 1 mètre cube de citerne pour une surface de 1^{mc},538.

La ville de Saint-Louis n'est pas fortifiée. L'ancien fort qui la commandait a disparu ; il en reste à peine quelques traces dans les dépendances de l'hôtel du Gouverneur. Une simple petite batterie, située sur la plage de Guet-Ndar, représente un simulacre de défense contre une attaque inutile qui pourrait être tentée du large. Saint-Louis est défendue par sa situation même : il serait impossible de rien tenter contre la ville avant d'avoir pénétré dans le fleuve, protégé lui-même par la barre. Nous sommes trop maîtres des pays qui entourent l'île pour avoir rien à craindre d'une attaque des indigènes, et les quelques tours fortifiées qui avaient été élevées dans les environs de la ville sont même abandonnées aujourd'hui.

En face de Saint-Louis, sur la pointe de Barbarie, se trouve le village de Guet-Ndar et celui de Ndar-Toute. Le premier ne se compose que de cases en paille; le second contient, outre les cases des indigènes, quelques maisons en briques appartenant à des commerçants. Ces deux villages sont une annexe de Saint-Louis. On trouve, à Guet-Ndar, un marché indigène et une allée d'arbres qui, malgré l'état dans lequel on les a laissés péricliter depuis que le gouverneur Faidherbe les fit planter, constituent la plus agréable promenade de la ville. Guet-Ndar, sa petite allée d'arbres et sa belle plage de sable, où viennent mourir les lames de la mer, sont le but ordinaire de la promenade du soir des Européens. Le soir, la musique militaire s'y fait entendre, et quelques rares enfants européens, pâles et faibles, animent de leurs jeux cette promenade, qui donne un vague souvenir de celles de la mère patrie, et laisse le regard se perdre sur l'Océan, cette route qui sera suivie pour le retour en France.

De l'autre côté de Saint-Louis, l'île de Sor est peu fréquentée, marécageuse et malsaine. Cette île, qui sert de passage aux caravanes, n'est guère parcourue que par les chasseurs qui ne craignent pas de s'exposer aux chances de l'insolation et de l'infection paludéenne. C'est dans l'île de Sor qu'est placé le cimetière des Européens.

Telle est actuellement la capitale de nos possessions françaises, à la côte d'Afrique. Si l'on rapproche cette description, dont les principaux traits sont empruntés à M. Bérenger-Féraud[1], de celle faite, il y a quarante ans, par un autre médecin en chef de la colonie : Thévenot[2], on pourra constater les progrès considérables de la ville de Saint-Louis, tant au point de vue de l'agrandissement qu'à celui de l'hygiène. Ces progrès ont été lents, les derniers surtout. Il est bon de constater que les plus importantes modifications acquises dans l'hygiène de cette ville sont dues à l'initiative et aux efforts sans cesse réitérés des médecins de la marine. Les plus grandes causes d'insalubrité de la ville, signalées par Thévenot, ont aujourd'hui disparu. Certes, il a fallu de longues années pour en arriver là. Il a fallu que chaque amélioration demandée par Thévenot fût longtemps et opiniâtrément réclamée par ses successeurs. Mais il faut le reconnaître, le progrès est réel et très évident. Ceux auxquels en revient l'honneur ont dû croire longtemps, avec Thévenot, que leur ténacité luttait contre « une inconcevable impéritie et une inqualifiable incurie. » Ils n'ont pu voir par eux-mêmes leurs idées adoptées, et cependant ces idées justes ont fini par triompher. C'est le rôle de l'hygiéniste de demander toujours, de réclamer sans cesse, c'est trop souvent aussi son rôle de n'être guère écouté au moment où il parle ou écrit. Mais n'en est-il pas de même partout ? Quarante ans ne sont pas une trop longue période pour renverser un préjugé, détruire une erreur et la remplacer par la vérité. Les améliorations considérables apportées dans l'hygiène de Saint-Louis et dans l'état sanitaire des Européens qui habitent cette ville doivent être, pour les médecins de la marine qui y sont appelés, un motif de lutter contre le découragement qui s'empare souvent de l'homme convaincu devant l'indiffé-

[1] *De la fièvre jaune au Sénégal.* Paris, 1874.

[2] *Traité des maladies des Européens dans les pays chauds, et spécialement au Sénégal.* Paris, 1840.

rence de ceux auxquels il s'adresse. Il reste beaucoup à faire dans notre colonie, pour Saint-Louis comme pour les autres localités. Nos collègues de la marine n'oublient pas ce qu'ont fait leurs devanciers dans le pays, et travaillent à améliorer, au moins pour l'avenir, l'état actuel.

Adanson[1] a aussi décrit la ville de Saint-Louis. En lisant cette description, nous avons, comme Thévenot, été frappé de son invraisemblance, d'autant plus étonnante que, partout ailleurs, dans les ouvrages d'Adanson, nous avons toujours remarqué une exactitude très grande dans les descriptions. Comment peut-il se faire qu'un auteur laisse échapper à sa plume une description aussi éloignée de la vérité? Cela s'explique, en partie, par l'existence de courses et de voyages perpétuels d'Adanson pendant les quatre années qu'il passa au Sénégal. Chaque fois qu'il rentrait à Saint-Louis, cette ville lui paraissait un Éden. Il faut avoir éprouvé, comme nous, les sensations des Européens revenant de faire une année de séjour dans les postes isolés du Sénégal, pour comprendre les exagérations d'Adanson. Saint-Louis et Gorée nous paraissaient alors de grandes et belles villes dont nous aurions fait volontiers, au moment de notre retour, une description bien trompeuse pour ceux qui y débarquent en arrivant de France.

RICHARD-TOLL.

Cet établissement, fondé par le jardinier Richard (en langue ouolove, *Toll* signifie jardin), est situé sur la rive gauche du fleuve un peu avant d'arriver à Dagana, à 144 kilomètres de Saint-Louis (73 milles marins) et à l'embouchure de la Taouey, canal naturel ou marigot, qui fait communiquer le fleuve avec le lac Guier. Richard-Toll est un jardin ou plutôt une pépinière destinée à fournir des arbres pour les plantations de la colonie, à faire des essais de cultures nouvelles, et à donner aux indigènes l'exemple des bonnes méthodes. On y a cultivé en grand le coton, il y vient très bien; mais cette culture n'a pas donné une rémunération suffisante pour être continuée. Les encouragements n'avaient pas manqué au début de ces essais, qui auraient pu rendre de grands services à notre

[1] Adanson, *Histoire naturelle du Sénégal, avec la relation abrégée d'un voyage sur ce pays pendant les années* 1749-50-51-53. Paris, 1757.

colonie. Ils ont cessé. Richard-Toll est presque abandonné. Ses vieilles maisons d'habitation sont actuellement décrépites, délabrées et lézardées dans les angles et sur les faces.

Lors de la dernière épidémie de fièvre jaune, une centaine d'Européens, provenant des troupes ayant fait l'expédition du Logo, et sur lesquelles sévissait la maladie dont elles étaient allées s'infecter à Bakel, furent campés à Richard-Toll. Chose digne de remarque : malgré l'insalubrité bien connue de cet établissement et de ses environs marécageux, ce fut, de toute la colonne expéditionnaire, le groupe stationné dans ce poste qui présenta le moins de cas d'infection et souffrit de la moins grande mortalité[1].

En temps ordinaire, Richard Toll est habité à peine par cinq ou six Européens. Il n'y a pas de médecin dans ce poste; c'est le médecin de Dagana qui, soit à cheval par voie de terre, soit par le moyen d'un canot, va donner des soins aux malades de l'établissement. Nous avons pu, pendant notre séjour à Dagana, constater la haute insalubrité de l'embouchure de la Taouey et les fièvres pernicieuses graves qui s'y contractent.

MÉRINAGHEM.

Mérinaghem est un poste militaire qui fut construit, en 1842, sur la rive gauche du lac Guier ou Panié-Foul, aux confins du Oualo, du Cayor et du Djolof. C'est une redoute carrée en maçonnerie, contenant une bonne citerne et une belle caserne pouvant loger vingt cavaliers. Il est construit en briques sur le sommet d'une colline de sable rougeâtre, à 20 mètres au-dessus des basses eaux du lac. En remontant le fleuve, et passant devant Richard-Toll et par la Taouey, la distance de Mérinaghem à Saint-Louis est de 220 kilomètres; mais, par terre, Mérinaghem n'est qu'à 60 kilomètres de Saint-Louis.

La tranquillité qui règne depuis plusieurs années dans cette partie de la colonie a permis de retirer la garnison de ce poste.

DAGANA.

Dagana est situé sur la rive gauche du Sénégal, à 176 kilomètres de Saint-Louis (90 milles marins). Sa position géogra-

[1] *Rapport médical sur l'expédition militaire de Logo et sur l'épidémie de fièvre jaune qui la termina*, par le docteur Baril, médecin de 2e classe.

phique est : latitude nord, 16° 20′ 0″ ; longitude ouest, 17° 51′ 4″. Le village est placé à la frontière du Oualo et du Dimar : c'est le chef-lieu de la province du Oualo, qui actuellement nous appartient. Nous y avons construit un fort, en 1821, pour y protéger la culture du coton. Cette culture a été abandonnée; mais Dagana est resté un centre commercial important : on y achète du mil, du bérafe (graine de cucurbitacée servant à faire de l'huile). Les Maures Trarzas y apportent, année moyenne, 5 à 600,000 kilogrammes de gomme, ainsi que des bestiaux et des plumes d'autruche. Le village indigène contient 3000 habitants de race ouolove.

La traite des gommes attire à Dagana, pendant huit mois de l'année, un grand nombre de commerçants, la plupart indigènes ou métis. Ces commerçants, qui s'établissaient autrefois sur des navires restant mouillés près de la rive gauche, habitent maintenant une vingtaine de belles maisons en maçonnerie, placées à la droite du poste. Lorsque l'inondation du pays survient, avec la saison des pluies, et empêche l'arrivée des caravanes, les habitants descendent à Saint-Louis et laissent vides leurs maisons, qu'entourent les eaux du fleuve débordé.

Le fort comprend une redoute carrée en maçonnerie et des bâtiments en parfait état, qui peuvent facilement recevoir une cinquantaine d'Européens. Le bâtiment principal se compose d'un rez-de-chaussée servant de magasin et d'un premier étage possédant, sur ses façades exposées au nord et au sud, de vastes galeries très élevées et à arcades largement ouvertes.

Bien que ce fort occupe le point le plus culminant de la rive du fleuve, il est à peine au-dessus des hautes eaux. Au moment des inondations, il se trouve, ainsi que le village, entouré d'eau de presque tous les côtés. Il en résulte une cause d'insalubrité considérable. Pendant plus de quatre mois, la plaine qui se trouve immédiatement au nord du poste est convertie en un vaste lac. Lorsque les eaux se retirent, cette plaine est cultivée par les indigènes; mais on y rencontre de nombreuses dépressions de terrain où les eaux croupissent longtemps avant que l'évaporation les ait fait disparaître, le sous-sol, argileux, ne permettant qu'une absorption lente des eaux de la surface.

Devant Dagana, le Sénégal coule dans une direction est et

ouest, sur une largeur de 300 mètres environ. L'eau y est complètement douce, les marées s'y font cependant légèrement sentir. La différence de niveau des eaux entre la saison sèche et le milieu de l'hivernage est de 5 à 6 mètres, selon l'année.

Le chiffre de la garnison est très variable. Depuis un certain nombre d'années, les soldats européens ont été remplacés par des soldats indigènes ; mais il reste toujours dans le poste un nombre suffisant d'Européens pour que son insalubrité, au point de vue des fièvres intermittentes, puisse être constatée à la suite de chaque hivernage. Un médecin de la marine est attaché au poste, pendant une année.

Dagana est en communication télégraphique avec Saint-Louis ; de plus, deux fois par mois, les avisos de guerre remontent le fleuve jusqu'à Podor, et permettent les communications postales et l'évacuation des malades de l'infirmerie du fort sur l'hôpital de Saint-Louis : de sorte qu'en temps ordinaire la mortalité des Européens y est nulle, ou du moins paraît telle dans les relevés statistiques.

Il n'en était pas ainsi lorsque les communications se faisaient par navires à voiles, et que l'on ne pouvait renvoyer les fiévreux se rétablir ou souvent mourir à Saint-Louis. En étudiant la salubrité relative des différents postes du Sénégal, nous verrons que, contrairement à l'assertion de Thévenot, l'air est loin d'être « plus pur et plus vif à Dagana qu'à Saint-Louis [1] », et que, loin de songer à considérer Dagana comme un lieu de convalescence pour les malades de Saint-Louis, le premier devoir du médecin du poste doit être de diriger tous ses malades sérieux sur l'hôpital principal de la colonie.

Le pays qui entoure le poste et le village de Dagana présente alternativement, et selon les saisons, un aspect riche et fertile ou l'aspect de la désolation et de l'aridité. Tout dépend du fleuve et de son inondation périodique, qui permet la culture des terres inondées au moment où les eaux se retirent ; mais les vents brûlants du désert, dépouillant, pendant la saison qui correspond à notre hiver, la terre de sa verdure et les arbres de leur feuillage, le pays prend un aspect de tristesse et de désolation difficile à décrire.

Les Européens peuvent cultiver assez bien des petits jardins

[1] Thévenot, *Ouvrage cité*, p. 31.

où poussent, à force d'arrosage, les légumes d'Europe, grand secours pour la variété de l'alimentation de nos soldats. Malheureusement, lorsque le vent du désert survient, il brûle et détruit, en vingt-quatre heures, le jardin potager qui faisait l'orgueil de la petite garnison et sa plus grande distraction. A une autre époque, c'est l'inondation qui arrive et efface tout sous son niveau, en remplaçant l'extrême sécheresse par une épaisse couche d'eau. Parfois ce sont des nuages de sauterelles qui, s'abattant sur le pays avant la moisson, ravagent les champs et les jardins, et réduisent les indigènes à la famine.

Un seul arbre fruitier peut résister à ces nombreuses causes de destruction, c'est le goyavier rouge (*Psidium pomiferum*). Il donne, à Dagana, un fruit de très médiocre qualité, qui est cependant d'une certaine ressource. Le goyavier est bien acclimaté à Dagana, où il se ressème et pousse partout où l'homme rejette ses déjections. Nous avons pu constater la double propriété attribuée par Dampier[1] à la goyave, et admise par Fonssagrives[2]. Elle resserre le ventre quand elle est mangée verte, et le relâche quand elle est mûre. Dans le premier cas, ce fruit agit par les propriétés astringentes de sa pulpe; dans le second, cette propriété astringente ayant disparu, les nombreuses graines que contient la goyave produisent sur l'intestin un effet mécanique semblable à celui produit par la graine de moutarde blanche.

Le bananier ne donne, à Dagana, que très exceptionnellement des fruits à maturité. Il est presque impossible de faire pousser un ananas même jusqu'à demi-maturité.

L'alimentation des Européens, dans ce poste, est donc presque exclusivement composée de viande de boucherie, de volaille et de poisson. La viande de bœuf est d'assez médiocre qualité; le poisson du fleuve est en abondance extrême, quelques espèces sont excellentes. Le gibier abonde dans les environs : les lièvres, les perdrix, les pintades, sont si faciles à atteindre, que la chasse se fait sans chien, et qu'en recevant la valeur de deux charges de fusil il n'est pas de chasseur indigène qui ne s'engage à vous apporter une pièce de gibier. On se procure facilement, et assez souvent, des œufs d'autruche frais.

Les fauves abondent sur les deux rives du fleuve, surtout

[1] *Voyage de Dampier*, t. Ier.
[2] Fonssagrives, *Hygiène navale*, 2e édition. Paris, 1877, page 826.

l'hyène et la panthère. On entend parfois rugir le lion, la nuit, dans les environs du village. On trouve quelquefois des traces d'éléphant dans le voisinage. L'hippopotame habite les marigots voisins. Les crocodiles sont en très grand nombre sur toutes les rives du fleuve. Il n'y a guère d'autre eau potable que celle du fleuve; elle a besoin d'être filtrée pour être bonne. Quelques Européens la font, avec avantage, bouillir avant de s'en servir comme boisson. En 1862, nous avons eu personnellement à nous louer de cette pratique.

L'aspect de Dagana se modifie peu d'une année à l'autre. A quinze années de distance, aucun progrès, soit matériel, soit autre, ne s'est fait dans le pays. Nous n'avons constaté qu'une chose, c'est la disparition de l'école française que le gouverneur Faidherbe y avait fondée [1].

PODOR.

Après avoir quitté Dagana, le premier poste que rencontrent les navires remontant le fleuve est celui de Podor, situé sur la rive gauche, au point le plus septentrional de la courbe que décrit le Sénégal. Podor est placé géographiquement par 16°39′30″ de latitude nord et 17°17′30″ de longitude ouest.

Ce poste est l'un des points le plus anciennement occupés par les Européens sur le cours du Sénégal. Il fut établi en 1743. Il fut plusieurs fois abandonné; mais le village de Podor resta toujours un centre commercial très actif. Le fort fut reconstruit en 1854. C'est, comme Dagana, un grand et beau poste où les Européens peuvent se loger d'une manière convenable et dans des conditions d'habitation assez satisfaisantes au point de vue de l'hygiène.

Podor se trouve sur le côté sud de la grande île à Morfil, à 12 kilomètres de son extrémité ouest. Nous avons dit que cette île était formée par une division du fleuve en deux grands bras: c'est sur le bras nord, le plus large et le plus navigable, que se trouve Podor.

D'après les récits des anciens explorateurs du Sénégal, Podor était autrefois l'un des centres du commerce de l'ivoire (Morfil). De nombreux troupeaux d'éléphants parcouraient l'île à

[1] Voy. *Quelques considérations médicales sur le poste de Dagana*, observations faites pendant l'année 1862 par A. Borius (Thèse Montpellier, 1864).

Morfil ; mais la destruction a rendu ces animaux assez rares De plus, l'île a été en grande partie déboisée, et ne pourrait plus nourrir les grands troupeaux de ces pachydermes qui y vivaient autrefois.

Podor est, par eau, à une distance de 85 kilomètres de Dagana et à 261 kilomètres de Saint-Louis (141 milles marins). A toutes les époques de l'année, il reste en libre communication avec la capitale par des navires à vapeur qui remontent le fleuve deux fois par mois. Le fort est constitué par une grande enceinte bastionnée, contenant une belle caserne en maçonnerie et un dépôt de charbon pour les navires de la flottille. La garnison varie de trente à cinquante hommes ; elle se compose en partie d'Européens, en partie d'indigènes. Les traitants de Saint-Louis ont construit, sous la protection du poste, des établissements spacieux en maçonnerie, semblables à ceux de Dagana.

Le village indigène, habité par des Toucouleurs et quelques Ouolofs, appartenait autrefois au Toro, province du Fouta sénégalais, qui a été déclarée indépendante en 1859 et placée sous notre protection l'année suivante. Il compte un millier d'habitants sédentaires. Au moment de la traite, sa population s'élève à 3000 individus. Cette traite consiste dans l'échange de marchandises européennes contre le mil, les gommes, les bestiaux, les plumes d'autruche. Ces marchandises viennent du haut pays par caravanes. Les Maures Braknas y apportent, année moyenne, 5 à 6000 kilogrammes de gomme.

A Podor réside un médecin de la marine dont la durée du séjour est d'une année : aussi ce point du Sénégal a-t-il été bien étudié. Les communications, faciles, permettent le remplacement des hommes malades et l'évacuation des convalescents sur Saint-Louis. Toutefois, la distance à parcourir étant plus longue que pour Dagana, l'escale que fait l'aviso devant ce dernier poste, augmentant le temps de séjour des passagers à bord, les évacuations sont plus difficiles. Souvent les avisos sont très encombrés, et, avant d'évacuer sur l'hôpital principal les malades graves de Podor, il est nécessaire pour le médecin de s'assurer que les malades ne resteront pas exposés sur le pont de ces bateaux, où trop souvent hommes sains et malades sont forcés de coucher sans abri pendant une ou deux nuits avant d'arriver à leur destination.

SALDÉ.

En remontant le bras principal du Sénégal, au nord de l'île à Morfil, on trouve, à 8 kilomètres de l'extrémité orientale de cette île, le petit poste de Saldé. Il fut créé, en 1859, pour la protection de la navigation, difficile en ce point, pour les navires de commerce, qui y étaient souvent attaqués à l'époque où ils descendent de Bakel.

Saldé est une tour défensive en maçonnerie, dont la garnison ne compte qu'une quinzaine d'hommes. Ce poste se trouve, en suivant le cours du fleuve, à une distance de 462 kilomètres de Saint-Louis (249 milles) et à 200 kilomètres de Podor. Il n'est pas accessible toute l'année aux bateaux à vapeur de notre flottille, et reste de longs mois isolé, ne communiquant que difficilement avec Podor et, plus difficilement encore, avec le poste de Bakel. A Saldé se font des affaires assez importantes en mil avec le Fouta, et en gomme avec les Maures de la rive droite. Ce poste est ordinairement dépourvu de médecin : aussi les renseignements sur sa topographie médicale sont-ils très incomplets.

AÉRÉ.

Aéré est construit sur la rive gauche du petit bras du fleuve, ou marigot de Doué, au sud de l'île à Morfil, à environ 360 kilomètres de Saint-Louis, sur la frontière qui sépare le Toro de la province de Fouta. C'est un centre de notre commerce avec ce dernier pays, un refuge pour notre flottille marchande. Ce poste a été construit, en 1866, pour contenir les Toucouleurs du Fouta, peuplade la plus turbulente de la Sénégambie. Il se compose d'une enceinte palissadée et d'une tour en maçonnerie occupée par une garnison de vingt hommes, et pouvant recevoir pour vingt jours de vivres et de munitions pour une colonne de mille hommes (Laprade).

MATAM.

Construit de vive force, en 1857, dans le Fouta-Damga, le poste de Matam est une tour défensive en maçonnerie, située sur la rive gauche du fleuve, à 602 kilomètres (325 milles marins) de Saint-Louis, et à peu près à moitié route de Saldé à

Bakel. La garnison est de quinze hommes. C'est un point de refuge pour notre flottille marchande et un centre de commerce de gommes, de mil et d'arachides.

Le fleuve n'est navigable, devant Matam, pour les navires calant de 2 mètres 50 à 3 mètres, que du 1er juillet au 1er novembre ; de sorte que Matam reste isolé pendant plus des deux tiers de l'année. Ce poste ne reçoit pas habituellement de médecin, mais il a été assez longtemps commandé par des médecins de la marine qui nous ont fait connaître sa haute insalubrité.

BAKEL.

Bakel est le chef-lieu du haut Sénégal. C'est un point d'une grande importance, très bien défendu. Le fort, construit en 1820, remplaça, pour notre domination dans le pays de Galam, les forts de Saint-Joseph et de Saint-Pierre qui, il y aura bientôt deux siècles (1699 et 1717), avaient été les premiers établissements français dans ces régions éloignées de la côte.

Bakel est un centre commercial très actif où chaque année remonte toute une flottille de navires qui y font un commerce considérable d'or, de mil, d'arachide, de beurre, de bœufs, de moutons, de plumes d'autruche, d'ivoire. On tire de Bakel, année moyenne, 400 000 kilogrammes de gomme.

Bakel est situé par 14°,53′,13″ de latitude nord et 14°,49′,25″ de longitude ouest. La latitude de Bakel est à peu près la même que celle de l'île de Gorée. Ce point se trouve donc par un heureux hasard parfaitement placé relativement à sa distance de l'équateur pour être l'objet d'une comparaison de son climat essentiellement continental avec le climat marin de Gorée. Nous nous en servirons pour faire ressortir les modifications profondes qu'apporte le voisinage ou l'éloignement de la mer dans la climatologie des différentes localités du Sénégal.

Pour parvenir à Bakel, il faut remonter le fleuve du Sénégal sur une longueur de 769 kilomètres (415 milles[1]). La distance qui sépare Bakel de la côte est, dans la direction d'une ligne

[1] Ces distances, et celles indiquées précédemment, diffèrent de celles données dans plusieurs ouvrages et sur plusieurs cartes. Elles résultent des documents des Archives du service de la marine à Saint-Louis, et sont citées par le commandant E. Borius (*Observations faites dans un voyage de l'embouchure du Sénégal aux cataractes du Félou*, in *Annuaire de la Société météorologique*, t. XXV, p. 131).

allant de l'est à l'ouest, et passant très près de Gorée, de 520 kilomètres environ.

Le fort actuel, établi en 1820, n'a été complètement achevé qu'en 1860. Il ne se composait primitivement que de logements insuffisants et malsains, où la troupe européenne dut être remplacée par des soldats indigènes, à cause de l'effrayante mortalité qui régnait sur elle. Les prétentions du prophète Al-Hadji-Omar, qui avait soumis toute la partie de l'Afrique située entre le Sénégal et le Niger, nous forcèrent de tourner nos vues vers le haut du fleuve. Le poste fut agrandi et fortifié, et les Européens, quoique encore éprouvés par les influences pernicieuses, parcourent, avec moins de pertes qu'autrefois, leur période d'une année de séjour dans cette contrée lointaine.

Le fort, placé sur un monticule qui domine le fleuve sur sa rive gauche, est élevé de 24 mètres au-dessus des plus basses eaux, et de 10 mètres environ au-dessus des plus hautes, dont il est, pendant l'hivernage, entouré de presque tous les côtés. Son enceinte bastionnée, de la forme d'un losange irrégulier, a de 3 à 4 mètres de haut du côté du terre-plein de l'ouvrage, et une élévation plus considérable au dehors. Les cours sont propres, formées d'un terrain rocailleux, et assainies par quelques arbres. Les logements, pour la troupe et pour les officiers, sont vastes et salubres; ils sont placés au premier étage de deux pavillons parallèles, dirigés du nord au sud.

Le système de défense est complété par des blockhaus situés à de petites distances sur des collines qui dominent le fort. Toutes ces constructions sont en maçonnerie, et surmontées, comme celles de Saint-Louis, de terrasses plates bitumées.

Le fort peut contenir une centaine d'hommes, et les blockhaus cinquante environ. La garnison, dont le nombre d'hommes et la composition varient selon les circonstances, compte une vingtaine d'Européens au moins et un nombre variable de soldats indigènes.

Le village de Bakel s'étend sur des collines autour du fort et des blockhaus et le long du fleuve qui, situé à l'est, coule dans la direction du sud au nord; il se compose de cases cylindriques en paille. Quelques véritables maisons sont construites par nos soins et habitées par les traitants noirs de

Saint-Louis, chargés de notre commerce. Les rues du village sont larges, droites, aboutissent à de nombreuses places, en bon état pendant la saison sèche, mais presque impraticables pendant l'hivernage, à cause des mares qui se forment dans les dépressions de terrain. Quelques-unes d'entre elles sont recouvertes d'eau pendant plusieurs semaines dans les fortes inondations (Verdier[1]).

Le village s'étend sur une grande superficie, et contient une population d'environ 4000 habitants. Il fait partie de l'ancienne province du Gaddiaga qui, avec le Kasso, formait le pays de Galam.

A l'ouest du fort se trouvent de vastes marais. Au nord, un marigot qui met ces marais en communication avec le fleuve dans la saison des pluies, et qui offre un terrain rempli de petits marécages où l'eau croupit pendant une partie de la saison sèche.

A l'est de Bakel coule le Sénégal qui, dirigé d'abord du sud-est au nord-ouest, forme un coude en amont de Bakel, se dirige alors, du sud au nord, sur une longueur de 8 à 10 kilomètres, et reprend ensuite sa direction primitive. La largeur du fleuve est de 200 à 300 mètres environ, en face du village, à l'époque des basses eaux. Mais à 1 kilomètre au nord de Bakel, le fleuve se rétrécit considérablement, et n'a plus que 80 mètres, par suite de l'émergence d'un vaste banc de sable relié à la rive gauche. Le débit du fleuve ne serait, dans la saison sèche, en ce point, que de 3000 mètres cubes par minute, ou 50 mètres cubes par seconde, d'après les mesures et calculs du docteur Verdier.

Le fond du fleuve, à Bakel, est généralement boueux. Le long de la rive droite, il est rocailleux. Le long de la rive gauche, le sable forme de nombreux bancs qui, dans la saison sèche, constituent des gués ou passages que les chalands même ne peuvent franchir pendant quelques mois.

Les rives, très escarpées à droite, le sont moins à gauche; elles sont formées, en grande partie, de terres végétales que les indigènes cultivent lorsque les eaux se retirent; mais les détritus organiques qu'elles contiennent sont une puissante cause de l'insalubrité que nous aurons plus tard à signaler.

[1] *Étude sur le poste de Bakel*, Thèse de Paris, 1876.

Le sol des environs de Bakel est très accidenté; il est parsemé de collines assez hautes, dont la direction est du sud-ouest ou du nord-est.

Bakel est le chef-lieu d'un des trois arrondissements entre lesquels se divise administrativement le Sénégal. Il est commandé ordinairement par un officier d'infanterie de marine. Un médecin de la marine y fait une résidence d'un an. Pendant un certain temps ce poste a été occupé par un médecin de 1re classe. Mais depuis que le nombre des Européens a été diminué, c'est un médecin de 2e classe qui est chargé du service médical de Bakel. La garnison est relevée, chaque année, par des troupes fraîches qui arrivent de Saint-Louis dès que la crue permet au navire à vapeur de remonter le fleuve jusque-là. C'est ordinairement au mois de juillet que se fait ce voyage de la garnison et le ravitaillement du poste. Pendant huit mois, Bakel ne peut avoir, avec Saint-Louis, que des communications fort difficiles; cependant, en temps de paix, une correspondance postale s'établit mensuellement, par piétons, entre Bakel et Podor, et de là, par la rive du fleuve, avec Saint-Louis.

MÉDINE.

Le fort de Médine[1] fut construit, en 1855, sur la rive gauche du fleuve, à 926 kilomètres (495 milles marins) de Saint-Louis. Il est situé, par 14°,20′,10″ de latitude nord et 13°,44′,9″ de longitude ouest, dans la province du Kasso, à 3 kilomètres au-dessous des cataractes du Félou. Il protège le commerce qui se fait dans le haut du fleuve « et couvre Bakel, en nous rendant maîtres de la plus belle position de tout le Sénégal[2] ».

Le poste est construit sur une éminence d'une vingtaine de mètres au-dessus du niveau du fleuve; il se trouve sur un coude formé, en cet endroit, par la rive gauche du Sénégal, et en est éloigné de 30 mètres environ. En bas se trouve un petit îlot où les traitants font construire ou réparer leurs chalands.

A l'ouest du poste s'élève une tour qui, depuis quelques

[1] Médine, en arabe, veut dire ville.

[2] Faidherbe, *Chapitres de géographie sur le nord ouest de l'Afrique*. Imprimerie de Saint-Louis, 1864.

années, est inhabitée; elle est bâtie sur une éminence à peu près de la même hauteur que celle du poste, et reliée à ce poste par un chemin de ronde dont les murailles sont en terre du pays.

Près du poste se trouve le village de Médine, dont le roi est depuis longtemps notre fidèle allié. Ce village est défendu par une enceinte circulaire ou *tata*, dont les murailles en terre et pierre ont une hauteur de 6 ou 7 mètres.

Au nord du poste se trouve le jardin, qui s'étend en pente rapide jusqu'au fleuve. Derrière le poste, on voit une pyramide rappelant l'héroïque défense de Médine. En 1857, Médine fut attaqué par le prophète Al-Hadji-Omar, à la tête de 20 000 musulmans. La garnison régulière du fort se composait de 64 hommes, dont 11 Européens seulement. Le commandant était un métis de Saint-Louis, le brave Paul Hohl, secondé par le sergent d'infanterie de marine Desplat. Médine repoussa deux assauts et soutint un siège qui dura 95 jours. Mourants de faim, et ayant épuisé leurs dernières munitions, ces braves allaient succomber, lorsqu'ils furent secourus par le gouverneur Faidherbe, à la tête d'une colonne de 300 Européens. Le prestige de cette victoire, remportée par nos armes dans ce pays lointain, dure encore.

Médine est la possession européenne la plus avancée dans l'intérieur de l'Afrique occidentale. Un point dont l'importance ne pourra qu'aller toujours en grandissant, c'est la tête de ligne du futur chemin de fer transsaharien. La situation de Médine, sur une berge escarpée, soustrait, en partie, ce poste aux influences des marécages. Le pays du voisinage est fort pittoresque, très varié et semé de collines. En arrivant à Médine, on constate que l'on a quitté les vastes plaines d'alluvions si malsaines, où se trouvent la plupart de nos possessions.

Un nouveau poste se crée en ce moment à Bafoulabi, au delà de Médine, au point de réunion de Bakoy et du Bafing; c'est la première étape de la route qui doit, dans l'avenir, relier le bassin du Sénégal à celui du Niger. On ne peut se rendre en bateau à vapeur de Bakel à Médine, sans crainte d'échouer, qu'aux mois d'août et de septembre.

SÉNOUDÉBOU.

Nous avons dit que le plus important des affluents du fleuve le Sénégal était la Falemé. Cette rivière, qui prend sa source dans le Fouta-Djalon, et vient se jeter dans le Sénégal à 30 kilomètres au-dessus de Bakel, est navigable, au moment de la crue annuelle, jusqu'à Bountou par nos plus petits avisos à vapeur; mais, dans la saison sèche, elle est à sec dans beaucoup d'endroits. Elle arrose le Bambouk, qu'elle sépare, dans la partie inférieure de son cours, de la province du Bondou. Sur la rive gauche de la Falemé, les Français avaient établi, en 1715, le fort Saint-Pierre qui, plus tard, fut abandonné. Lorsqu'en 1845 notre colonie prit l'extension qu'elle a conservée depuis, le gouverneur fit occuper de nouveau, par nos forces, ce point avancé de la partie orientale de nos possessions, et un fort fut construit au village de Sénoudébou, qui occupait à peu près l'ancien emplacement du fort Saint-Pierre.

Sénoudébou est situé géographiquement par 14°,25′,22″ de latitude nord et 14°,36′,49″ de longitude ouest. Le fort se trouve à environ 80 kilomètres du confluent de la Falemé et du Sénégal; il se compose d'une redoute carrée en maçonnerie. contenant une caserne pour vingt hommes. La garnison française en a été retirée provisoirement, et le fort est confié à la garde d'un de nos alliés, chef de la province du Bondou.

KÉNIÉBA.

Au sud de Sénoudébou, à quelques kilomètres de la rive droite de la Falemé, se trouvent les mines d'or de Kéniéba, dont nous aurons à parler lorsque nous nous occuperons de la constitution géologique de notre colonie. Ces mines d'or sont, depuis fort longtemps, exploitées par les indigènes. En 1858, un établissement français fut construit à Kéniéba pour leur exploitation. Cet établissement a, depuis lors, été abandonné sans que, cependant, on soit en droit d'affirmer que les richesses minérales de ce pays ne puissent, dans l'avenir, offrir à notre colonie une importante source de travail et d'activité commerciale. Le dernier mot n'est pas encore dit sur les placers sénégalais.

3° *Pays compris dans la colonie du Sénégal, et situés en dehors du bassin du fleuve.*

La France a créé encore un certain nombre d'établissements qui, bien que situés en dehors du bassin du Sénégal, font partie de la colonie qui porte ce nom. Ces établissements peuvent se diviser en deux catégories : La première comprend deux points aujourd'hui inoccupés, mais sur lesquels tous nos droits sont conservés, et qui se trouvent au nord de l'embouchure du Sénégal ; la seconde comprend la presqu'île du Cap-Vert, l'île de Gorée, le pays situé entre l'embouchure du fleuve et le Cap-Vert, enfin un certain nombre d'établissements placés entre le Cap-Vert et l'embouchure de la Gambie. Voici la liste de ces pays et des établissements qui font partie de la colonie du Sénégal :

Au nord de l'embouchure du Sénégal :

Arguin,
Portendick.

Au sud de l'embouchure du Sénégal :

Le Cayor et les postes de Bétète,
— — Mbidjem,
— — Thiès,
La presqu'île du Cap-Vert et Dakar,
L'île de Gorée.
Les établissements de Rufisque,
— Portudal,
— Joal.
Les établissements de la rivière du Saloum.

ARGUIN ET PORTENDICK.

Les deux établissements situés au nord de l'embouchure du Sénégal ont été abandonnés et ne sont plus même que rarement visités par nos navires. Ces établissements n'avaient jamais eu d'autre destination que de faire concurrence à ceux des rives du Sénégal pour le commerce des gommes, concurrence qui n'a plus sa raison d'être, alors que les divers points sur lesquels peut se faire ce commerce sont dans les mains de la même nation. La revendication de nos droits sur ces anciens établissements présentait donc une certaine importance ; aussi avons-nous cédé à l'Angleterre, en 1857, le seul poste que nous possédions sur la Gambie (Albreda) en échange de la renonciation par les Anglais au droit de commerce sous voiles, depuis l'embouchure de la rivière Saint-Jean jusqu'à Portendick.

L'île d'Arguin fut successivement occupée par les Portugais, les Anglais, les Hollandais et les Français qui, pour la possession de ce misérable établissement, où souvent ils étaient menacés de périr de soif, se sont livrés de sanglants combats. Les Français, après une dernière lutte, firent sauter le bastion portugais. Après bien des alternatives, de 1448 à 1724, ils en restèrent les maîtres. Ils l'abandonnèrent après la ruine de toutes les compagnies du Sénégal.

L'île d'Arguin, située au sud du cap Blanc par 20° 27′ de latitude nord, 18° 48′ de longitude ouest, occupe une assez vaste étendue. Elle est inculte et basse, présente vers son centre deux ou trois mamelons d'une quinzaine de mètres d'élévation. Elle possède deux citernes destinées à recevoir les eaux de pluie qui s'écoulent à la surface du sol. Les naturels de la côte ont eux-mêmes abandonné l'île. Dans ces dernières années, une maison de commerce du Sénégal a tenté d'y établir des pêcheries. Le poisson, la morue surtout, abonde sur toute la côte. Il est malheureusement difficile de trouver un procédé économique de conservation du poisson recueilli sous ces latitudes.

La côte, depuis le banc d'Arguin jusqu'à Saint-Louis, est partout sablonneuse et surmontée de collines mouvantes, sans cesse modifiées par l'action des vents qui les agitent comme les flots de la mer. La première trace de végétation s'apercevait à Portendick, autrefois signalé par deux palmiers devenus célèbres par cela même. Ces palmiers ont disparu, Portendick n'est plus qu'un point géographique sur la côte par 18° 15′ de latitude nord et 18° 27′ de longitude ouest. Il n'existe plus absolument rien de l'ancien établissement de ce nom. Quelques Maures Trarzas élèvent passagèrement leurs tentes sur la pointe de Portendick, qui abrite assez mal une petite baie où venaient autrefois mouiller les navires.

Tandis que les établissements situés au nord de l'embouchure du Sénégal finissaient par disparaître et ne restaient plus qu'une possession nominale, ceux situés au sud prenaient une extension de jour en jour plus marquée ; l'un d'eux, celui de Dakar, tend même à remplacer Saint-Louis, dans un avenir peu éloigné.

Au sud du Sénégal, nos établissements sont tous situés sur la côte maritime ou à une très petite distance de cette côte.

Aucun fleuve important n'a permis aux Européens de s'établir bien avant dans l'intérieur des terres, entre le Sénégal et la Gambie. Le pays n'est d'ailleurs habité que sur une profondeur peu considérable, à partir de la côte. Il est constitué par deux provinces : le Cayor et le Djiolof. Ce dernier renferme un désert que les caravanes ne peuvent traverser qu'en transportant leur approvisionnement d'eau. Les communications entre le Sénégal et la Gambie n'ont lieu que par mer pour les Européens et, pour quelques caravanes d'indigènes, par la région des plateaux supérieurs dans les localités où ces deux fleuves sont peu éloignés l'un de l'autre.

La côte maritime entre les deux embouchures de ces fleuves est partagée en deux parties à peu près égales, par le Cap-Vert qui s'avance jusqu'à 19° 15′ de longitude ouest. Sur toute son étendue, cette côte présente le même aspect : une plage de sable très blanc, placée comme un étroit ruban entre la mer et une maigre végétation formant derrière elle une ligne verte peu accusée et que nulle part on ne voit disposée en collines ou en terres plus ou moins élevées ou accidentées.

Une ligne non interrompue de brisants rend l'accès de cette plage impraticable aux embarcations autres que les pirogues. La presqu'île du Cap-Vert seule est accessible, grâce à une belle rade formée au sud de cette presqu'île par une concavité naturelle qu'elle protège contre la houle du large. Dans cette baie se trouvent l'île de Gorée et un port tranquille, celui de Dakar, que deux belles jetées rendent encore plus sûr.

LE CAYOR.

Entre Saint-Louis et la presqu'île du Cap-Vert se trouve le Cayor, peuplé par les Ouolofs. Il est indépendant, sous les ordres d'un chef, le Damel. Ce royaume est le premier que présente aux regards la carte de la Sénégambie, en commençant par le nord. Il est traversé par une route et par une ligne télégraphique qui nous appartiennent et le long desquelles se trouvent disséminés un certain nombre de postes français de protection. Quelques parties du Cayor, notamment celle constituée par la presqu'île du Cap-Vert, sont complètement sous notre domination.

Les postes protégeant notre ligne télégraphique de Dakar à

Saint-Louis n'ont qu'une importance secondaire. Cependant, ils ont pu, à l'époque de leur établissement, contenir des garnisons européennes assez nombreuses pour que des observations médicales y aient été multipliées et aient permis d'établir l'insalubrité de la plupart d'entre eux. Voici, à partir de Saint-Louis, quels sont les postes de la ligne télégraphique et quelles sont les distances qui les séparent entre eux :

De Gandiol à Saint-Louis.	18	kilomètres.
— à Bétète.	66	—
De Bétète à Mbidjem.	60	—
De Mbidjem à Rufisque.	30	—
De Rufisque à Dakar.	22	—

Citons encore les postes de Pout, de M'boro, de Lompoul, de Nguiguis, Ndiague et de Kermandoubé-Kary, points stratégiques occupés à certains moments de l'histoire du Sénégal et évacués, depuis plusieurs années, à la suite de la pacification du pays. Les deux plus importants postes du Cayor sont Thiès et Mbidjem.

THIÈS.

Thiès est situé dans l'intérieur des terres, à 48 kilomètres à l'est de Rufisque, et à 20 kilomètres de Mbidjem; il fut construit en 1864 pour protéger les caravanes contre les brigandages des indigènes. Il comprend une redoute en terre palissadée, un blockhaus et une baraque pouvant contenir 20 hommes de garnison. Ce poste se trouve entre les routes du Cayor et du Baol, petite province au sud du Cayor. Il a été construit dans une partie déclive du terrain, ce qui y rend la température beaucoup supérieure à celle des localités voisines. On y voit un arbre gigantesque, mesurant exactement 40 mètres de hauteur et dont les branches horizontales sont assez vastes pour protéger toutes les constructions du fort contre les rayons du soleil. Cet arbre, qui reçoit des Européens le nom de *Fromager*, est appelé, par les naturels, *Benten* : c'est le *Bombax pentendrum* de Linnée, l'*Eriodendron anfractuosum* de De Candollè. Les environs du poste sont déboisés dans une étendue d'à peu près 800 mètres. Thiès est sous le commandement d'un capitaine qui envoie un détachement au petit port voisin de Pout.

Mbidjem est situé à 60 kilomètres de Gorée, dans la province du Diander. Le poste n'est qu'à 6 kilomètres de l'Océan, au sommet d'une pente qui descend jusqu'à une plaine marécageuse portant le nom de *Tamna*. Cette plaine, disposée en demi-ceinture autour du poste, est transformée en lac depuis le commencement de l'hivernage jusqu'au milieu de la saison sèche. Le bassin de la Tamna n'est séparé de la mer que par de hautes dunes de sable. Il présente ceci de particulier que c'est, pendant l'hivernage, un lac d'eau douce et, pendant la saison sèche, une mare salée, par suite des infiltrations de l'eau de la mer dont le niveau est plus élevé que celui du lac. La Tamna, dans ces conditions, ne peut être qu'un foyer de miasmes fébrigènes très intenses, faisant ressentir ses effets sur la petite garnison de Mbidjem.

L'insalubrité de Mbidjem contraste avec la salubrité de Gorée, situé dans le voisinage et sous un climat parfaitement identiques, mais dans des conditions telluriques bien différentes.

PRESQU'ÎLE DU CAP-VERT.

En jetant les yeux sur la carte de Sénégambie, on remarquera que la presqu'île du Cap-Vert a la forme d'un triangle assez régulier dont l'un des angles se confondrait avec le continent, en formant un isthme d'une largeur d'un peu plus de 3 kilomètres. Les deux autres angles sont situés, l'un au sud, l'autre à l'ouest. Le premier est constitué par le cap Manuel, roche basaltique, d'une élévation de 40 mètres; le second, par le récif des Almadies, qui forme l'extrémité la plus occidentale de tout le continent africain. Le Cap-Vert est situé sur le côté de la presqu'île qui regarde le sud-ouest, très près de la pointe des Almadies, mais un peu à l'est de cette pointe. Deux points culminants, appelés les Mamelles, le rendent très remarquable. Sur la plus haute de ces deux collines, d'une élévation de 100 mètres, on a construit un phare. La roche des Almadies et le cap Manuel, situés plus au nord, sont également garnis de feux. Ces trois points de repère servent aux navires à reconnaître la rade de Gorée. Les côtes du nord et de l'ouest de la presqu'île sont semées d'écueils qui les rendent inaccessibles.

La partie orientale de la presqu'île forme, au contraire, avec l'île de Gorée et la partie sud de la côte d'Afrique, une vaste baie qui, divisée en deux par un promontoire nommé pointe de Bel-Air, forme deux rades, dont la plus importante est celle qui est située entre l'île de Gorée et de Dakar. A l'abri de la pointe de Dakar, promontoire élevé de 14 mètres, se trouve un port fermé par deux belles jetées : c'est le meilleur port de la côte occidentale d'Afrique, celui qui est le plus favorablement situé pour le ravitaillement des navires.

La presqu'île du Cap-Vert présente, pendant l'hivernage, un aspect assez verdoyant; pendant le reste de l'année, elle n'est couverte que d'une végétation misérable, au milieu de laquelle s'élèvent seuls quelques énormes boababs[1] dépouillés de leurs feuilles.

Les côtes sont plus hautes que l'intérieur du pays; aussi le milieu de la presqu'île devient-il marécageux pendant la saison des pluies. Ces eaux ne pouvant se jeter à la mer, et retenues à la surface par la nature du sol, essentiellement argileux, ne disparaissent que lentement et par évaporation.

Les sables soulevés par les vents forment, dans quelques points de la côte, des dunes très mobiles et très envahissantes. Ces dunes suivent, dans leurs mouvements, une marche qui indique la direction des vents dominants. L'endroit où elles sont le plus élevées est au niveau d'un étranglement de terrain qui forme, à l'extrémité sud de la presqu'île, une sorte de nouvelle presqu'île constituée par le cap Manuel et la pointe de Dakar; leur hauteur atteint jusqu'à 14 mètres.

La crête de ses lames de sable indique assez d'où soufflent les vents les plus fréquents. Ces dunes sont poussées lentement du nord-est au sud-ouest; elles jouent un rôle particulier qu'il est intéressant de faire remarquer.

Jetés sur un sol qui n'est constitué, comme nous venons de l'indiquer, que par de l'argile mélangée de roches, ces sables, lors de la saison des pluies, retiennent les eaux douces qui ne peuvent que très difficilement pénétrer le sous-sol. Ils laissent filtrer lentement les eaux pluviales; aussi, existe-t-il sous ces dunes une nappe d'eau assez considérable pour suffire, jusqu'à présent, à la consommation d'une ville en voie de formation. Cette petite étendue de terre n'offre aucun ruisseau, le centre de la presqu'île seul est marécageux; aussi la ville de Dakar n'aurait que la mauvaise eau de ses puits sans le voisinage des dunes. Elles lui servent de réservoirs d'eau.

[1] *Adansonia digitata.*

DAKAR.

Cette ville est située par 14° 40′ de latitude nord et 19° 46′ de longitude ouest, sur la côte sud de la presqu'île du Cap-Vert. Elle est placée sur un plan incliné s'élevant assez rapidement du niveau de la mer à une altitude de 15 mètres, et regardant le nord-est d'où soufflent les vents dominants, situation favorable à la construction d'une ville. La ville de ce nom n'existe guère en effet que sur les plans, à peine possède-t-elle une douzaine de véritables maisons.

Le peu de profondeur de la couche végétale, la brièveté de la saison pluvieuse, rendent la presqu'île du Cap-Vert assez aride. Les végétaux n'y sont point nombreux : divers genres de figuiers dont les fruits, parfois assez analogues à ceux des pays tempérés, sont immangeables et tombent avant la maturité; quelques boababs, entièrement dépouillés de leurs feuilles pendant toute la durée de la saison sèche, ou plutôt jusqu'aux approches de la saison pluvieuse; quelques palmiers de diverses espèces et quelques rares tamariniers [1], voilà pour les arbres d'une certaine hauteur. En fait d'arbres de moyenne taille, de nombreux acacias servant d'entourage à la plupart des maisons et des cases. Ces arbustes sont loin d'avoir l'importance de l'acacia verek, si commun dans l'intérieur de la Sénégambie; le peu de gomme qu'ils produisent est analogue, comme aspect et qualité, à celle que donnent les divers arbres de la famille des Rosacées. Enfin on y voit des plantes herbacées qui poussent avec une vigueur incroyable pendant les trois mois de juin, juillet, août, pour pourrir et se détruire entièrement en octobre et novembre. Ces particularités font que les voyageurs qui ont vu Dakar à des époques différentes de la même année ont pu en faire des descriptions absolument contradictoires.

En effet, tandis qu'au mois d'août, par exemple, on voit de l'eau et de l'humidité partout sur le sol et que la terre, couverte d'une végétation luxuriante, frappe d'admiration l'Européen arrivant pour la première fois dans la contrée; au mois d'avril, en revanche, le sol aride offre l'aspect de la désolation et de

[1] Le Tamarinier (*Tamarindus Indica*), *Dakar* ou *Dakhar* en langue ouolove, paraît avoir donné son nom au village très ancien de Dakar, centre le plus important de la presqu'île du Cap-Vert. Le mot désignant ce bel arbre entre dans la composition d'un certain nombre de noms de villages de la province du Oualo.

la mort végétale : arbres et arbustes sont alors dépouillés absolument de leurs feuilles.

Dakar n'a été occupé par les Français qu'en 1856 ; ce n'est encore qu'une ville à l'état embryonnaire. Une jetée circonscrit un port déjà bien abrité, et sur le quai duquel on voit des parcs à charbon, des magasins assez étendus, destinés à recevoir les agrès et apparaux nécessaires à la marine, une cale de réparation pour les navires, quelques ateliers, les bureaux de l'administration, des baraques servant de caserne et d'ambulance, et quelques habitations de fonctionnaires ou de débitants.

Les rues sont indiquées par des poteaux et des fossés. Les voies de communication montrent une trace tortueuse, souvent même interrompue, qui indique qu'elles ne servent pas tous les jours et à beaucoup de monde. Les maisons d'habitations sont disséminées dans des champs mal cultivés. Les déjections de toutes sortes ne trouvent ni égouts, ni fosses de collection pour les soustraire à la vue et à l'odorat. Mais cependant on voit qu'une grande vitalité anime ce pays. De jour en jour, on voit surgir de terre les manifestations de l'activité humaine : ici, c'est un commerçant qui confectionne un comptoir de pièces et de morceaux; un autre qui fait les clôtures de son habitation avec des caisses ayant renfermé des marchandises, et plante un arbre ou un arbuste qui sera précieux dans la saison de l'hivernage ; là, c'est un atelier qui se crée, avec de bons outils et des machines perfectionnées, le tout mêlé aux engins les plus grossiers et les plus primitifs. Plus loin, c'est une caserne, un édifice militaire qui se construit avec des proportions déjà assez remarquables : en un mot, on sent que c'est une ville en voie de création. Quatre grands paquebots touchent tous les mois à Dakar; nombre de navires de guerre ou de commerce y viennent faire escale. Çà et là, un navire apporte un chargement d'Europe, ou vient chercher les produits du pays, et on peut affirmer que, dans peu d'années d'ici, on verra une ville là où il n'y a encore que le sol nu et sauvage, des rues habitées et vivantes dans les lieux où, pour le moment, il n'existe que quelques végétaux éphémères pendant l'hivernage, le sable et la pierre pendant les mois d'aridité (A. Santelli[1]).

[1] *Quelques considérations médicales sur le poste de Dakar* (*Sénégal*), Thèse de Montpellier, 1877.

Cette aridité, il faut le dire, provient beaucoup plus des hommes que de la nature du sol, car, en 1682, le chirurgien Le Maire[1] trouva la presqu'île du Cap-Vert couverte de petits bois « formant une perspective délicieuse ». Du temps d'Adanson (1749) on voyait encore, dans la presqu'île, de très beaux restes de forêts là où il n'y a plus aujourd'hui que le sol.

A Dakar s'est transporté le centre administratif autrefois établi à Gorée. Le commandant de la deuxième circonscription de la colonie du Sénégal y réside depuis quelques années, au grand avantage du développement de cette petite ville. Grâce à son port, Dakar est destinée à devenir la vraie capitale du Sénégal. Lorsqu'un chemin de fer, très facile à établir, reliera cette ville à Saint-Louis, le commerce n'aura plus aucun intérêt à faire entrer les grands navires dans le fleuve, et ils viendront charger sur les quais du beau port de Dakar les marchandises de toute la colonie. Saint-Louis ne sera plus qu'un entrepôt des denrées que la traite procure au commerce sur les rives du fleuve, et le centre important de la navigation de cette grande artère.

Dans un ravin situé au nord-ouest de la ville, entre les constructions européennes et le village indigène, on trouve un beau jardin très verdoyant où poussent des bananiers donnant d'excellents fruits, des arbres de toutes sortes et des légumes et plantes potagères en abondance.

La population indigène de Dakar est composée surtout de Ouolofs habitant un grand village assez mal entretenu qui place la ville dans une situation de voisinage défavorable. Ce village est situé au nord-ouest des habitations européennes.

Les commerçants, les fonctionnaires européens et leurs familles forment un groupe assez considérable, mais très variable en nombre, selon les années et selon les saisons, car beaucoup d'entre eux émigrent à l'époque des pluies. Le chiffre de la garnison est lui-même très variable. La proximité de Gorée permet de laisser dans cette île, beaucoup plus saine que Dakar, la plus grande partie de nos troupes, qu'il est inutile d'exposer aux fièvres paludéennes régnant à Dakar. Une com-

[1] Voy. *Voyage de Le Maire aux îles Canaries, au Cap-Vert, au Sénégal et sur la Gambra*, dans la collection des *Relations de voyages de Walckenaer* tome II.

pagnie de soldats disciplinaires comptant 120 à 150 Européens employés à des travaux de terrassement et de construction par le génie militaire, habite Dakar. Ces hommes, qui ont tous subi en France des condamnations, viennent au Sénégal achever la période du service militaire qu'ils doivent à l'État, ils se trouvent dans des conditions actuellement tout à fait exceptionnelles pour les Européens au Sénégal. Nos troupes régulières d'infanterie ne séjournent que deux années dans la colonie, puis sont rapatriées. Les soldats disciplinaires y terminent leurs années de service, quel qu'en soit le nombre. De plus, ces soldats qui ne sont armés qu'exceptionnellement, sont soumis à une discipline sévère et à une existence qui est plutôt celle de prisonniers que de soldats. Cependant, l'alimentation de ces hommes est excellente, supérieure même à celles de nos soldats d'infanterie de marine qui n'ont pas les ressources de grands jardins facilement cultivés. Ces disciplinaires fournissent un sujet fort intéressant pour l'étude des influences du climat sur les Européens.

A quelques kilomètres au nord de Dakar se trouve le jardin de *Hann*, cultivé par quelques disciplinaires. Ce jardin est d'une haute insalubrité due au ruisseau ou petit marigot qui le traverse, et à la nature marécageuse du sol. Trop souvent ce jardin attire, par sa fraîcheur et sa verdure, les Européens de Dakar et de Gorée, qui y trouvent un but à leur promenade, un point de départ pour leurs parties de chasse, C'est à Hann que se contractent les plus graves accès pernicieux qu'on ait à traiter à l'hôpital de Gorée.

La ville de Dakar ne possède pas d'hôpital ; on y trouve seulement une petite infirmerie pour les troupes : tous les malades sérieux sont dirigés sur l'hôpital de Gorée. Un médecin de première classe de la marine réside à Dakar, et est chargé, indépendamment de la partie médicale proprement dite de son emploi, de la difficile et délicate mission de l'araisonnement des navires qui arrivent dans le port. Si l'on songe que la fièvre jaune menace presque continuellement notre colonie, on comprendra l'importance et la gravité de cette mission. Elle nécessite souvent autant de fermeté et d'énergie que de délicatesse; malheureusement, tout le monde semble oublier l'importance de cette mission dès que le danger semble éloigné, et le médecin de Dakar est loin d'être toujours secondé dans sa tâche difficile. Nous aurons à revenir sur ce sujet intéressant.

A l'extrémité sud de la presqu'île du Cap-Vert, au cap Manuel, se trouve le lazaret. Ce lazaret est admirablement placé, au point de vue des facilités de l'isolement. Il nécessiterait malheureusement encore bien des constructions, des agrandissements et des améliorations, pour remplir d'une manière tout à fait convenable le but si important qu'il doit jouer dans son rôle de préservation de la colonie des épidémies de fièvre jaune.

GORÉE.

L'île de Gorée est depuis longtemps l'entrepôt du commerce de la côte d'Afrique, et l'un des points les plus importants de cette côte. Son nom, qui signifierait, dit-on, bonne rade, lui a été donné par les Hollandais, à cause de sa ressemblance avec une île de leur pays qui porte ce nom (Le Maire). Les Ouolofs la nomment Bir. C'est une petite île, ou mieux un rocher situé dans la baie que ferme, au sud, la presqu'île du Cap-Vert, entre le cap Manuel et le cap Rouge. Cette baie, qui mesure 16 milles entre ces deux caps, est la plus vaste, la plus sûre et la meilleure de toutes celles que présente la côte occidentale d'Afrique. Elle comprend la petite rade ou port de Dakar.

De Gorée à la pointe de Dakar, située à l'ouest, on compte 2500 mètres.

De Gorée au cap Bel-Air, au nord-nord-ouest, 3300 mètres.

Rufisque est située à 15 000 mètres à l'est et au nord-est de Gorée.

Le cap Rouge en est éloigné, à l'est-sud-est, de 2800 mètres.

L'île de Gorée n'est qu'un rocher de forme oblongue, ayant environ 800 mètres dans son plus grand axe et 320 mètres de large au point le plus spacieux; sa superficie n'est que de 36 hectares et demi; elle contient une population très dense pour son étendue.

La position géographique de Gorée est de 14° 39′ 55″ de latitude nord et 19° 45′ 5″ de longitude ouest.

Gorée présente à la vue deux parties parfaitement distinctes: l'une est située au sud et élevée de 30 mètres au-dessus du niveau de la mer, elle est couronnée par un fort, le Castel, où habite la garnison, composée de 150 à 300 militaires de l'infanterie et de l'artillerie de la marine ; l'autre, la partie nord, parfaitement plane, n'est guère élevée de plus de 3 mètres au-dessus du niveau de la mer, et ne présente que le relief des maisons qui la surmontent.

Ces maisons, élevées d'un étage, couvertes de terrasses, et blanchies à la chaux, forment un tout continu divisé à peine par quelques rues étroites. Les côtés sud et ouest de l'île sont formés de colonnes verticales de basaltes et bordés de gros fragments de basaltes sur lesquels la mer du large brise toujours avec violence, au point de rendre ce côté de Gorée tout à fait inabordable.

Du côté est, il existe une crique à courbe régulière formée de sable et de graviers ayant 150 mètres de corde environ, et servant au débarquement à l'aide de trois appontements ou wharfs qui s'avancent à une quarantaine de mètres dans la mer, et contre lesquels on peut accoster en tout temps, même pendant les plus violents ras-de-marée.

Les maisons de Gorée sont très généralement bâties en pierres ; le basalte de l'île a fourni les matériaux. Elles sont élevées d'un premier étage sur rez-de-chaussée et ordinairement surmontées d'une terrasse. Ces terrasses servent, comme à Saint-Louis, à recueillir l'eau des pluies, que des gouttières conduisent dans les citernes. Elles servent aussi de lieu de promenade aux habitants qui viennent, à certaines heures, respirer plus librement qu'ils ne pourraient le faire dans les rues ou sur la place de la ville. Les toitures en tuiles, quoique relativement plus nombreuses à Saint-Louis, sont l'exception. Les rez-de-chaussée des maisons servent surtout de magasins ; les noirs s'y entassent avec leur famille dans des conditions hygiéniques des plus mauvaises. Les maisons sont mal entretenues : un grand nombre d'entre elles n'ont pas leurs murailles recouvertes de crépissage, ou bien le crépissage n'a pas été renouvelé, de sorte que certains quartiers de la ville ont le triste aspect de ruines. A ce tableau, que nous empruntons à M. Bérenger-Féraud [1], nous ajouterons, avec cet auteur, que bien souvent l'intérieur des maisons ressemble à l'extérieur. « On ne trouve pas dans l'île, excepté dans les bâtiments de l'État, une porte qui ferme

[1] *De la fièvre jaune au Sénégal.* Paris, 1874.

bien, une fenêtre garnie de jalousies solides, un plancher sans fissures, un escalier sans brèches, un mur sans lézardes. »

L'île de Gorée ne produit absolument rien pour la subsistance de ses habitants : la terre, l'eau et l'espace y font également défaut. Ce rocher ne peut être comparé qu'à un navire mouillé en vue de la terre d'Afrique ; aussi, comme à bord des navires, le scorbut y faisait autrefois ses ravages au point que Schotte, médecin du Sénégal avant 1778, considérait Gorée comme plus malsain que Saint-Louis, à cause de cette maladie[1].

Nous aurons à revenir, plus tard, sur les preuves de la salubrité remarquable de Gorée en temps ordinaire, c'est-à-dire en dehors des périodes d'invasions épidémiques. Le scorbut ne se voit plus à Gorée, qui, en communications journalières incessantes avec la terre ferme, présente toutes les ressources possibles pour l'alimentation. La nourriture y est même plus variée qu'à Saint-Louis : les fruits tropicaux, qui manquent dans cette dernière ville, se trouvent facilement, et en assez grande abondance, sur le marché de Gorée, auquel fournissent les envois nombreux de la presqu'île du Cap-Vert et de nos possessions du bas de la côte.

L'eau douce manque à Gorée. Il y a bien dans les rochers de la partie sud de l'île quelques excavations où aboutissent les eaux pluviales après avoir filtré à travers la colline sur laquelle est bâti le Castel ; mais elles ne fournissent que des quantités extrêmement faibles de liquide, et pendant trois mois à peine de la saison sèche. Quelques puits donnent une eau saumâtre. On boit, à Gorée, de l'eau de citerne. La plupart des établissements publics sont pourvus de citernes, et beaucoup de maisons en possèdent. Lorsque les pluies n'ont pas fourni des quantités suffisantes d'eau pour la consommation de la population, les citernes sont remplies à l'aide d'eau puisée à l'aiguade de Dakar ; de sorte que les habitants de Gorée ont pendant toute l'année une eau salubre.

Les troupes européennes sont fort mal logées à Gorée ; elles habitent Castel. Ce fort possède une très grande cour centrale, dépourvue d'arbres et de végétation. Quelques constructions basses et mal commodes servent de logements aux officiers et

[1] *Traité de la synoque atrabilieuse, ou de la fièvre contagieuse qui régna au Sénégal en* 1778, *et qui fut mortelle à beaucoup d'Européens et à un grand nombre de naturels*, par G.-P. Schotte, docteur en médecine.

à l'artillerie. Les soldats d'infanterie de marine habitent dans des casemates placées sur le front sud du fort. « Dans les pays sains, dit M. Bérenger-Féraud, cette habitation serait fâcheuse pour la santé des hommes; dans un pays comme Gorée, on peut dire avec raison qu'elle est pernicieuse. »

L'établissement le plus important de Gorée est l'hôpital militaire. Cet hôpital, entièrement reconstruit dans ces dernières années, ne rappelle en rien celui si misérable décrit par Thévenot. Il est formé de trois corps de logis séparés : deux pavillons élevés d'un étage sur rez-de-chaussée et un corps de bâtiment perpendiculaire à leur direction, formé d'un rez-de-chaussée bâti sur cave (ce dernier bâtiment est tout ce qui reste de l'ancien hôpital) ; les deux pavillons de construction récente sont très convenablement installés, bien exposés, et pourvus de galeries servant de promenoir et abritées du soleil. La cour de l'hôpital est plantée d'arbres, entre autres d'un magnifique Ficus, qui fournit un ombrage délicieux. Les médecins de garde jouissent d'un jardin qu'ils ont créé dans cette cour.

La population de Gorée comptait, en 1866, 2600 noirs, la plupart Ouolofs, 766 mulâtres, 103 Européens civils et environ 250 Européens appartenant à la garnison ou faisant partie du corps des fonctionnaires. Dans l'hivernage, une partie de la population civile européenne rentre momentanément en France ; elle est alors remplacée par les Européens qui fuient, à cette époque, le bas de la côte et viennent chercher, à Gorée, un climat plus favorable.

En 1878, au moment où éclata la dernière épidémie de fièvre jaune, la population européenne totale de l'arrondissement de Gorée, Dakar et Rufisque réunis, était de 673 personnes; 545 appartenaient à la garnison, 128 à l'élément civil. Ces dernières étaient ainsi réparties : Gorée, 52 personnes; Dakar, 31, et Rufisque 45.

Nous avons dit que le siège du commandement de l'arrondissement avait été transporté à Dakar. La salubrité relative de Gorée, l'importance de son hôpital, pouvant recevoir une centaine de malades; la difficulté qu'éprouve toujours le commerce à transporter ses magasins d'un point à un autre, assurent à Gorée une existence encore longue, en face de la ville rivale qui s'élève lentement sur la terre ferme.

RUFISQUE.

Les considérations hygiéniques sont de peu d'importance aux yeux des commerçants : dans cette même baie où l'île de Gorée offre sa rade et son ancien établissement, où Dakar offre son beau port, une ville se fonde, à Rufisque, dans les conditions les plus mauvaises d'exposition, tant au point de vue de l'hygiène qu'à celui des facilités de la navigation et des mouvements commerciaux maritimes. Le commerce a-t-il besoin d'une liberté qui lui fait fuir la protection et les réglementations trop nombreuses qui en sont la conséquence? C'est ce que nous n'avons pas à examiner ici : toujours est-il que Rufisque devient un point commercial d'une grande importance.

Rufisque se trouve à l'est de la baie formée par la côte au sud de la presqu'île du Cap-Vert, en un point correspondant exactement à l'est de l'île de Gorée, à 15 kilomètres environ de cette île et à 28 kilomètres de Dakar par voie de terre.

Le nom de Rufisque vient de celui de *Rio-Fresco*, que lui donnèrent les Portugais qui explorèrent les premiers cette partie de la côte d'Afrique et y fondèrent un établissement dont il ne reste plus d'autre trace que ce nom même. Rufisque était un village ouolof faisant partie de la province du Diander, actuellement annexée à notre colonie. En 1869, un petit poste militaire fut construit près de ce village. Près du poste vinrent s'établir quelques traitants. Aujourd'hui, c'est une agglomération qui mérite le nom de ville. On y compte, en temps ordinaire, 500 indigènes commerçants et 150 Européens ; mais ces derniers ont l'habitude de quitter Rufisque pendant l'hivernage, et d'aller habiter Gorée. La ville est constituée par environ 300 maisons de bois séparées par de larges rues et bâties sur le bord de la mer.

A l'ouest est la plage sablonneuse sur laquelle un long appontement sert à l'embarquement des marchandises. A 400 mètres de la dernière maison est une anse limitée par une sorte de jetée naturelle en basalte, à la base de laquelle se trouve la tour de défense. A l'est, c'est-à-dire vers l'intérieur des terres, le sol va s'élevant légèrement en amphithéâtre, et, à 600 mètres de la dernière maison, se trouve un nouveau fort en maçonnerie qui défend les abords de la ville. Au sud, on voit quelques villages noirs éparpillés sur la côte, qui se prolonge sous forme de plage sablonneuse parfaitement unie jusqu'au cap Rouge.

Au nord de la ville est un vaste marigot en forme de croissant de 200 mètres de large au point le plus vaste, et de plus de 2 kilomètres de long. Ce marigot communique avec la mer par une embouchure de 15 à 20 mètres de large au pied de la tour primitive de défense. Il est très malsain à certaines époques de l'année; il est à peu près complètement sec du mois de février au mois de mai. Au commencement de juin, les ras-de-marée le remplissent d'eau de mer, qui tue les plantes terrestres qui avaient poussé sur ses bords : il devient alors une cause d'infection pour le pays. Au mois de juillet, les pluies y apportent une énorme quantité d'eau douce; les sables, accumulés à l'embouchure par les ras-de-marée, empêchent l'écoulement vers la mer, de sorte que le marigot devient un lac profond de 1 à 2 mètres. L'eau, d'abord salée, est ensuite saumâtre; puis sa salure diminue jusqu'à la fin de l'hivernage. Au mois d'octobre, les ras-de-marée diminuant de fréquence, l'écoulement des eaux peut se faire plus facilement, et une énorme surface vaseuse, mise à nu, engendre de dangereuses fièvres. En février, les flasques d'eau sont extrêmement restreintes. Ce marigot, si funeste aux Européens, sera facilement assaini le jour où on le voudra (Bérenger-Féraud), et le pays deviendra presque aussi sain en toute saison que Gorée.

Rien n'a été fait, jusqu'ici, pour la ville de Rufisque. La rade est mauvaise, les navires ne chargent que très difficilement. Les rues de la ville sont larges et sablonneuses au point de rendre la marche très fatigante. Les maisons sont généralement en bois; cependant, il y en a déjà quelques-unes en pierres.

On voit, au moment de la traite, arriver à Rufisque de longues files de chameaux chargés d'arachides et venant s'arrêter soit au dehors de la ville, soit dans les rues, soit dans les cours des traitants. Les noirs du Baol, de Sine et du Cayor s'y mêlent et s'y coudoient. Tout, à Rufisque, respire l'activité et l'esprit du commerce; dans peu d'années, il y aura là un grand centre de négoce.

La portion de la côte occidentale d'Afrique, située entre les embouchures des deux grands cours d'eau du Sénégal et de la Gambie, est divisée en deux parties égales par le Cap-Vert. Toutes les possessions françaises, au nord du Cap-Vert et dans la presqu'île du même nom, ont été décrites; ce sont les plus importantes. Mais notre colonie tend toujours à s'agrandir aussi bien vers le sud que vers l'est. Les postes ou comptoirs dont il nous reste à parler ne sont que les premiers jalons jetés sur la carte par notre puissance. Leur importance sera certainement plus grande dans l'avenir que dans le présent. Toute cette partie de la côte située entre Gorée et la Gambie reçoit au Sénégal le nom de *petite côte* par opposition à la *grande côte* ou *bas-de-la-côte*. Nos possessions au sud de la Gambie ont reçu administrativement le nom de dépendances de la colonie du Sénégal.

PORTUDAL.

Ce petit poste est situé à trente milles marins environ de Gorée, il n'a qu'une importance militaire très faible, mais c'est un centre actif de commerce. Pendant la saison de la traite, on y achète beaucoup d'arachides. Portudal se trouve situé dans le Baol qui, en vertu de traités anciens, reconnaît notre suzeraineté. Le comptoir est placé au fond d'une petite anse sablonneuse formée par une coupée dans le plateau de roche qui garnit cette partie de la côte d'Afrique.

JOAL.

Joal était autrefois un important comptoir fondé par les Portugais dont les indigènes se disent encore les descendants (A. Vallon). C'est un village situé sur la côte qui appartenait au pays de Sine annexé à la colonie en 1859, comme toute la rive qui s'étend depuis Dakar jusqu'aux rives du Saloum. La mission catholique qui résidait autrefois à Dakar se transporta en 1864 dans ce pays. La mission y a établi une ferme école et une école professionnelle. Joal se trouve à un mille au nord de l'embouchure d'une petite rivière qui remonte parallèlement à la côte, et n'est séparée de la mer, comme le Sénégal à Saint-Louis, que par une étroite langue de terre. Dans la saison sèche, la rivière n'est plus qu'un torrent dont le lit, dans quelques parties, est presque à sec; mais, dans la saison des pluies, elle est assez profonde. Son embouchure présente une barre que les canots franchissent parfois avec difficulté. Les communications avec Joal sont donc loin d'être commodes, le comptoir français qui y existait avant l'établissement de la mission n'avait que fort peu d'importance. Joal est situé à peu près à égale distance du Cap-Vert et de l'embouchure de la Gambie.

A environ 5 kilomètres de Joal se trouve l'établissement de Saint-Joseph de Ngazobil, où la Mission catholique possède une imprimerie dans laquelle se composent des ouvrages en langue ouolove. Une bonne grammaire en langue sérère y a été aussi imprimée.

RIVIÈRE DU SALOUM ET POSTE DE KAOLAK.

En suivant la côte d'Afrique, en descendant vers le sud, on trouve immédiatement au-dessous de Joal et avant d'arriver à l'embouchure de la Gambie, la rivière de Saloum. Cette rivière tire son nom d'un pays dont les habitants sont en grande partie Sérères, et qui s'étend depuis la rivière jusque sur les bords de la Gambie. Ce pays est très productif malgré ses chefs ivrognes et pillards. Il a été conquis en 1863 par les musulmans ouolofs.

L'embouchure de la rivière Saloum est située par 13° 48′ de latitude nord et 19° 8′ de longitude ouest, à 65 milles marins de l'île de Gorée. A environ 15 lieues de l'embouchure, la rivière se sépare en deux branches; l'une, le Saloum, se dirige vers l'est en faisant mille détours et va se perdre dans une plaine inondée pendant la saison des pluies; l'autre, désignée sous le nom de rivière de Sine, remonte vers le nord et se perd dans les plaines inondées du pays de Sine. L'embouchure du Saloum forme un vaste delta et communique par des marigots avec la Gambie. L'eau est salée dans tout le parcours des rivières de Saloum et de Sine.

A 30 lieues environ de l'embouchure commune de ces deux rivières nous avons établi, sur la rive droite du Saloum, le poste de Kaolak, à peu près au point où la navigation cesse pour nos avisos à vapeur. C'est là et dans des comptoirs secondaires que les traitants de Gorée vont acheter les produits du pays : bœufs, mil et arachides. Le poste est une tour en maçonnerie, occupée par une vingtaine de soldats. Ce poste est dépourvu de médecin. Ses communications fréquentes avec Gorée constituent un danger pour cette ville, car la facilité des communications entre Kaolak et la Gambie font des comptoirs un lieu d'étapes pour les épidémies de fièvre jaune dans leur marche vers le nord. M. Bérenger-Féraud fait remarquer combien, en temps de fièvre jaune, il est important pour Gorée de surveiller ce poste. Cette surveillance est d'autant plus nécessaire et doit être d'autant plus stricte que les petits caboteurs qui font le commerce du Saloum à Gorée attirent moins l'attention que les grands navires, et peuvent plus facilement chercher à se soustraire aux règlements de police sanitaire.

4° *Dépendances de la colonie du Sénégal et comptoirs européens du voisinage.*

L'embouchure de la Gambie sert de limite méridionale aux établissements français faisant partie de la colonie du Sénégal. Au sud de la Gambie, la France possède un certain nombre de points commerciaux, de comptoirs fortifiés, isolés les uns des autres, mais sous la direction administrative du gouvernement du Sénégal ; c'est ce qu'on appelle, avons-nous dit, les *dépendances* de la colonie et ce qu'à Saint-Louis et à Gorée on nomme les comptoirs du *Bas-de-la-côte*.

Ces comptoirs sont irrégulièrement distribués sur les petites rivières qui, de l'embouchure de la Gambie au cap Sierra-Leone, jettent leurs eaux à l'Océan après avoir arrosé les terres qui séparent la côte d'Afrique des montagnes de Fouta-Djalen où elles prennent leurs sources.

Un certain nombre de possessions anglaises et portugaises séparent entre eux les postes français. Pour l'intelligence de la topographie de ces régions, il est nécessaire de dire quelques mots de ces possessions étrangères. Réunies au Sénégal et aux autres postes français, elles constituent par leur ensemble la région comprise sous l'expression géographique de Sénégambie.

Voici du nord au sud, en descendant le long de la côte d'Afrique, les établissements les plus importants que l'on rencontre et dont nous allons nous occuper :

La Gambie et les postes anglais de Mac-Carthy,
— — de Sainte-Marie Bathurst,
— — d'Albréda (ancien poste français).

La Casamance et les postes français de Carabane,
— — de Sedhiou,
La rivière Cacheo et le poste portugais de Cacheo,
Le Rio Geba — — de Bisao,
Le Rio Nunez — français de Boké,
La Mellacorée — — du même nom.
La colonie anglaise de Sierra-Leone et Freetown.

Au delà de Sierra-Leone commence la côte de Guinée dont l'étude fera pour nous l'objet d'un travail spécial, et que sa situation géographique rend parfaitement distincte des autres possessions européennes de la côte occidentale d'Afrique.

Les comptoirs étrangers à la France, situés sur la côte de la Gambie à Sierra-Leone, bien que ne portant pas notre pavillon, sont loin d'être sans intérêt pour nous. Ils sont en relations constantes avec Gorée, alimentent son commerce et exposent en même temps cette île et par suite tout le Sénégal, à de graves invasions épidémiques. La connaissance de ces diverses localités importe au plus haut point à l'étude médicale de notre colonie elle-même. Les possessions anglaises ont fait l'objet de quelques travaux de nos confrères de l'armée britannique; ces travaux nous permettront de compléter les notions qui pourraient nous manquer sur ces diverses régions.

LA GAMBIE.

La Gambie, Gambra des anciens auteurs, fut découverte en 1454 par le Vénitien Ca-da-Mosto. Prenant sa source dans le voisinage de celle du Sénégal, au milieu des montagnes du Fouta-Djalon, la Gambie est l'un des grands cours d'eau de l'Afrique occidentale. Son importance est cependant beaucoup moindre que celle du Sénégal, parce que la Gambie se porte directement à la mer sans décrire le grand arc que le Sénégal trace en se portant vers le nord pendant une partie de son trajet pour venir ensuite se jeter plus au sud dans l'Océan. La Gambie arrose sur son parcours, le Bondou, le Niani, le Yamina, le Badibou, baigne l'île de Mac-Carthy, Albreda et Sainte-Marie, puis se jette à la mer en formant un large estuaire dépourvu de barre.

L'embouchure de la Gambie est située entre le treizième et le quatorzième parallèle nord. Large de 2 kilomètres et demi près de son embouchure, la rivière atteint un peu plus haut 13 kilomètres de large. Devant Albréda, elle n'en a plus que 5. Malgré ses sinuosités, la Gambie est navigable sur une étendue de 250 kilomètres par les navires à vapeur d'un certain tirant d'eau. Des navires assez grands peuvent remonter jusqu'à l'île de Mac-Carthy, à 275 kilomètres de Sainte-Marie. La rivière est barrée à Barraconda. Il est nécessaire de continuer en embarcation lorsque l'on veut remonter jusqu'à Yanamarou, terme de la navigation.

Les caravanes mettent 18 à 20 jours pour se rendre des environs de Médine à ceux de Mac-Carthy.

Les rives de la Gambie sont dominées exclusivement par l'Angleterre; le haut pays est tout à fait indépendant de l'autorité des Européens.

SAINTE-MARIE BATHURST.

En 1816, lorsque l'Angleterre rendit l'île de Gorée à la France, on eut le projet de réparer l'ancien fort James, situé sur une île près de l'embouchure de la Gambie et d'en faire la résidence des colons anglais; mais on trouva le fort dans un tel état de dégradation que l'on préféra former un nouvel établissement.

L'île de Banjole ou Sainte-Marie fut choisie, malgré son insalubrité. On opposa aux inconvénients du climat, qui en avaient chassé les naturels eux-mêmes, les avantages commerciaux, et la ville de Bathurst fut fondée en 1816.

Cette ville est située en dedans du cap Bathurst ou Bacchou qui forme l'extrémité sud de l'embouchure de la Gambie. L'île sur laquelle est bâtie la ville est ce qu'on peut appeler une île continentale, elle n'est séparée de la rive méridionale de la Gambie que par un étroit canal navigable seulement pour les chaloupes. Elle a environ 15 kilomètres de circonférence. Sa forme est très irrégulière. La ville se trouve bâtie dans une concavité de la rivière, dans la situation la plus fâcheuse qui puisse être choisie sous ce climat. Le cap voisin empêche les brises du large d'arriver à la ville, précisément dans l'hivernage, au moment où cela serait le plus nécessaire.

Le courant rejette sur les bords de l'île une grande quantité de débris et de matières organiques en putréfaction. L'île est tellement basse que, dans beaucoup de parties, elle est au-dessous du niveau de la mer. La construction d'une digue a été indispensable pour la soustraire aux inondations, et cela d'une manière fort incomplète. Dans la saison sèche, le niveau des eaux des puits est à 3 mètres au-dessous du sol. Dans l'hivernage, la surface de l'eau dans les puits de l'hôpital militaire, situé dans une des parties les plus hautes de l'île, se trouve dépasser de 30 centimètres le niveau du sol[1]. Après les pluies, le centre de l'île est inondé et changé en un lac de 8 centimètres de large. D'un autre côté, la mer empiète sur la maison du Gouvernement et sur le cimetière; elle met la sécurité de l'île en danger. Le colonel d'Arcy, gouverneur de la Gambie, établit, dans un mémoire cité par le docteur Horton, qu'au mois d'août telles coïncidences de grandes marées, de vents et de courants pourraient se rencontrer et recouvrir toute l'île de 1 mètre d'eau, détruire toutes les constructions et faire courir les plus grands risques à la vie des habitants. Une autre circonstance aggrave encore la mauvaise situation hygiénique de Sainte-Marie; au nord et à l'ouest de la ville, un grand marécage distille ses vapeurs mortelles. Les propositions faites par les médecins anglais pour améliorer cette situation nécessiteraient, pour leur exécution, des dépenses qui, ils le reconnaissent eux-mêmes, seraient beaucoup au-dessus des finances de cette pauvre colonie.

Sainte-Marie est une jolie petite ville; ses maisons construites comme celles de Saint-Louis, sont plus spacieuses. Les constructions suivent les contours de la rivière; des allées d'arbres ombragent la promenade qui longe le fleuve. La plage est très plate; les navires de commerce sont mouillés vis-à-vis de la ville, et communiquent avec la terre par des appontements faits sur pilotis. Une batterie insignifiante est la seule défense de Sainte-Marie. La population blanche résidant dans cet établissement se réduit à quelques employés britanniques très peu nombreux et à quelques négociants anglais et français. La population indigène se compose de mulâtres, dont quelques-uns sont négociants, marchands ou traitants, et de noirs ouolofs venus du Sénégal. On parle autant le français que l'anglais à Sainte-Marie. Tous les produits de la Gambie sont achetés

[1] *Physical and medical Climate and Meteorology of the West coas of Africa*, by G. Africanus Horton. Un vol. de 310 p. Londres, 1867.

par les traitants des maisons anglaises dans l'intérieur de la rivière; mais une fois rendus dans le chef-lieu de la colonie, ils sont achetés presque exclusivement par le commerce français pour des maisons de Bordeaux et de Marseille. L'arachide forme la base de ce commerce. Un tiers à peine des exportations se font sous pavillon anglais.

La garnison ne se composait que de troupes noires; elle a été supprimée dans ces dernières années. On trouve, à Sainte-Marie, une mission catholique française. Les Sœurs de Charité de Gorée y ont fondé une école. Les correspondances des missionnaires et des sœurs avec Gorée ont, dans certaines circonstances, rendu de grands services à notre colonie française, qu'elle renseignait sur l'état sanitaire de la Gambie, relativement à la fièvre jaune toujours suspendue comme une menace sur nos possessions sénégalaises. Ces correspondances nous ont été fort utiles, lorsque nous étions personnellement chargé du service médical de l'arrondissement de Gorée. Par elles, nous savions que la fièvre jaune régnait en Gambie alors que les commerçants intéressés affirmaient le contraire. Il n'y a là, malheureusement, qu'un moyen d'information fort aléatoire qui ne vaudra jamais, pour la protection de notre colonie, celui que pourrait nous procurer un médecin sanitaire français détaché en Gambie et y remplissant en même temps les fonctions d'agent consulaire. Depuis longtemps, d'ailleurs, la population de Sainte-Marie réclame le secours d'un médecin français.

Au moment de l'hivernage, presque tous les Européens quittent le pays; les Anglais viennent à Dakar prendre les paquebots qui les ramènent en Europe. Les Français et les natifs de Gorée rentrent dans cette dernière ville. Il existe, à Sainte-Marie, un bel hôpital où d'importantes observations ont été recueillies par les médecins anglais, alors que la garnison était nombreuse.

A une faible distance de l'île s'élève au bord de la mer, dans une excellente situation sanitaire, le cap Bathurst, à peu près inhabité. On y voit cependant, au milieu des bois, une grande maison en pierre entourée de palmiers et servant de lieu de convalescence.

ALBRÉDA.

L'établissement d'Albréda, fondé en 1698 par André Brüe, passa successivement entre les mains des Français et des Anglais, en suivant le sort du Sénégal lui-même. En 1857, Albréda a été cédé par la France à l'Angleterre, en échange de la renonciation des Anglais au droit de commerce à Arguin et à Portendick.

Albréda se présente dans une situation hygiénique assez favorable. Ce poste est placé sur la rive droite de la rivière, à environ 25 kilomètres au-dessus de Sainte-Marie. Il est bâti sur la pente d'une colline dont les hauteurs seraient une excellente station hygiénique, si elles étaient habitées, dit le docteur Horton. L'ancienne demeure du résident français est très spacieuse et admirablement située. Albreda n'est plus actuellement qu'une factorie peu active.

En face d'Albréda se trouve l'île et le fort Saint-James actuellement à peu près abandonnés.

MAC-CARTHY.

La station anglaise la plus importante après Sainte-Marie est au moins aussi défavorablement située que cette dernière ville, c'est Mac-Carthy[1], sur une île basse à 275 kilomètres de Sainte-Marie. Cette île est inondée et coupée en deux par les eaux à l'époque de la crue annuelle. L'île, dans cette saison, n'est qu'un vaste marais dont la surface fangeuse est, sous l'influence du flux et du reflux, exposée deux fois par 24 heures aux rayons d'un soleil ardent.

Durant la saison sèche, le sol est sec et fendillé de tous côtés. Il y a çà et là quelques beaux arbres; mais l'île est généralement fort aride à cette époque (Horton).

L'établissement qui a reçu le nom de George-Town occupe le côté nord de l'île vers sa partie moyenne. La population de George-Town est d'environ 1000 âmes. Plusieurs négociants anglais y ont établi des succursales et construit de belles maisons dans lesquelles ils trouvent tout le confort de la métropole. Quelques maisons plus petites sont affectées aux traitants

[1] Ce nom est celui du gouverneur anglais sir Charles Mac-Carthy, tué le 21 janvier 1824 dans une bataille malheureuse contre les Aschantis.

indigènes. La généralité des habitations de Mac-Carthy consistent en cases carrées, bâties régulièrement, alignées avec soin, et formant de vastes rues. Chacune de ces cases est de plus entourée d'un petit jardin (Hecquard[1]). Au milieu de la ville s'élève l'établissement des missionnaires méthodistes qui y tiennent une école.

La résidence du commandant anglais est assez faiblement fortifiée; elle contient une caserne, des magasins et un petit hôpital. La garnison se composait il y a quelques années d'une cinquantaine de soldats noirs, de deux officiers et d'un médecin. Deux voyageurs français, Raffenel et Hecquard, ont reçu à Mac-Carthy, l'un à la fin, l'autre au début de leurs pénibles explorations, une hospitalité qui leur était bien nécessaire, et dont ils ont rendu dans leurs écrits un témoignage reconnaissant.

A l'extrémité orientale de l'île se trouve un petit village habité par des traitants ouolofs et mandingues.

La question de la cession de la Gambie à la France a été agitée dans ces dernières années. Colonie peu prospère pour l'Angleterre, la Gambie complèterait les possessions de la France sur le Sénégal et nous rendrait les maîtres de l'état politique et du commerce du versant occidental du Fouta-Djalon. Ce n'est pas la première fois que l'idée d'une acquisition de la Gambie est venue à la France. Dès 1719, les Français proposèrent d'acheter la Gambie; mais le Parlement anglais s'y opposa, comme vient de le faire dernièrement le gouvernement anglais.

LA CASAMANCE.

La Casamance est une rivière qui appartient au commerce français, et sur laquelle nous possédons deux postes militaires, Carabane et Sedhiou.

Comme la plupart des rivières de la côte d'Afrique, elle a reçu, au moment de sa découverte par les Européens, un nom fort arbitraire, puisque ce mot Casamance paraît signifier : *la Terre du Roi*, en langue indigène. Ca-da-Mosto en fit la découverte en 1456.

[1] *Voyage dans l'intérieur de l'Afrique occidentale.* Un vol. de 400 pages. Paris, 1866.

La Casamance, qui prend sa source dans les montagnes du Rabou, sur les contreforts occidentaux des montagnes du Fouta-Djalon, a son embouchure située par 13°32′ de latitude nord et 19°10′ de longitude ouest, à environ 160 kilomètres au sud de Gorée et à 48 kilomètres de la Gambie. Des bancs de sable en obstruent l'entrée en y laissant cependant trois passes, dont celle du milieu est seule praticable pour les bâtiments calant moins de 4 mètres. Au-dessus de la barre du fleuve, on trouve une profondeur de 10 à 15 mètres d'eau. Parcourant un pays d'alluvion, la Casamance a des largeurs très diverses jusqu'au-dessus de Sedhiou. Les bâtiments calant 2 mètres peuvent la remonter jusqu'à Sedhiou, à 170 kilomètres de son embouchure.

Les rives de la Casamance, jusqu'à une certaine distance de son embouchure, sont formées par des îles basses, séparées par des marigots; ces rives s'abaissent encore à mesure que l'on remonte la rivière. Elles sont bordées d'épais mangliers et de bancs de vase très étendus, qui rendent le débarquement difficile, et ne se relèvent que dans les parties supérieures de la rivière.

La Casamance a un parcours d'environ 250 kilomètres. Son principal affluent est la rivière de Songrogou, qu'elle reçoit sur sa droite, à environ 80 kilomètres de son embouchure.

Carabane et Sedhiou sont les plus importants points de traite de la rivière.

La marée se fait sentir jusqu'à Sedhiou; l'eau est salée jusqu'à quelques kilomètres au-dessous de ce poste.

Un vaste réseau de marigots fait communiquer, pendant la saison des pluies, la Casamance avec la Gambie, d'une part, avec la rivière Cacheo, d'autre part, et peut-être même, d'après M. Bocandé, avec le Rio Géba et la rivière de Sierra Leone; de sorte que les petits caboteurs peuvent venir de Sierra Leone à Carabane sans passer par la barre du fleuve. D'où, fait remarquer M. Bérenger-Féraud, la possibilité de l'importation de la fièvre jaune, de Sierra-Leone en Casamance, par des voies fluviales qu'il serait difficile de surveiller, même si elles étaient mieux connues.

CARABANE.

L'île de Carabane est située à l'embouchure et près de la rive gauche de la Casamance. Depuis 1837, la France y a établi un comptoir. Une belle maison en maçonnerie sert de logement à l'officier commandant ; elle est entourée d'une enceinte palissadée. La garnison ne compte qu'une douzaine d'hommes. La population de Carabane est formée de traitants venus de Gorée et de quelques noirs des pays voisins qui se sont réfugiés sous notre protection : le tout ne fait pas un total de plus de 400 personnes.

Au point de vue sanitaire, l'île est dans une situation désavantageuse. La marée laisse à découvert une grande étendue de terrains marécageux ; deux marigots coupent l'île et l'arrosent, en y permettant la culture du riz. Les brises dominantes soufflent heureusement dans une direction qui laisse les marécages sous le vent du poste européen. Cette condition, jointe au voisinage de la mer, rend le poste moins malsain qu'il ne le paraît au premier abord.

SEDHIOU.

Le comptoir de Sedhiou, fondé en 1838, est situé, comme nous l'avons dit, vers la limite supérieure de la navigation dans la Casamance. Il est placé sur la rive droite du fleuve, dans le petit territoire du Boudié, qui reconnaît notre autorité et s'est placé sous notre protection.

Le poste est situé dans un bas-fond, tout à fait sur le bord du fleuve, dont l'eau viendrait frapper ses murailles, si l'on n'avait pas eu soin de soutenir les terres avec des piquets en bois de ronier. Il est vaste, bien aéré. Au premier étage se trouvent le logement des officiers et l'infirmerie des Européens. Les hommes valides demeurent au rez-de-chaussée. La garnison se compose de 30 hommes, commandés par un capitaine. La plus grande partie de cette garnison est recrutée dans les tirailleurs noirs de nos troupes du Sénégal. Un médecin de la marine est attaché au poste, et y réside une année.

Les terrains avoisinant l'ouest du comptoir sont semés d'arachides ; au delà, se trouve une forêt très giboyeuse où se chassent le coba et l'antilope. Au nord et au nord-ouest on voit une immense rizière qu'on appelle la plaine de Bacoum.

Le poste est bien entretenu. Quelques maisons de commerce ont construit de vastes établissements qui donnent à Sedhiou l'apparence d'une petite ville. De nombreux villages de nouvelle création se groupent autour de notre centre d'action. Il est malheureux que l'emplacement du poste n'ait pas été un peu mieux choisi : en reculant de quelques pas cet emplacement, ce poste aurait pu être construit sur une éminence d'où il aurait dominé toute la plaine et aurait reçu un air plus vif et plus salubre. La pente du terrain aurait offert un écoulement facile aux eaux dans un pays où il pleut à torrent une partie de l'année.

On trouve dans la Casamance les restes de l'établissement portugais de *Zikinchor*. C'est un fort entouré de murailles en ruines. Il n'a plus de garnison, et est occupé par des traitants noirs qui se disent encore Portugais.

RIVIÈRE CACHEO.

La rivière Cacheo ou Santo-Domingo est située au sud de la Casamance. On trouve sur sa rive gauche, à 18 kilomètres au-dessus de la barre, l'établissement portugais de Cacheo protégé par un fort aujourd'hui en mauvais état, et où le nombre des Européens est très restreint. La population totale de l'établissement de Cacheo est de 1900 individus. En 1698, André Brue avait fondé dans cette rivière un établissement français qui a été depuis longtemps abandonné.

RIO-GÉBA. — RIO-GRANDE ET ARCHIPEL DES BISSAGOS.

En descendant le long de la côte d'Afrique, on trouve, un peu au-dessous du 12e parallèle, l'archipel des Bissagos. Placées devant les embouchures du Rio-Geba et du Rio-Grande, ces îles sont recouvertes d'une riche végétation et très boisées. Elles sont formées de bouquets d'arbres implantés dans les amas de sables et de détritus de tout genre accumulés sur des plateaux de roches volcaniques ferrugineuses de couleur rouge-brun.

L'une des plus importantes de ces îles est celle de Bissao, au sud de laquelle se trouve une belle rade, placée dans le cours du Rio-Géba. Les Français ont eu un établissement dans l'île de Bissao dès l'année 1685. Ce comptoir, n'ayant pas prospéré, fut détruit, puis rétabli par André Brue en 1700, et plus tard abandonné. Les Portugais s'y établirent postérieurement. Actuellement, le fort portugais est bâti à 200 mètres de la plage, sur une petite élévation qui la domine. Le fort est carré, chaque angle est flanqué d'un bastion : trois de ses côtés regardent la campagne; l'autre bat le fleuve et le mouillage. La garnison se compose d'une cinquantaine de soldats. Un médecin de la marine portugaise y réside. Nous devons à l'obligeance de notre confrère le docteur Santa-Clara, médecin de Bissao en 1872, des documents manuscrits importants que nous utiliserons dans le cours de notre étude.

La ville de Saint-José de Bissao est une réunion de cases basses, étroites, peu ou point percées de fenêtres, et dans lesquelles, par conséquent, l'air et la lumière ne pénètrent qu'à regret. Une toiture en tuile recouvre les maisons, dont les murs sont en terre. Quelques habitations appartenant à des personnes aisées font une heureuse exception à ce tableau. La maison où est établi l'hôpital, bien qu'elle laisse encore à désirer, est cependant une de celles qui paraissent le mieux convenir pour cette destination[1].

Bissao est un centre commercial assez actif. L'élément européen y est représenté par un certain nombre de Portugais et quelques Français représentants de maisons de commerce de Gorée.

A 110 kilomètres en amont de la rivière, les Portugais possèdent un établissement commercial important, celui de Geba, par lequel on peut communiquer avec Farin, autre poste portugais avancé sur le Cacheo, au moyen d'un cours d'eau qui réunit les deux rivières.

L'île de Boulame (*Bolama* ou *Bulama*) est une des îles Bissagos que nous ne devons pas oublier de citer, car son nom est intimement lié à celui de la fièvre jaune. Le Rio-Grande se jette dans l'Océan, par une série de bras tortueux, au sud de Bissao; deux de ces bras circonscrivent l'île de Boulame. Les Portugais possèdent à Boulame un petit poste, gardé par quelques soldats. En 1861, les Anglais avaient fondé un poste militaire dans cette île; mais ils restituèrent plus tard cette île

[1] Voy. Rey, *Note sur les établissements portugais de la Sénégambie* (*Archives de médecine navale*, t. XXVII, 1877).

à la couronne du Portugal[1]. Les Anglais avaient autrefois possédé cette île qui fut, en 1792, le théâtre d'un dramatique épisode dont l'histoire peut servir à démontrer l'impossibilité de la colonisation réelle et de la culture par les Européens des terres de la côte occidentale d'Afrique.

Un officier anglais, Philippe Beaver[2], homme intelligent, doué d'une rare énergie, entreprit, en 1792 et 1793, d'établir à Boulame une colonie anglaise. L'admirable fertilité de cette île avait séduit Beaver. Il réunit un groupe de 275 personnes, dont 57 femmes et 65 enfants, et tenta, avec une persévérance et une opiniâtreté extraordinaires, la culture de l'île de Boulame. La défection et les misères du voyage réduisirent à 91 individus les habitants de la future colonie.

Ce fut sur ces 91 individus que porta l'expérience remarquable qui fut faite de la culture du sol africain par les bras européens. Il faut lire le journal de Beaver, pour voir comme rien ne manqua à cette expérience.

C'est en plein hivernage que commença la colonisation, le 19 juillet 1792. Seize mois après, le 29 novembre 1793, sur les 91 personnes descendues dans l'île, la plus grande partie, à la réserve de 6, avaient péri ou n'avaient échappé à la mort que par la fuite. Le navire le *Hankoy*, qui emportait une partie de ceux qui fuyaient (28 personnes), éprouva une affreuse mortalité. Après six jours de navigation, il ne porta que cinq hommes vivants à Saint-Yago. Lorsque ce vaisseau parvint en Angleterre, le bruit se répandit qu'il avait la peste à bord. La fièvre dont les passagers étaient atteints reçut le nom de *fièvre de Boulame*.

Dans le journal de Beaver, les symptômes de cette fièvre sont très incomplètement décrits; mais rien ne peut faire penser qu'il s'agisse de la fièvre jaune. Les colons de Boulame semblent avoir succombé à des fièvres paludéennes ou dans un état de cachexie paludéenne très avancé. « Tous semblaient devenus idiots; ils n'avaient plus de mémoire, d'idée, et leurs

[1] Fleuriot de Langle, *Croisières à la côte d'Afrique; — le Tour du Monde*, 1872.

[2] Ph. Beaver, *African memoranda; Relative to an attempt to establish a British settlement on the Island of Bulama. on the west coast of Africa, in the year* 1792. London, 1805. (Voy. la traduction analytique de cet ouvrage dans Walckenaer, *Collection des relations de voyages*, t, VII.)

facultés morales étaient anéanties. » Les nombreuses rechutes, la manière dont les décès se sont répartis de mois en mois, et, si ce n'est la mortalité excessive à bord du *Hankoy*, qui évidemment devait emporter ceux dont la santé était le plus compromise, rien ne semble indiquer qu'il s'agissait de la fièvre jaune.

L'inflexibilité du caractère de Beaver et la ténacité de ses idées se montrent jusqu'à la fin de son livre. En effet, le but qu'il s'était proposé était de prouver, par l'établissement d'une colonie agricole en Afrique, que ce continent pouvait être cultivé par des blancs européens libres, aussi bien que par les Africains esclaves. Non seulement Beaver continue, dans son livre, à soutenir la possibilité de cultiver l'Afrique et les terres situées entre les tropiques par des blancs; mais il prétend que cela n'est pas douteux, d'après l'expérience qu'il en a faite. « L'entreprise n'a manqué, dit-il, que par les ravages de la fièvre » ; comme si la fièvre n'était, en Afrique, qu'un simple et rare accident; comme si, ainsi qu'il l'exprime dans un endroit de son livre, il suffisait, pour ne pas succomber à l'influence délétère du climat, de se persuader qu'on y résistera. Cette confiance il n'est pas rare de la rencontrer au Sénégal, encore de nos jours, chez quelques Européens nouvellement débarqués. Nous avons toujours vu ces imprudents être promptement ramenés à la raison par quelques rudes accès de fièvre. On peut affirmer au contraire, et en cela nous partageons l'avis du traducteur de l'ouvrage de Beaver, que « si le défaut de courage moral, et l'atonie qui en résulte, ont occasionné en Afrique la mort d'un grand nombre d'Européens, la plupart des voyageurs qui ont cherché à pénétrer dans ce continent, ont péri par une trop grande confiance dans la force de leur constitution, qui leur fait négliger les précautions indispensables au maintien de la vie des hommes dans ces climats brûlants. »

Dans les expéditions au Sénégal, ce sont souvent les hommes les plus courageux et les plus énergiques que nous avons vu succomber. Le courage et l'énergie, si nécessaire pour la conservation de l'existence dans les expéditions polaires, semblent être inutiles alors que l'homme n'a plus à lutter contre les éléments météorologiques seuls, mais contre ceux-ci, combinés aux causes d'infections telluriques. Il est dangereux d'être brave contre la fièvre.

RIO-NUNEZ.

Les Français font presque tout le commerce du Rio-Nunez, qui exporte de grandes quantités d'arachides et d'autres produits. Ce cours d'eau ne paraît être, dans la plus grande partie de son parcours, qu'un étroit bras de mer s'avançant dans les terres jusqu'à Boké, et ne recevant un peu en amont de ce poste qu'un très faible ruisseau. Rien n'est beau comme la navigation de cette espèce de fleuve depuis l'Océan, dit M. Lambert [1]; rien n'est riche comme la végétation de ses bords, et séduisant d'aspect comme les factoreries qu'y ont élevées nos compatriotes.

La direction générale du Rio-Nunez entre les 10e et 11e degrés de latitude nord est, de l'est à l'ouest, un peu inclinée vers le sud, surtout près de son embouchure. Le fleuve est très sinueux, bordé de palétuviers dans toute sa partie navigable, c'est-à-dire de son embouchure au poste de Boké (Kakandy). Il prend sa source dans une des provinces du Fouta-Djalon, appelée Bauvé, peu au-dessus d'un point nommé Tiglinta ou Tiguilinta, pays montagneux et très boisé. Un noir du pays peut se rendre de Boké à ce point en une journée de marche, en coupant à travers les difficultés du terrain.

De la source à Boké, l'on rencontre plusieurs rapides et cataractes. A une heure de marche au-dessus de Boké, au village de Bavalindé, il se trouve une cataracte fort remarquable. Le fleuve, en cet endroit, prend, sur une longueur d'un kilomètre environ, une largeur de près de 500 mètres, et se précipite entre des rochers avec une grande violence (Guichon de Grandpont [2]). Dans la saison sèche, la nappe d'eau est large à peine de 25 mètres et tombe de 8 à 10 mètres (Corre [3]). Le Rio-Nunez reçoit, à Boké même, sur sa rive gauche, un affluent nommé le Batafond ; il devient alors navigable même pour les avisos à vapeur. Il coule au travers d'un pays très accidenté, très boisé, jusqu'à Vaccaria. A partir de Vaccaria, les rives sont fréquemment découpées par des marigats (on dit que l'un d'eux communique avec le Rio-Pongo). La largeur du fleuve varie

[1] *Revue maritime et coloniale*, 1861.

[2] Le poste de Boké, dans le Rio-Nunez, in *Bulletin de la Société académique de Brest*, année 1879.

[3] Manuscrit.

entre 100 et 150 mètres; sa profondeur, dans le chenal, est 5 à 7 mètres. Plus bas, le pays s'aplanit, se découvre; la végétation y est moins riche.

Aux deux tiers de la distance de Boké à la mer, et sur un point où le fleuve, commençant à prendre des largeurs variables de 400 à 600 mètres, incline davantage vers le sud, on aperçoit *Victoria*, factorerie où les traitants sénégalais sont assez nombreux. Un poste de douane est établi à Victoria.

Le poste de Boké ou de Déboké est situé par 10° 53′ 30″ de latitude nord et 16° 34′ 30″ de longitude ouest, sur la rive gauche du fleuve, à environ 70 kilomètres de la mer. Il occupe la place qui, en 1866, était encore la résidence du roi des Landoumans, nommé Kandy (la syllabe *ka* veut dire *terre* ou *territoire*). Le village de Lakandy fut pris à l'assaut, en 1848, par un détachement européen composé de marins belges et français. Le fort est sur un vaste plateau élevé de 35 mètres au-dessus du fleuve; il est un peu dominé par un monticule de 15 à 20 mètres plus élevé que lui, le mont Saint-Jean. Il est entouré par cinq villages d'indigènes ou de traitants ouolofs. Dans le voisinage est une fontaine qui donne une eau d'excellente qualité. Le fort a 300 mètres de pourtour; sa garnison se compose d'un officier, d'un médecin de la marine, de quelques soldats européens, et de 25 tirailleurs noirs sénégalais.

C'est de Kakandy, c'est-à-dire de l'emplacement actuel du poste de Boké, que René Caillé partit en 1827 pour le grand voyage qui le conduisit à Tombouctou et de là au Maroc. Une colonne élevée au milieu du poste rappelle ce fait célèbre dans l'histoire de la géographie.

Les environs de Boké sont riants, pittoresques, verdoyants, de toutes parts couverts de la plus riche végétation; mais ce pays est d'une insalubrité considérable. Nous possédons, sur ce poste, d'importants documents recueillis par MM. Hamon, Corre, Bohéas, Mage, Fleuriot de Langle.

Au sud du Rio-Nunez se trouve la rivière du *Rio-Pongo*, où se trouve un comptoir français; il n'y a pas encore de fort ni de troupes. Un seul homme y représente la France.

LA MELLACORÉE.

La rivière de Mellacorée (*Malicourie*) est un cours d'eau

considérable dans lequel se déversent plusieurs rivières importantes. Son embouchure est à environ 150 lieues de Gorée. Près de cette embouchure, la France a construit un poste formé d'une enceinte palissadée et d'un blockaus contenant 15 hommes de garnison. Ce poste protège un commerce fort actif : nous tirons, chaque année, de cette rivière une grande quantité d'arachides. Les caboteurs de Gorée peuvent remonter facilement la rivière.

SIERRA-LEONE.

Le navire qui longe l'Afrique, en descendant vers le sud, ne trouve, après avoir franchi le Cap-Vert, puis le cap Bathurst, qu'une terre basse et noyée sur laquelle les points de repaires sont rares et difficiles à reconnaître. Aussi n'est-ce pas sans étonnement qu'on rencontre tout à coup un cap élevé terminant une chaîne de hautes montagnes dont les dernières ramifications forment une belle presqu'île, celle de Sierra-Leone. Ce nom lui fut donné par des Portugais qui, en 1462, en firent la découverte. Rien, cependant, dans la forme de ces montagnes ne rappelle le lion, et cet animal n'a jamais été vu dans les forêts qui couvrent le pays. L'imagination des premiers marins qui débarquèrent sur cette côte crut reconnaître, dans le bruit du tonnerre qui grondait dans les hautes montagnes, des rugissements de lions; de là le nom que lui imposa Piedro-Cintra, commandant de l'expédition.

La péninsule de Sierra-Leone présente un aspect tout particulier. Rien ne lui est comparable sur la côte occidentale d'Afrique, du Maroc au cap de Bonne-Espérance. Stormont[2] la compare à Gibraltar. Elle termine la chaîne des Alpes africaines, elle est la dernière ramification des montagnes du Fouta-Djalon. Le cap de Sierra-Leone est situé par 8°,30′ de latitude nord et 15°,30′ de longitude ouest. Au nord se trouve une grande baie qui a reçu le nom de rivière de Sierra-Leone. Cette baie a plus de 16 kilomètres de large à son entrée; ses

[1] Voy. *Archives de médecine navale*, t. XXXIII, p. 114, 270, 321, 416.

[2] *Essai sur la topographie médicale de la côte occidentale d'Afrique, et particulièrement sur celle de la colonie de Sierra-Leone*, par Ch. Stormont, Ecossais (Thèse). Paris, 1822.

dimensions diminuent à mesure que l'on s'avance vers l'est, puis elle s'élargit de nouveau.

Les bords, jusqu'alors bien définis et sans interruption, sont franchis par les eaux qui s'étendent sur un vaste territoire présentant successivement des bancs de vases, des îlots, des mangliers et une immense surface d'eau; de sorte qu'il y a en réalité deux baies, l'une extérieure formant une belle rade, l'autre intérieure que les gros bâtiments peuvent remonter jusqu'à 30 kilomètres et les petits jusqu'à 60. A cette distance se trouve la véritable rivière de Sierra-Leone, nommée aussi *Mitombu* ou *la Rokelle.* Cette rivière n'a que 400 kilomètres d'un cours embarrassé de rochers, et n'est pas accessible à la navigation.

Au nord, la baie de Sierra-Leone est bordée par des terrains bas, remplis de marécages, et couverts d'arbres toujours verts.

Au sud, s'élève la presqu'île. Cette dernière est entièrement formée de hautes montagnes entourées partout d'eau ou de marais. A l'ouest, la presqu'île est baignée par l'Océan. Il en est de même au sud où un rétrécissement de terrain forme la baie de Jof dont le fond est un vaste marais. Enfin, à l'est, le terrain bas est traversé par un canal qui met en communication les marais de la rivière de Sierra-Leone avec ceux de la baie de Jof; de sorte que la presqu'île peut être considérée comme une grande île continentale. Ce canal a reçu le nom pompeux de *rivière de Bunch.* C'est là que se trouve la petite île de Gambie, où flottait autrefois le pavillon français. Les eaux fétides et boueuses de ce canal ne sont guère dignes de lui mériter le nom de rivière. Ses bords sont couverts d'un limon noirâtre semblable à l'encre d'imprimerie; ils sont peu consistants et incapables de supporter le pas des animaux. Les palétuviers y croissent en abondance.

La presqu'île a la forme quadrilatère, sa plus grande dimension est de 23 kilomètres du nord au sud; sa largeur, de l'ouest à l'est, est à peu près moitié moindre sur le côté nord qui est plus large que le côté sud; de sorte que la forme générale est celle d'un trapèze dont le plus grand côté est à l'ouest et le plus petit au sud. Les montagnes de Sierra-Leone présentent l'aspect des terrains ignés. Elles forment une chaîne puissante courant de l'est à l'ouest. Le plus haut sommet est le Régent ou Pain-de-Sucre (*Sugar-Loaf*), dont la hauteur est d'environ 920 mètres. Cette montagne, isolée par sa forme, présente, par suite de son élévation, des climats variables selon les altitudes.

A partir du Régent, la chaîne de Sierra-Leone se dirige vers l'est-sud-est, s'abaisse et se perd dans une chaîne moins importante dont le plus haut pic, connu sous le nom de mont Horton, l'arrête brusquement sur le bord de l'Océan.

Une autre ramification de ces montagnes se trouve au sud-est de la première. Elle commence au Mont-aux-Signaux, haut de 150 mètres, s'élève graduellement jusqu'à un cône de 800 mètres. La pente générale de la péninsule est vers le sud-est; mais il y a, selon les localités, de grandes variations dans l'inclinaison des terres.

La ville de Freetown est bâtie sur le bord de la mer, sur un terrain qui monte, en pente assez rapide, du niveau de l'Océan vers l'intérieur. Elle est placée au fond d'une rade belle et sûre, entourée de montagnes verdoyantes qui encadrent admirablement le terrain rouge sur lequel elle est construite. L'aspect charmant de cette jolie ville semble vouloir chasser de la pensée de l'Européen qui va y débarquer, les tristes préoccupations qu'ont pu y faire naître les récits funèbres relatifs à cette colonie. Le rivage court du nord-est au sud-ouest. Les maisons sont construites en bois, à un étage élevé sur fondations en pierre à quelques pieds au-dessus du sol. Elles sont couvertes en bardeaux. Nous avons remarqué la propreté avec laquelle ces maisons sont tenues, même chez les plus pauvres habitants. Le contraste entre l'intérieur de ces habitations et celui des maisons de Saint-Louis et de Gorée que nous venions de quitter nous a vivement frappé. Les rues sont tirées au cordeau parallèlement à la plage, et coupées par des rues perpendiculaires. Elles sont fort larges, non pavées; mais le sol ferrugineux est généralement assez dur. Deux ruisseaux profonds, creusés de chaque côté, conduisent à la mer les eaux pluviales extrêmement abondantes dans les averses de l'hivernage. Sur une hauteur dominant la ville de 120 mètres se voient les casernes de la garnison.

Les navires trouvent à Freetown des ressources de tous genres. Les bœufs y sont de bonne qualité et à bon compte, ainsi que les moutons, les chèvres, les porcs, etc. Les volailles y sont à bon marché, les fruits abondants et excellents, on s'y procure aussi des légumes.

Malgré son délicieux aspect, Freetown est construite dans la situation la plus malheureuse qui puisse avoir été choisie pour une capitale et pour un entrepôt commercial. La ville est couverte, au sud, au sud-est, au sud-ouest et à l'ouest, par de hautes montagnes. Sa pente est tournée vers le nord-est et regarde le continent. La ville n'est exposée que très incomplètement aux vents du nord-ouest, les seuls qui soufflant de l'Océan peuvent la traverser.

L'inclinaison du sol l'expose à l'action perpendiculaire des rayons solaires, précisément pendant la mauvaise saison. Cette condition et surtout celle qui soustrait la ville à l'influence des brises salubres, à l'époque de l'hivernage, expliquent, fait remarquer le docteur Horton[1], la haute insalubrité de Freetown en Sierra-Leone « et non pas, comme on le répète dans les livres, de la colonie de Sierra-Leone. »

Freetown est d'une insalubrité extraordinaire, sur laquelle nous aurons à revenir. A ces faits s'ajoute, selon Horton, l'extrême négligence du gouvernement local qui n'entreprend rien pour l'assainissement de la ville. L'excessive mortalité qui, d'année en année, frappe les habitants noirs comme les Européens n'a pu encore provoquer les réformes nécessaires, quoi que disent certains rapports officiels. C'est ainsi qu'il n'y a pas dans la ville de fosses d'aisances publiques et que les fosses d'aisances privées ne sont jamais vidées; qu'il n'a pas été entrepris le moindre travail pour conduire dans la ville l'eau excellente qui se trouve en abondance dans les montagnes voisines et serait si nécessaire dans un pays tropical. La population réclame de bonne eau, le pavage des rues, des égouts, un nettoyage régulier des rues, des plantations d'arbres.

La baie de Crew forme un marécage au cœur même de Freetown. Une école est bâtie de manière à dominer cette baie. Peut-on s'étonner, dit Horton, qu'aucun Européen n'ait pu occuper cette construction quelques mois ou même quelques semaines, sans être pris des fièvres des formes les plus graves? Est-il étonnant qu'aux époques des épidémies de

[1] *Physical and medical climate of the west coast of Africa.* Londres, 1867.

fièvre jaune, le directeur de cette école et les autres professeurs soient les premiers enlevés, et que leurs remplaçants, envoyés d'Angleterre, soient en quelques semaines hors d'état de rendre le moindre service? On peut en dire autant de l'hôtel du Gouvernement. Deux marais plus petits, ceux de Congotown et de Granville-Bay empestent aussi la ville de leurs émanations. Les parties basses sont, au commencement de la saison des pluies, couvertes de brouillards provenant de la baie de Crew; aussi la mortalité y est-elle plus grande que partout ailleurs. La péninsule de Sierra-Leone serait au contraire, s'il faut en croire Horton, la plus salubre localité de toute la côte occidentale d'Afrique. Horton, docteur de la Faculté d'Édimbourg et médecin de la marine britannique, est un natif de Sierra-Leone, où il a pratiqué la médecine pendant quinze ans; peut-être pouvons-nous l'accuser d'un peu de partialité en faveur de son pays.

« De hauts et beaux plateaux invitent, mais en vain, dit-il, les habitants à quitter les brouillards de Freetown; ils leur offrent des emplacements magnifiques pour y élever des villas où chaque soir ils pourraient se retirer après leurs travaux du jour; c'est en vain. Aussi longtemps que les commerçants n'habiteront pas ces belles montagnes; aussi longtemps que la soif du gain sera plus forte que le désir de la santé; aussi longtemps que le gouvernement local se montrera peu soucieux d'améliorations sanitaires, la mortalité de toutes les catégories des habitants de Freetown conservera son chiffre élevé. » Nous aurons occasion de donner plus tard quelques preuves de cette effrayante mortalité.

Les bonnes stations ne manquent pas dans ces Alpes africaines. On cite Leicester, village construit dans les montagnes, à près de 4 kilomètres de Freetown, et qui se compose d'environ trente maisons, Gloslu, Régent, Bathurst et Charlotte. Les trois premières de ces localités, sur le sommet de hautes montagnes, démontrent combien le pays de Sierra-Leone peut ê[illegible]e favorable à la santé, « Et, dit Horton, l'expérience a [illegible] vérité de ces assertions. »

[illegible]ricts de la rivière de Sierra-Leone, Kissey, Welling-
[illegible]g et Warteloo, exposés aux vents malsains et sous-
[illegible]nts salubres, présentent tous les désavantages de

Tous ces villages sont dans les environs de la capitale, à la distance de 3 kilomètres au moins et de 25 kilomètres au plus.

Les districts maritimes : Kent, York, l'île de Bannana sont salubres à cause de leur bonne exposition, le premier et le dernier surtout : l'un, sur le promontoire de Sierra-Leone, le second, par suite de sa position insulaire maritime.

Les statistiques de la mortalité des troupes anglaises ne tiennent malheureusement pas compte des époques d'épidémie de fièvre jaune. Il en résulte qu'il est difficile d'indiquer la salubrité réelle des diverses localités. Ainsi, par exemple, nous savons qu'en temps ordinaire l'île de Gorée, grâce à sa situation maritime et à sa position par rapport aux vents dominants, est une station sanitaire excellente; cependant, lorsque la fièvre jaune y est importée, elle y fait autant de ravages que dans les localités les plus marécageuses du Sénégal. Les documents que nous pouvons consulter, n'établissant pas cette distinction pour les possessions anglaises de Sierra-Leone, ce n'est qu'*a priori*, et par l'examen de la situation des localités que l'on peut être renseigné. Les résultats de ces appréciations ne sont applicables, en temps d'épidémie, qu'aux localités situées à de hautes altitudes. C'est ainsi que les îles de Loos, situées en mer, au nord de l'embouchure de la rivière de Sierra-Leone, paraissent devoir profiter, comme Gorée, de leur position exceptionnelle. L'île de Crawfort fut un exemple du danger qu'il y a de confondre la salubrité au point de vue des fièvres paludéennes, avec celle relative aux moindres dangers de fièvre jaune. Cette île fut d'abord regardée comme une position si favorable, qu'on la proposa pour l'établissement d'un hôpital de convalescents; ce qui n'empêcha pas un détachement anglais d'y perdre 52 hommes sur 108 dans l'espace de 11 mois.

Les îles de Loss, au nord du cap Sierra-Leone, sont au nombre de sept : trois seulement sont habitées, les autres ne sont que des amas de rochers couverts de bois. Ces îles sont séparées par des canaux profonds. La plus orientale est à 8 kilomètres du continent; elle a à peu près 12 kilomètres de long sur une largeur de 2 à 3 kilomètres. La plus grande de ces îles et la plus occidentale a 20 kilomètres de long sur 4 de large; son sol est fertile, son centre s'él[illegible] amphithéâtres. Le point culminant est à 100 mètres environ au-dessus du niveau de la mer. L'île Crawfort, située entre les deux premières, est la plus petite des trois. Ces îles, élevées au-dessus de la mer, privées de marécages, peuvent donc être comparées, comme situation, à l'île de Gorée.

Le pays, au sud de Sierra-Leone, est bas, toujours inondé, marécageux et couvert de palétuviers.

La rivière Sherboro, à 30 kilomètres au sud de la péninsule, est de même nature que celle de Sierra-Leone. Ce n'est point une rivière proprement dite, mais une vaste baie s'étendant à une trentaine de kilomètres dans l'intérieur de la côte, enfermant un grand nombre d'îles et de bancs de vase, disposition qui se retrouve sur toute la côte voisine. Les eaux de cette partie de la côte sont saumâtres, stagnantes, boueuses; en quelques lieux, elles sont d'une couleur noire qui provient de leur mélange avec une boue épaisse, en sorte que les naturels sont eux-mêmes obligés de la filtrer.

Pour faire comprendre la composition particulière de la population de la colonie anglaise, il est indispensable d'entrer dans quelques détails historiques sur la manière dont a été constitué cet établissement. Ces détails montreront que la philanthropie sait passer du domaine de la théorie dans celui des faits.

En 1785, l'Université de Cambridge proposa en prix la question de l'esclavage et du commerce des esclaves. Le lauréat, T. Clarkson, proposait l'abolition de l'esclavage. Des idées, les Anglais entrèrent vite dans la pratique. Deux ans après, le 9 mai 1787, une soixantaine de Blancs et 400 Noirs, anciens esclaves des colonies anglaises d'Amérique, débarquaient dans la presqu'île de Sierra-Leone, et fondaient Freetown (ville libre); mais la saison pluvieuse commença avant que les colons fussent installés et produisit de si déplorables effets que, le 16 septembre, la colonie se trouvait réduite à seulement 273 personnes. Les survivants émigrèrent ou furent dispersés par les indigènes. En 1791, le Parlement, encourageant l'œuvre des abolitionistes, une Compagnie puissante se fonda, et l'année suivante 1200 noirs, provenant de la Nouvelle-Écosse et des îles de Bahama, rétablirent la colonie. Deux Suédois: A. Nordenskiold, habile minéralogiste, et Adam Afzelius, professeur de botanique à l'Université d'Upsal, s'étaient rendus dans la colonie nouvelle. Le premier se lançait hardiment dans l'intérieur du pays ; mais moins heureux que son glorieux compatriote et homonyme devait l'être un siècle plus tard dans les régions polaires, il mourut au moment de son retour, dans le délire, sans avoir pu rendre compte de son voyage.

La ville libre, Freetown, n'était pas encore construite qu'une maladie contagieuse vint jeter la terreur et le découragement dans les esprits. Elle fit périr presque la moitié des Blancs et décima les Noirs. Cependant, grâce à l'énergie du chef de la colonie, Clarkson, frère de celui qui le premier avait eu l'idée de sa fondation, la colonie commençait à se faire remarquer, lorsqu'en 1794 une escadre française, ne connaissant pas le but respectable de cet établissement et n'y voyant qu'une possession anglaise, la détruisit. Tout fut ravagé : les instruments scientifiques, les collections du botaniste Afzelius, la pharmacie elle-même, tout fut mis en pièces. Le gouvernement républicain blâma sévèrement la conduite du commandant de cette malheureuse expédition.

La colonie se releva de ces énormes pertes. En 1808, le gouvernement anglais acheta la concession de l'établissement à la Compagnie de Sierra-Leone ; la colonie devint une propriété nationale de l'Angleterre. En 1812, une nouvelle espèce de colons fut introduite dans le pays : les Nègres trouvés à bord des navires de traite capturés par les navires de guerre anglais furent mis en liberté à Sierra-Leone. De nouvelles villes se fondèrent, Leicester en 1809, Régent en 1812, Glowcester en 1816, Léopol et Kissey en 1817 ; cette dernière contient un hôpital important. Charlotte, Willberforce et Bathurst furent créés en 1818, Kent, York, Wellington, Hasting et Waterloo en 1819.

L'agrandissement de la colonie ne tarda pas à atteindre les îles maritimes voisines. Les petites îles de Loss ou de Los-Idolos au nord de Sierra-Leone furent cédées à l'Angleterre, en 1818, par les chefs indigènes. L'Angleterre revendique ses droits sur l'île de Matacon, qui est la propriété d'un particulier, cette île sert de dépôt central du commerce d'arachides de la côte de Sierra-Leone. Nos navires de commerce français la fréquentent beaucoup. La France aurait intérêt à s'établir dans cette île. Enfin, au sud de la presqu'île, à l'embouchure du fleuve Sherboro, la grande île du même nom fut annexée à la colonie.

La population de la presqu'île de Sierra-Leone a beaucoup varié depuis la fondation de la colonie. En 1811, la population totale était de 4500 personnes, dont la moitié étaient des esclaves libérés; en 1819, elle se montait à 12,000 habitants, y compris 200 militaires blancs; en 1828, à 17,566 habitants; en 1849, à 46,369 habitants.

De 1812 à 1833, le nombre des esclaves libérés qui sont venus grossir la population fut de 27,167.

Les Européens étaient autrefois beaucoup plus nombreux qu'aujourd'hui. Ainsi, en 1818, la seule ville de Régent comptait 1300 Anglais et 1700 noirs. En 1826, il y avait dans la colonie 535 militaires anglais.

Actuellement, la population est presque entièrement noire. L'insalubrité du pays a fait fuir les Européens. Les troupes blanches ont été remplacées par des troupes noires qui comptent à peine dans leurs cadres quelques officiers et sous-officiers blancs. Quelques rares négociants européens passent les meilleurs mois de l'année dans la colonie et s'empressent de fuir dès l'apparition des pluies. Le gouverneur de Sierra-Leone réunissait autrefois dans ses mains le commandement de toutes les possessions anglaises depuis la Gambie jusqu'au fond du golfe de Guinée. Les établissements britanniques de Lagos ont été constitués, en 1862, en une administration distincte. Depuis 1874, ces derniers établissements ont été réunis à ceux de la Côte-d'Or. La colonie est régie par les lois anglaises : l'institution du jury y fonctionne parfaitement; l'éducation y fait des progrès rapides.

Ce qui étonne l'Européen qui arrive de Saint-Louis et débarque à Freetown, c'est le contraste existant entre les populations de ces deux capitales. Les noirs de Saint-Louis sont chez eux, pour ainsi dire; ils présentent une plus grande originalité de costumes et de mœurs que ces anciens affranchis ou ses esclaves arrachés par les croiseurs anglais des mains de l'infâme traite des nègres. Mais on ne rencontre pas, dans notre colonie, ces noirs lettrés, habiles commerçants, hommes de lois, médecins sortis des meilleures facultés d'Europe, ministres protestants, qui sont communs dans la colonie anglaise. En passant dans une rue de Saint-Louis, si l'on entend jouer du piano ou une voix féminine chanter un air d'opéra à la mode, on n'aura pas la surprise que nous avons eue à Freetown, en constatant que l'artiste appartenait à la classe africaine la plus colorée. On n'entendra pas nos soldats indigènes du Sénégal, se dressant fièrement, citer une des grandes batailles européennes du commencement du siècle comme gagnée par eux. Le parallèle entre ces deux genres différents de civilisation nous ferait sortir de notre sujet; il peut d'ailleurs se résumer en quelques mots : le Sénégal est plutôt un vaste comptoir qu'une colonie, Sierra-Leone est une colonie nègre dirigée par quelques Européens. Nous sommes les maîtres au Sénégal; mais la civilisation y est arabe. A Sierra-Leone, le noir est devenu un anglais. Dans notre colonie française, il y a actuellement trois écoles de garçons et deux écoles de filles, toutes tenues par des congrégations catholiques, mais où les indigènes musulmans ne peuvent guère envoyer leurs enfants. Dans la colonie anglaise, on comptait, en 1827, 22 écoles de garçons et de filles, fréquentées par 2111 élèves. Les résultats obtenus ne permettent pas de penser que, la population ayant doublé, l'instruction n'ait pas suivi une progression analogue.

La colonie, ou plutôt l'état indépendant de Liberia, fondé par les Américains, est, avec l'établissement anglais, le seul qui, à la côte occidentale d'Afrique, mérite le nom de colonie. Il a fallu, pour que ces colonies puissent prospérer, que leur population fût d'origine africaine.

Au cap Sierra-Leone s'arrête la partie de la côte occidentale d'Afrique en rapports habituels et fréquents avec notre colonie du Sénégal. De Saint-Louis à Sierra-Leone notre commerce trouve un aliment considérable à son activité; c'est lui qui domine complètement. Au delà, les comptoirs des nations européennes sont dispersés sur toute la côte du golfe de Guinée, et le rôle de la France est beaucoup moindre, tandis que prédomine celui de l'Angleterre.

II. — NATURE DU SOL.

Il est bien démontré que la climatologie médicale d'une localité ne dépend pas seulement des agents météorologiques qui en modifient l'atmosphère, mais aussi de la nature du sol.

« Les météores, dit M. L. Colin[1], jouent un rôle considérable dans le développement des causes spécifiques ; ils peuvent en centupler ou en annuler la production, mais ils n'en sont pas la cause originelle. » Sans vouloir admettre l'opinion de certains auteurs qui, lassés de voir l'impuissance de la météorologie à expliquer les différences considérables existant, au point de vue sanitaire, entre les diverses régions tropicales, ne voient les causes des maladies que dans le sol, nous ferons remarquer que, si dans ces régions c'est l'atmosphère qui tue, c'est le plus souvent parce qu'elle a puisé dans le sol les émanations dont s'empoisonne l'économie humaine. La météorologie, ce premier des facteurs nombreux qui constituent le climat, n'a été jusqu'ici qu'incomplètement, superficiellement et trop légèrement étudiée, surtout au point de vue médical. On est encore plus en droit d'accuser l'indifférence des observateurs relativement aux autres facteurs de cette entité complexe qu'on appelle le climat.

La meilleure définition qui ait été donnée jusqu'ici du mot climat est celle de Malte-Brun. Ce géographe fait entrer comme éléments du climat d'une contrée :

1° Sa position géographique ;
2° Son voisinage ou son éloignement de la mer ;
3° Son altitude ;
4° La nature géologique du sol ;
5° La pente du terrain et les expositions locales ;
6° Le degré de culture et de population ;
7° Les agents météorologiques généraux : vents, chaleur, pression atmosphérique, humidité, pluie, état du ciel, etc.

La topographie des diverses localités dont nous venons de faire la description succinte, nous donne, on le voit, un certain nombre des éléments qui constituent leurs climats, ceux surtout relatifs à la position géographique, à l'altitude, à la distance de la mer, à la population, aux expositions locales. Nous allons nous occuper de la nature du sol.

Le sol doit être étudié dans ses profondeurs et dans sa couche superficielle. Malheureusement, si la géologie de la côte occidentale d'Afrique a été à peine explorée, la nature de la couche la plus superficielle de sa surface l'a été encore moins. Si la

[1] L. Colin, *Traité des maladies épidémiques*. Paris, 1879, J.-B. Baillière.

couches profondes du sol ont une action sur le climat médical des localités par suite du passage plus ou moins facile qu'elles laissent à l'écoulement des eaux, la couche de la superficie paraît jouer un rôle d'une bien plus grande importance. C'est sur elle que se développe la vie, sur elle aussi, et dans les parties en contact immédiat avec l'atmosphère, se développent les organismes inférieurs dont l'influence pathogénique est l'un des plus intéressants et des plus pressants problèmes de la science moderne.

Pour arriver à la solution de ce problème, il faut d'abord faire l'étude de ces organismes inférieurs, étude à laquelle ne peuvent suffire ni le marteau du géologue ni l'analyse du chimiste, et pour laquelle le microscope, qui a permis d'en soupçonner l'importance, est lui-même encore insuffisant. Ces corpuscules infimes, que nous ne voyons pas habituellement parce que leur surface, extrêmement petite, ne réfléchit qu'une quantité de lumière tout à fait insuffisante pour impressionner la rétine, couvrent la surface du sol et abondent dans les couches inférieures de l'atmosphère. Un faisceau de lumière, traversant un milieu obscur, permet cependant de voir les plus gros d'entre eux comme la nuit on voit les étoiles; ils remplissent l'air, et, entraînés par les gouttes de pluie, ils se retrouvent en quantité considérable dans les eaux recueillies au commencement des averses. La difficulté de ces recherches semble être en raison de leur importance extrême, elle n'a pas arrêté certains investigateurs qui ont ouvert, dans les contrées même dont nous nous occupons, la voie à des recherches futures, et dont nous aurons bientôt à indiquer les travaux.

Nous résumerons d'abord le peu de connaissances positives actuellement acquises sur la structure géologique de la colonie du Sénégal et des pays voisins. Un éminent géologue, A. Geikie, professeur à l'Université d'Édimbourg, dans son introduction aux *Notions de géologie*[1], suppose deux étrangers traversant l'un, l'Angleterre, de Liverpool à Harwich, l'autre, l'Écosse, de l'île de Skie à Montrose, et compare les notions géologiques que donnerait chacun de ces étrangers après avoir fait pour la première fois son trajet. Geikie fait remarquer combien les deux récits seraient différents et quelles notions fausses chacun

[1] Traduction de H. Gravez. Paris, 1880.

d'eux donnerait sur le système géologique des Iles Britanniques. Si nous avions la prétention de tracer un aperçu géologique complet de la portion de la côte d'Afrique que nous étudions, nous risquerions fort de tomber dans l'erreur de ces voyageurs.

En Sénégambie, les observateurs sont rares, les géologues plus rares encore, et les routes suivies sont toujours les mêmes; il n'est guère possible de s'en écarter. Avouons-le, la géologie de la Sénégambie est tout entière à faire. Nous dirons donc simplement ce que l'on voit, au point de vue de la nature du sol, au Sénégal et dans les pays voisins, sur les routes parcourues ordinairement, c'est-à-dire le long du bord de la mer et près du cours des fleuves.

La partie de la côte occidentale d'Afrique située entre la mer à l'ouest, et la chaîne des montagnes du Fouta-Djalon à l'est, limitée au nord par le Sénégal, au sud par la rivière de Sierra Leone, peut se diviser en deux régions, deux terrasses distinctes : l'une, composée de terres basses très peu élevées au-dessus de l'Océan, est d'une constitution géologique alluviale, presque partout semblable et uniforme; l'autre est un pays de montagnes comprenant des plateaux s'élevant par étages jusqu'à une élévation encore mal déterminée, mais paraissant pouvoir atteindre une hauteur assez considérable, puisque, selon Hecquart, on verrait, dit-on, de la neige sur le sommet de quelques-unes des montagnes du Fouta-Djalon. Les indigènes de Boké (Rio-Nunez) rapportent que, dans le pâté de montagnes voisines du Timbo, il en est une très élevée dont le sommet ne peut être atteint que par trois marches fatigantes. « Là se trouvent, disent-ils, de l'eau qui est blanche, et que l'on peut prendre avec la main [1].»

La région constituée par les terres basses, la basse Sénégambie, présente la particularité suivante : Elle est d'autant plus profonde vers l'est que l'on remonte vers le nord. Au sud de la Gambie, ces terrains deviennent moins larges, et, à Sierra-Leone, leur profondeur est presque nulle. La côte maritime se dirige vers l'est en même temps que vers le sud, tandis que la

[1] Guichon de Grandpont, le poste de Boké, dans le Rio-Nunez.

région des hauts plateaux a pour limite, à l'ouest, une ligne se dirigeant vers l'ouest en même temps que vers le sud. Le versant de la chaîne du Fouta-Djalon regarde donc, d'une manière générale, le nord-ouest. Le cap Sierra-Leone forme la partie la plus occidentale de cette chaîne.

Sans les dépôts considérables d'alluvions que le Sénégal, la Gambie et les autres rivières de la côte accumulent depuis des siècles au pied des montagnes d'où elles tirent leur source, l'Océan viendrait battre les premiers contreforts du Fouta-Djalon. Quelques roches, quelques îles isolées analogues à celle de Gorée dépasseraient seules le niveau des eaux. Le Cap-Vert, le cap Bathurst constitueraient les plus importantes de ces îles.

Sur le littoral actuel de la côte d'Afrique, le fond de l'Océan monte en pente douce et régulière. Rarement le bord de la côte s'élève brusquement en formant des points de repaire facilement reconnaissables pour le marin. « La sonde est le seul guide sûr de la navigation [1]. » Le fond de la mer est, en général, sablonneux. Une ligne de sables bas borde le rivage, sur lequel les lames viennent rouler en volutes énormes, empêchant tout débarquement à l'aide d'autres embarcations que les légères pirogues des indigèn s. Quelques points font seuls exception : tels sont la presqu'île du Cap-Vert et les caps de Sainte-Marie et de Sierra-Leone.

Cette disposition des côtes permet à la mer d'obstruer de sables les embouchures des rivières défendues par de redoutables barres et les force à courir parallèlement à la plage avant de se verser dans l'Océan. Il se forme ainsi des lagunes et de véritables lacs, de sorte que l'on trouve d'abord sur la côte des bancs de sable stérile, puis de l'eau douce ou saumâtre, et enfin la véritable terre d'Afrique. On comprend comment un pareil système d'irrigation créant des marécages où les eaux douces sont mélangées à l'eau salée, doit, sous ces régions tropicales, être la cause d'une haute insalubrité, d'autant plus que la nécessité de se tenir en correspondance continuelle avec la mère patrie, force les Européens à ne faire leurs établissements que sur le bord de la mer ou des fleuves.

[1] Ph. de Kerallet, *Manuel de la navigation à la côte occidentale d'Afrique*, 3 vol. in-8°. Paris, 1852.

Les terres basses de la Sénégambie forment un pays absolument plat, ne dépassant le niveau de la mer que de quelques mètres seulement. On peut se rendre compte du peu de pente du fleuve du Sénégal en considérant que le flux et le reflux qui, à Saint-Louis, atteint à peine 2 mètres de différence de niveau, se fait sentir en amont jusqu'à Mafou à 267 kilomètres de l'embouchure. Dans la Gambie, la marée se fait sentir, dans la saison sèche, à 250 kilomètres de son embouchure.

D'après Adanson, la pente de Podor à Saint-Louis ne serait que de 6 lignes par lieue, c'est-à-dire de 3^{mm},4 par kilomètre. Raffenel[1] prétend que l'altitude de Bakel ne serait que de 40 mètres. Nous ignorons où ce voyageur a pu prendre ce chiffre, il ne résulte pas d'une observation qui lui soit personnelle. Un hardi voyageur qui mourut à Bakel, en 1825, et qui n'a malheureusement laissé que peu de traces écrites de ses explorations, Grout de Beaufort[2] détermina avec exactitude la position géographique de Bakel, et nous pouvons penser que la détermination de l'altitude de ce poste n'a pas été faite par lui avec moins de précision. Grout de Beaufort donne 68 mètres pour l'altitude de Bakel. En admettant même que cette détermination ait eu lieu pour la berge du fleuve devant le poste et non pour le seuil du fort lui-même, et en se rappelant que la longueur du cours du Sénégal est, de Bakel à la mer, de 769 kilomètres, on voit que la pente générale du fleuve est d'environ 88 millimètres par kilomètre. L'inclinaison va d'ailleurs en diminuant, et la faible pente indiquée par Adanson comme celle des terrains de Podor à Saint-Louis doit être exacte.

Dans toute l'étendue de la côte occidentale d'Afrique où s'est fait sentir l'action volcanique qui a soulevé les divers groupes d'îles et de récifs qui bordent cette côte, on trouve une pierre ferrugineuse, toujours la même. Cette pierre consiste en un conglomérat formé d'argile calcinée et d'un minerai de fer à l'état de laitier imbibant la masse argileuse. Une analyse faite à

[1] Raffenel, *Voyage dans l'Afrique occidentale, comprenant l'exploration du Sénégal depuis Saint-Louis jusqu'à la Falemée, au delà de Bakel*, etc. Paris, 1846.

[2] *Voyage de Grout de Beaufort sur le Sénégal et la Gambie en* 1824-25 *Collection des voyages* de Walckenaer, t. VI, p. 355.

Gorée, en 1874, par M. Venturini, pharmacien de la marine, a permis de constater, dans un échantillon de cette roche, prise à Dakar, les substances suivantes : acide sulfurique, acide phosphorique, acide silicique, sesquioxyde de fer et d'alumine. On n'a trouvé aucune trace du zinc ni de manganèse, aucune trace de chaux ni de magnésie.

L'analyse quantitative a donné :

9gr,20 pour 100 d'alumine.
37gr,94 pour 100 de fer pur, ou 58 pour 100 de sesquioxyde de fer.

Cette pierre est d'une couleur sombre, terreuse et rougeâtre ; elle durcit rapidement à l'air, devient même fort dure et inattaquable par les agents atmosphériques. Au moment de son extraction, elle est, au contraire, tendre et presque friable ; elle est criblée, dans toute sa masse, de trous de forme irrégulière; elle constitue une roche qui forme des bancs affleurant la surface du sol ou à peine recouverts par des alluvions modernes et des terrains détritiques ; ces bancs ont une épaisseur de 2 à 3 mètres et se trouvent généralement superposés à des couches très épaisses d'argile compacte et de formation ancienne. On peut facilement se rendre compte de cette disposition dans les carrières de Dakar.

Dans certaines parties de la côte, la densité de cette roche est plus considérable; sa structure est moins caverneuse, elle affecte une apparence cristalline. Ainsi, auprès du cap Manuel, on trouve des basaltes dont la pierre est tout à fait compacte, très dense; elle contient une plus forte proportion de scories ferrugineuses et de matières vitrifiées.

Le reste du sous-sol est constitué par une argile compacte, schistoïde, communément appelée *terre de Gorée*, plus ou moins entrecoupée de couches ou de noyaux de cette roche. A la surface, la terre végétale est très légère et ordinairement sablonneuse. Non loin du bord de la mer, souvent à une élévation assez notable, se trouvent des coquilles accumulées par bancs au milieu des couches argileuses et des alluvions modernes. A Rufisque, on trouve du calcaire argileux; près de Joal, on trouve ce même calcaire argileux.

Les sables soulevés par les vents forment, dans quelques points de la côte, des dunes très mobiles et très envahissantes : Les plus élevées, situées dans le voisinage du Cap-Vert, ne dépassent pas 14 mètres. Elles n'ont donc en rien les hauteurs extraordinaires indiquées par quelques descriptions.

L'origine volcanique de l'île de Gorée et des différents caps de la côte ne peut être l'objet d'aucun doute. Une portion de la côte qui présente des traces réelles d'éruption est celle où se trouvent les buttes des *Mamelles*. Dans cette partie de la presqu'île du Cap-Vert, les roches ne sont plus constituées par la pierre ferrugineuse de Gorée et de Dakar. On y trouve de véritables laves de densité très variable, et des pierres ressemblant à des éponges, et ayant la légèreté de la pierre-ponce.

Dans les environs de Saint-Louis, jusqu'à Dagana, il est impossible de trouver une pierre ; le sol est sablonneux ou argileux. Il n'est constitué que par des alluvions. Le forage artésien fait à la pointe du nord de l'île Saint-Louis a montré que le sous-sol y est formé d'une couche de sable de 60 mètres de profondeur. Au-dessous de cette couche sont des superpositions de filons d'un sable argileux et de nappes d'argiles ou de grès oolithique auquel on s'est arrêté.

Ainsi, l'uniformité est la caractéristique de la basse Sénégambie et, nous pouvons ajouter, du voisinage des embouchures de la plupart des fleuves de la côte occidentale d'Afrique. Les détritus animaux et végétaux y sont abondants, et les cours d'eau y déposent leur limon fécondant.

Le bassin supérieur de la Sénégambie appartient aux montagnes du Fouta-Djalon. La description géologique de ces régions, à peine explorées, est tout entière à faire. Des rochers basaltiques, des granits de divers grains et de diverses couleurs, du strapp et des grès, semblent, d'après les voyageurs, former la base du système de ces montagnes.

Les roches des cataractes de Felou sont des grès (Mage). On y trouve des cailloux de quartz agate. Quintin a trouvé, dans son voyage, des roches métamorphiques dans lesquelles il a pu reconnaître quelques feuilles fossiles. On rencontre, suivant les régions, quelques veines calcaires et schisteuses, quelques filons de quartz, mais en petit nombre. Le sol du Kaarta est schisteux ; on y trouve des ardoises très belles, quelques calcaires marneux noirâtres et gris. Le quartz est très commun dans le Fouta-Djalon, dans le Fouta-Danga et le Bambouk ; il est, en certains endroits, très aurifère. De Bakel à la Gambie,

Raffenel trouva partout un sol composé d'une terre rouge ferrugineuse et argileuse, semblable à celle qui affleure, par place, à la surface du sol de Dagana et à celle qui constitue le sol de la presqu'île du Cap-Vert. Les Maures ont apporté à Saint-Louis des échantillons de charbon de terre.

Le district de Kéniéba, où s'est fait une exploitation aurifère, a été étudié par Berg[1]. On y voit des collines de 80 à 100 mètres de haut, dont la masse fondamentale se compose de grès ferrugineux ou de quarzite; leurs flancs sont recouverts d'une couche d'argile solide ou schisteuse fortement colorée par le peroxyde de fer. Le terrain des mines présente les caractères suivants : La première couche se compose d'argiles quartzeuses sableuses et fedspathiques, à grains très tenus; on y voit les différents quartz, même le hyalin. Le sable est composé; le fer y entre en notable quantité. Cette couche de la surface est peu productive en or; on en trouve en si petite quantité, qu'on ne pourrait l'exploiter avec bénéfice.

La seconde couche est formée par des strates de schiste argileux : ce sont des roches feuilletées qui contiennent une petite quantité de rognons de quartz et de matières arénacées.

La troisième couche est composée de schiste micacé; le mica y est disséminé en lamelles nacrées, blanches, à environ 10 mètres de profondeur du sol. Chaque couche schisteuse qui se sépare, d'ailleurs facilement, est elle-même composée de trois lames superposées : la supérieure est ferrugineuse; celle du milieu contient beaucoup de matières sableuses où gît le mica qui y est disposé à plat. La couche inférieure est colorée en noir; c'est dans la seconde lame qu'on trouve des paillettes d'or. Après avoir dépassé ces premiers dépôts, on arrive aux hyalomites, qui sont des roches très communes à cette profondeur.

L'*or* est en grande quantité dans toute l'Afrique occidentale et dans les sables des cours d'eau de toute la côte. La poudre d'or est un des objets les plus importants des échanges des indigènes.

Le *fer* est en assez grande proportion dans certaines roches pour être extrait avec avantage. Dans le voisinage des source

[1] Berg, *Composition géologique du pays de Kéniéba* (*Bambouk*), in *Moniteur du Sénégal*, 1859.

de la Gambie et de la Falémé, il existe des villages dont l'industrie est tout entière occupée à extraire ce fer à l'aide de véritables hauts fourneaux de petites dimensions, mais bien conditionnés (Lambert). Mage et Quintin ont rapporté de leur voyage dans le Ségou, des échantillons d'un fer qui égale en valeur les meilleurs fers de Norvège.

On trouve, dit-on, du mercure à l'état natif dans les environs de Médine.

Le *sel* ne se trouve pas seulement sur le bord de la mer; on le trouve, en nature, dans certains terrains. Près de l'embouchure du Sénégal se voient les vastes étangs salins de Gandiole, qui fournissent plus de sel que n'en peuvent consommer la colonie et le commerce de l'intérieur où cette denrée est l'objet d'échanges avantageux. Ces étangs ont environ 4 à 500 mètres de long sur une largeur de 100 à 200 mètres. L'eau de ces étangs est tellement saturée de sel, qu'elle en fournit un tiers de son volume. Cette substance couvre le sol d'une croûte qui a quelquefois plus de 30 centimètres d'épaisseur, et qui se renouvelle chaque année, après avoir été enlevée. Ce sel est blanc et assez pur. Ces salines sont séparées de la mer et du flux par des sables couverts de dunes sur une largeur de près d'un kilomètre. Elles ne sont jamais à sec; la hauteur des eaux n'y varie pas suivant les marées, elle n'est augmentée qu'à l'époque des pluies.

A ces notions générales, nous n'avons guère à ajouter que quelques détails sur la nature particulière du sol de certaines localités plus ou moins explorées.

A Saint-Louis, avons-nous dit, on ne voit que du sable.

A Dagana, les alluvions sont de sables et de vases; on aperçoit quelques affleurements de roches ferrugineux, mais ces roches sont rares. Aussi, toutes les constructions européennes sur les rives du Sénégal sont-elles en briques. Les villages fortifiés ne sont défendus qu'à l'aide d'une muraille en terre glaise qui reçoit le nom de *tata*.

L'île de Gorée se compose de colonnes de basalte encore debout, mais dont une partie paraît avoir éprouvé l'action de la même cause de destruction et de renversement que les colonnes de même formation du Cap-Vert; elles sont inclinées ou renversées dans la même direction.

Presque tout le flanc nord du Cap-Vert se compose de falaises escarpées, couvertes de grandes masses d'oxyde de fer et de colonnes de basaltes régulières, et conservant encore leur position verticale. Leurs sommités, quelquefois bulleuses et scorifiées, prouvent qu'elles ont été soumises à un haut degré de chaleur. Les terres qui recouvrent le plateau formé par les sommités des colonnes basaltiques dont les flancs prennent, vers les Mamelles, l'aspect de murailles de trapp, mais en grande partie changées en tuf, sont arides et couvertes de broussailles épineuses. Le terrain du milieu de la presqu'île reposant sur des laves argileuses en décomposition vaut beaucoup mieux. Nous avons dit qu'il était autrefois couvert d'une épaisse forêt, et que la nudité actuelle de la presqu'île est due tout entière à la main de l'homme.

Une particularité sur laquelle il est nécessaire d'insister, c'est que, dans certaines parties des environs de Dakar, où l'on extrait la pierre ferrugineuse dont nous avons parlé, les scories ont évidemment coulé sur des terrains formés de roches sédimentaires. On exploite même beaucoup plus facilement ces carrières que toutes les autres. La mine se creuse très facilement dans cette roche argileuse au-dessous de la couche de pierres ferrugineuses que l'on fait sauter pour l'exploitation.

Dans le Cayor, entre Saint-Louis et Gorée, le sol est sablonneux, légèrement ondulé dans l'intérieur, plus fortement sur le bord de la mer : ce sont des alluvions récents. Le sable est mouvant, ce qui rend très pénibles les marches militaires dans cette contrée ; il n'est, pour ainsi dire, fixé au sol que par quelques herbes ou quelques arbrisseaux qui croissent pendant les pluies de l'hivernage. Toutefois, le sol est dur à une certaine profondeur; les grains de sable s'agrègent, se soudent entre eux pour constituer un grès qui est déjà en formation à la profondeur de 30 à 40 mètres, ainsi qu'on peut s'en assurer en étudiant le creusement des puits dans ces contrées.

Dans le Baol (à N'Diary), on a trouvé des pierres calcaires au fond des puits vers 40 mètres. Un échantillon de cette pierre a été déposé au Musée de Saint-Louis (Bourse[1]).

Le calcaire ne manque donc en réalité qu'à la surface du sol de notre colonie. Pour la production de la chaux, on utilise,

[1] *Note sur le Cayor*, in *Archives de médecine navale*, t. I, p. 466.

au Sénégal, les coquilles d'huîtres, en très grande abondance dans certains marigots, où elles se multiplient sur les branches des palétuviers. On exploite surtout les bancs de coquilles fossiles.

A Joal, au voisinage de la mer, le sol est très riche en coquilles. A une certaine distance de la mer, on trouve encore beaucoup de coquilles dans le bassin de la Tamna et aux abords de la Saumone; puis apparaît l'argile jaunâtre, grise ou noirâtre, tantôt pulvérulente, tantôt en masses compactes et crevassées. La roche argilo-ferrugineuse de Dakar affleure en maints endroits; elle borde la plage en même temps qu'elle forme des récifs jusqu'à plus de trois milles au large (Corre[1]).

La structure géologique de l'embouchure de la Gambie est toute d'alluvions au-dessous desquels on trouve une couche d'argile durcie. Le mode de formation de ces alluvions peut s'étudier sur les terres récemment gagnées sur la rivière par les travaux qui endiguent Sainte-Marie. Si l'on creuse, on trouve d'abord une couche de sable, puis, à une certaine profondeur, la couche d'argile.

Dans quelques parties, comme celles du voisinage du cap Bathurst, le sol contient une plus forte proportion d'argile et une petite quantité de fer; mais les dépôts sont généralement silicieux.

Dans l'intérieur de la Gambie, le sol est argileux. Dans l'île de Mac-Carthy, le sol, pendant la saison sèche, est si dur, que les routes semblent recouvertes de macadam (Horton [2]). Ce terrain contient une faible proportion de magnésie et une petite quantité de fer. Plus dans l'intérieur, aux cataractes de la Gambie, les roches sont composées de pierres rouges et d'un conglomérat de graviers unis par de l'argile et paraissant de formation récente. Ce conglomérat se désagrège facilement sous l'influence de la moindre force. D'après les descriptions du docteur Horton, la pierre ferrugineuse qui se trouve dans l'intérieur du pays doit être la même que celle du Cap-Vert.

Le sol de Sierra-Leone est constitué par de l'argile rouge contenant une forte quantité de fer. Les échantillons du sol de Sierra-Leone, examinés par le professenr G. Bowman, du Col-

[1] Corre *Recherches sur la maladie du sommeil* (*Arch de méd. nav.*, t. XXVII, p. 292).

[2] *Physical and medical climate and meteorology of the west coast of Africa.* Londres, 1867.

lège royal de Londres, ont fourni des quantités d'oxyde de fer variant de 6,92 à 46,12 pour 100. Le fer magnétique se trouve en abondance. A Waterloo, à Hasting et à Wellington, la rivière de Sierra-Leone et les ruisseaux qui s'y jettent ont déposé une argile noirâtre. Aux environs du cap, le sol alluvial est recouvert de sable.

Des granits noirs et bleus forment les sommets coniques des montagnes des environs de Freetown. On trouve aussi dans les montagnes une pierre dure et compacte composée d'augite et de feldspath, unis à une faible proportion de fer. Cette pierre basaltique est excellente pour la construction; elle a servi à bâtir les fortifications qui défendent la colonie anglaise.

Sir Ranald Martin s'est appuyé sur la nature ferrugineuse du sol de Sierra-Leone pour admettre que le fer, entrant dans la composition du sol, est une des causes productives de la malaria. Cette opinion est vivement combattue par le docteur Horton, qui ne peut admettre que la présence du fer soit la cause de l'insalubrité de la colonie. Nous partageons l'avis de ce dernier observateur. Si les pays tropicaux à sol ferrugineux sont souvent infectés par la malaria (Sainte-Marie de Madagascar [1], quelques districts de l'Inde [2]), on peut citer des localités salubres où le fer est en grande abondance, et qui sont précisément les meilleurs *sanitaria* de la côte d'Afrique. La présence de l'argile compacte qui accompagne le plus ordinairement ces roches rend imperméable le sous-sol; les eaux sont retenues à la surface et ne disparaissent que par une évaporation lente, qui est une des conditions favorables au développement du miasme fébrigène : telle est, croyons-nous, la cause de la prétendue insalubrité du fer.

Le sol des hautes régions du Sénégal est peu connu. Dans son beau voyage au Fouta-Djalon, Hecquard recueillit un grand nombre d'échantillons géologiques, et les soumit à M. Cordier, professeur au Muséum d'histoire naturelle. Voici comment ces échantillons ont été classés dans une liste qui contient les ren-

[1] Voy. A. Borius, *Étude sur le climat et la constitution médicale de Sainte-Marie de Madagascar* (*Arch. de méd. nav.*, 1870, p. 81). — Voy. aussi l'article *Madagascar*, par Le Roy de Méricourt, in *Dictionnaire encyclopédique des sciences médicales*.

[2] Voy. Ch. Morehead, *Clinical researches on disease in India*. Londres, 1860,

seignements les plus positifs que nous puissions avoir sur la nature du sol de cette région :

Roches de l'intérieur de la Sénégambie.

Montagne de Koli (haut). — Fragment de granit à grains moyens, rougeâtre.
— Fragment de grès quartzeux à petits grains, blanchâtre.
— Phtanite d'un noir grisâtre.
Dalaba. — Fragment de granit à grains moyens, rougeâtre.
Sembakoum. — Malachite (carbonate de cuivre) stalactiforme.
Montagne de Soucontouro. — Hydrate de fer brun compacte, employé à la fabrication du fer.
Fond du Bafing (Sénégal), vis-à-vis Soucoutouro. — Jaspe jaune tabulaire.
Montagne de la source du Sénégal. — Peroxyde de fer compacte, phylladifère, tabulaire, d'un rouge brun.
Montagne du Tangué (sommet). — Même peroxyde.
Base du Tangué. — Grès quartzeux à petits grains, blanchâtre.
Montagne de Mouminia. — Sulfate de fer terreux.
Montagne de Mouminia, près Labbé. — Fer oxydulé compacte, d'un noir brunâtre, ayant le magnétisme polaire (aimant naturel).
Fourneaux de Timbo. — Fer brut, sortant des forges.
Des Forges de Fouta-Djalon. — Fer forgé.
Environs de Timbo. — Fragment de quartz blanc amorphe.
Fouta-Djalon. — Quartz roulé, compacte, rougeâtre, un peu aventuriné, employé à polir les poteries.
Montagne de Labbé et montagne de Foucoumba. — Hydrates de fer.
Fond de la rivière de Kakriba (province de Timbi). — Peroxyde de fer compacte, phylladifère, rougeâtre et tabulaire.
Vallée de Kakriba. — Phyllade décomposé, rosâtre.
Montagnes de Tsaïn. — Beau jaspe d'un rouge vif, zonaire, très ferrugineux, stratiforme, tabulaire.
Tsaïn. — Fragment roulé de jaspe jaunâtre, employé par les potiers du pays.
Bourin. — Jaspe d'un rouge-brun, très ferrugineux, caverneux.
Montagne de Kambala (base). — Jaspe rouge, un peu géodique.
Montagne de Dara. — Hydrate de fer compacte.
Environs de Pouradaka. — Même hydrate de fer caverneux.
Rivière de Baïenbat. — Hydrate de fer argilifère à pâte terreuse grossière, de couleur variée, brune, jaunâtre et rougeâtre.

En résumé, la composition géologique du haut pays est fort mal connue ; celle des pays bas, où sont situés notre colonie du Sénégal et les comptoirs européens voisins, est celle des terrains d'alluvions. Ces terrains, alternativement secs et inondés, se trouvent dans les conditions les plus propres, sous tous les climats, au développement de la malaria. Voyons maintenant quelles sont les eaux qui mouillent ou inondent ces terrains.

III. — NATURE DES EAUX.

L'eau joue, dans l'étiologie des maladies, un rôle dont l'importance a été souvent exagérée. Ce rôle, douteux pour certaines maladies, est incontestable pour quelques autres. C'est ainsi que plusieurs affections parasitaires sont propagées par l'ingestion des eaux qui renferment les germes morbides. Entraîné, par ses études, à combattre la doctrine de la pénétration des germes spécifiques par la muqueuse digestive, M. Léon Colin [1] admet que « ses recherches concourent toutes, néanmoins, à prouver combien est considérable, en épidémiologie, le rôle des eaux altérées, notamment par la putréfaction des matières organiques. »

Pour le savant professeur du Val-de-Grâce, les eaux sont la cause principale de la diarrhée et de la dysenterie. Il admet qu'elles déterminent une réceptivité spéciale à la fièvre typhoïde, au choléra et même aux fièvres palustres. Cependant, pour ces dernières, il conclut, après discussion des faits, à l'action négative des eaux ingérées comme boisson. Nous partageons volontiers ces idées ainsi formulées.

L'eau ne sert pas seulement à l'alimentation, elle entre pour une part considérable dans l'air que nous respirons. La vapeur d'eau est le véhicule nécessaire des miasmes fébrigènes comme elle est aussi l'indispensable dissolvant ou diluant des principes nuisibles que la terre et l'atmosphère peuvent échanger entre elles. Nous aurons, plus loin, à nous occuper du rôle important que l'eau joue dans la distribution des causes des maladies au Sénégal, selon les diverses époques de l'année, qu'elle se répande sur le sol sous forme d'inondation ou sous forme de pluie.

La nature des eaux qui s'écoulent à la surface du sol dans les possessions européennes de la côte d'Afrique n'a fait l'objet que de recherches isolées, rares et peu continues ; de sorte que les modifications qu'apportent dans les propriétés des eaux les changements de localité ou les changements de temps sont à peine entrevues.

[1] L. Colin, *Traité des maladies épidémiques*. Paris, 1879.

Nous avons dit que l'eau du Sénégal sert à l'alimentation des populations de ses rives. Ses qualités suspectes, l'insuffisance des quantités d'eau potable, ont forcé les Européens à faire un usage habituel des eaux de pluie recueillies dans des citernes.

L'eau du fleuve, puisée au milieu de son cours, à une distance suffisante de la mer, est bonne au goût, cuit bien les aliments. Ses qualités chimiques sont satisfaisantes ; mais personne n'a encore étudié méthodiquement, et pendant un temps suffisant, les nombreux corps organisés qu'elle tient en suspension.

Les eaux du fleuve coulant devant Saint-Louis ont été analysées par MM. Audibert, Chalmé et Pape, pharmaciens de la marine. Le tableau suivant, emprunté au livre de M. Bérenger-Féraud [1], résume ces analyses.

D'après ce tableau, selon l'époque de l'année, la quantité de chlorure contenue dans l'eau du fleuve, devant Saint-Louis, peut descendre, à la fin d'octobre, c'est-à-dire au moment des inondations et des plus forts courants, à être à peine appréciable, malgré le voisinage de l'embouchure du fleuve. Elle peut monter à 32 grammes par litre, au moment de la sécheresse la plus grande et des plus bas cours des eaux. Cette salure considérable montre que l'eau de la mer a complètement envahi le bas du fleuve. La densité de l'eau varie, dans l'année, de 1001 à 1028, en raison inverse de sa richesse en chlorures. Les matières organiques, évaluées en centimètres cubes par litre, auraient varié selon les époques des analyses de 1/2 à 3 centimètres. C'est dans la bonne saison, au moment de la sécheresse, alors que les eaux sont tout à fait potables et qu'elles servent à l'alimentation, que les matières organiques sont en plus grande abondance. C'est aussi l'époque où les dysenteries s'observent en plus grand nombre. Ajoutons que ces observations, données par M. Bérenger-Féraud, et recueillies sous sa direction, sont encore trop peu nombreuses pour qu'il soit permis d'en considérer les résultats comme autre chose qu'un appel à des recherches analogues plus complètes et surtout multipliées pendant une longue série d'années.

Nous ne connaissons aucune analyse des eaux du fleuve

[1] *Traité clinique des maladies des Européens au Sénégal.* Paris, 1875, t Ier.

dans les localités où la marée ne se fait pas sentir, où ces eaux servent d'une manière continue à l'alimentation et où l'on va

Analyse de l'eau du Sénégal devant Saint-Louis

DATES	1851-52	1872			
	CHLORURE DE SODIUM PAR LITRE	CHLORURE DE SODIUM PAR LITRE	DENSITÉ	TEMPÉRATURE	MATIÈRES ORGANIQUES CENT. CUBES
1er janvier	10gr,9	2gr,4	1005	19,5	5cc
15 —	20 ,1	4 ,6	1005	19	2
1er février	20 ,5	7 ,2	1007	20	2
15 —	20 ,4	9 ,4	1011	21,5	2
1er mars	20 ,3	14 ,8	1013	20	2
15 —	20 ,4	15 ,0	1017	21	1
1er avril	20 ,5	20 ,5	1018	22	1,1
15 —	20 ,1	20 ,2	1022	21	0,8
1er mai	6 ,2	20 ,8	1018	21	0,8
15 —	3, 6	21 ,5	1019	25	0,5
1er juin	2 ,5	25 ,8	1023	25	0,2
15 —	0 ,9	30 ,0	1027	26	0,2
1er juillet	0 ,6	32 ,0	1028	27	0,2
15 —	0 ,6	25 ,0	1018	27	0,2
1er août	0 ,6	0 ,4	1005	28	1,8
15 —	0 ,2	0 ,1	1003	27	1,5
1er septembre	0 ,01	0 ,04	1003	27	1,2
15 —	0 ,01	0 ,01	1002	27	1
1er octobre	0 ,009	0 ,01	1001	26	1
15 —	0 ,01	0 ,0005	1001	24	0,5
1er novembre	0 ,06	0 ,001	1001	24	0,5
15 —	0 ,2	0 ,05	1001	22	0,5
1er décembre	4, 9	0 ,25	1002	21	1,0
15 —	9 ,9	0 ,75	1002	20	1,2

en faire provision pour l'alimentation de la garnison de Saint-Louis, lorsque les pluies peu abondantes ont laissé épuiser les citernes. C'est surtout là qu'il serait intéressant de connaître les qualités des eaux et leurs variations selon les saisons.

Nous nous sommes personnellement préoccupé de la détermination de la température des eaux du Sénégal[1]. Tout incomplètes qu'aient été nos observations, elles nous ont permis

[1] A. Borius, *Note sur la température des eaux du Sénégal*, in *Annuaire de la Société météorologique de France*, t. XXIV, p. 94. — Voir aussi : *Voyage de l'embouchure du Sénégal aux cataractes du Félou*, par E. Borius et Louvet, in *Annuaire de la Société météorologique*, t. XXV, p. 130.

d'établir que, dans la saison chaude, la plus grande masse des eaux du fleuve possède une température qui est, au mois d'août, de près de 1 degré plus élevée que celle de l'air, tandis qu'à la surface la différence n'est guère que d'un demi-degré. Au mois de septembre (le plus chaud de l'année, à Saint-Louis), la température moyenne des eaux profondes du fleuve est la même que celle de l'air. Dans la saison fraîche et froide, le mouvement de baisse qu'éprouve la température de l'air n'est suivi que de très loin par les eaux du fleuve, et la différence entre les deux milieux est considérable.

Il existe une différence très marquée entre la température des eaux douces et celle de la mer du littoral. L'eau du fleuve est en moyenne de 7 degrés plus chaude que celle de la mer. On peut en tirer d'importantes conclusions au point de vue de l'hygiène balnéaire à la côte d'Afrique.

Si l'on s'écarte du milieu du cours du Sénégal, le long de ses rives, et dans les endroits où les eaux ont peu de profondeur; si l'on examine les eaux des marigots, des ruisseaux et des marécages, on voit la température de ces eaux s'élever très haut. Dans son voyage aux sources du Sénégal et de la Gambie[1], Hecquart, traversant, en septembre 1851, un marigot, dit avoir constaté que la température de l'eau, qui couvrait à peine le sol, s'élevait, en certains endroits, à 57°,8[2]. « La marche, dit ce voyageur, était un véritable supplice dans les endroits où l'eau, couvrant à peine le sol, était tellement chaude qu'elle me brûlait les pieds. »

M. Rouhaud, pharmacien de la marine, a analysé plusieurs échantillons d'eaux des puits des cercles de Joal et de Portudal. Voici le résumé de ces analyses :

[1] Hecquart, *Voyage sur la côte et dans l'intérieur de l'Afrique occidentale*, p. 141, Paris, 1853.

[2] Il y a sans doute là une faute d'impression ou de copie et il faut probablement lire 37°,8, car il est tout à fait impossible de maintenir les pieds dans de l'eau à 57 degrés.

Quantités, en milligrammes par litre, des sels contenus dans les eaux des puits.

	DU POSTE DE JOAL	DES SARACOLAIS DE PORTUDAL	DU POSTE DE PORTUDAL	DU VILLAGE DE NGAPARON
Bicarbonate de chaux. . . .	210	25	180	40
Sulfate de chaux	150	11	80	80
Chlorure de magnésium. . .	180	110	90	72
Chlorure de sodium.	212	50	80	110
Oxyde de fer.	traces	traces	traces	traces
Total des sels. . . .	750	196	430	302

Ajoutons que M. Corre a trouvé l'eau de Joal détestable, celle du village des Saracolais de Portudal était douceâtre et faiblement acide. L'eau de Portudal est claire et limpide, sans odeur, un peu douceâtre au goût ; elle cuit bien les aliments, contient peu de débris végétaux. Enfin, celle du dernier puits, recueillie au village de Ngaparou, à 5 kilomètres de Portudal, n'avait ni odeur ni saveur sensibles[1].

Les eaux pluviales, qui jouent un rôle si important dans l'alimentation de la population européenne de Saint-Louis et de Gorée, ont fait l'objet de recherches fort intéressantes de M. Louvet, pharmacien de la marine[2]. M. Louvet a étudié à Saint-Louis les eaux tombées pendant toutes les journées pluvieuses de l'hivernage de 1875. Il a donné les résultats de 28 analyses d'eaux recueillies en 28 occasions différentes.

Son attention s'est portée principalement sur les substances ammoniacales que pouvaient contenir ces eaux. Il employait un procédé particulier pour doser l'azotite d'ammoniaque[3]; l'action de l'eau à froid sur le permanganate de potasse a été examinée avec soin. Ne pouvant reproduire tous les détails de ces in-

[1] Corre, *Recherches sur la maladie du sommeil* (*Archives de médecine navale*, t. XXVI, p. 292).

[2] Observations recueillies sur les eaux pluviales à Saint-Louis (Sénégal) en 1875 (*Annuaire de la Société météorologique*, t. XXIV, p. 178).

[3] Voy. Louvet, *Procédé de dosage de l'azotite d'ammoniaque dans les eaux météoriques*, in *la Pharmacie de Lyon*, 1875, numéros 14 et 15.

téressantes recherches, nous essayerons de les résumer dans le tableau suivant. (Voy. ce tableau p. 104.)

Nous n'avons pas besoin d'insister sur l'importance de ces analyses. Nous ferons seulement remarquer que la plupart de ces eaux de pluies ont été versées par un ciel orageux ; c'est, en effet, presque toujours pendant les orages que la pluie tombe au Sénégal. Les quantités d'azotite d'ammoniaque contenues dans ces eaux s'expliquent par l'influence des nuages électriques sur l'atmosphère.

Les analyses des pluies du 21 août, du 4 septembre, et de celle du 23 au 24 novembre, qui a été si abondante, ont donné surtout des résultats remarquables. La première montre la forte quantité d'ammoniaque (7 milligrammes par litre) que peuvent contenir à un moment donné les eaux météoriques. A mesure que les pluies se prolongent, l'eau versée est d'autant plus pure. L'ammoniaque, qui donne à peine des traces de sa présence dans l'eau, analysée, à la troisième épreuve, le 24 novembre, disparaît complètement dans l'eau recueillie à la fin de l'averse.

Les matières organiques sont, comme les sels, entraînées de l'atmosphère par l'eau du commencement des averses. Le rôle des pluies est donc purificateur de l'air. Après une grande pluie, l'air se rapproche non seulement de sa composition chimiquement pure, mais de cet état de pureté bien plus grande encore que Tyndall appelle l'air optiquement vide, c'est-à-dire ne contenant aucune de ces poussières au milieu desquelles vivent les germes.

Un des premiers explorateurs de la Sénégambie, Jobson [1], dit que, dans cette contrée, les premières pluies laissent des marques et des taches non seulement sur la peau, mais jusque sur les habits, et que, « pour peu qu'on les laisse à l'humidité, il s'y engendre des vers fort dégoûtants ; au contraire, il n'arrive rien de semblable après les dernières pluies, ce qui vient alors de ce que l'air est purgé des particules malignes dont il était infecté. » Malgré son exagération, cette affirmation d'un ancien observateur est digne d'être placée auprès des observations récentes. Malheureusement, à la pluie ne tarde jamais,

[1] *Voyage de Jobson* (1691), dans la *Collection de voyages* de Walckenaer, t. V, p. 289.

au Sénégal, de succéder une évaporation rapide et abondante.

On voit, d'après ces recherches, que l'eau versée par les pluies sur le sol de notre colonie, et servant à la boisson de la plupart des Européens, est loin d'être de l'eau distillée pure[1]. Si l'on réfléchit que les effets de la malaria se font surtout sentir pendant la saison des pluies; que les fièvres paludéennes s'observent à des distances souvent fort grandes des marécages et au vent de ces marécages, on peut se demander si les pluies ne sèment pas partout le poison fébrigène, poison qui n'a pas beaucoup de chance de tomber sur un terrain ingrat. Après la pluie, il se multiplie pour se répandre de nouveau dans l'atmosphère alors qu'un soleil ardent vient produire l'évaporation si considérable dont nous aurons à parler lorsque nous nous occuperons des météores. Dans l'hivernage, le marécage est partout là où la surface du sol n'est pas complètement imperméable; la moindre flaque d'eau devant une maison accuse, par les fièvres qui atteignent les habitants de cette maison, la présence de la cause, si difficile à saisir dans son essence même, qui produit l'accès de fièvre.

Que d'inconnus à découvrir, que de recherches à faire pour connaître la nature de ces corpuscules organisés dont les analyses nous montrent les éléments chimiques en si grande quantité dans les eaux de pluie du Sénégal, c'est-à-dire dans l'atmosphère du pays d'où la pluie les entraîne mécaniquement dans sa chute, ainsi que le prouve la pureté d'autant plus grande des eaux à mesure que les averses se prolongent.

Au milieu des poussières de l'atmosphère se trouvent « ces petits êtres qui sont les agents de la fermentation, de la putréfaction de tout ce qui a eu vie à la surface du globe » (Pasteur). L'atmosphère est remplie d'organismes; la vie y abonde, y pullule comme dans la mer (Gaston Tissandier). Ces organismes doivent certainement jouer un rôle sur notre économie.

Quand on considère la grossièreté de nos moyens d'investigation, il n'y a pas lieu de s'étonner de l'ignorance dans laquelle nous sommes encore touchant les causes des maladies,

[1] Au moment où nous écrivons ceci, nous apprenons que de grands travaux sont en voie d'exécution pour apporter à Saint-Louis les eaux douces du marigot de Lampsar. Ce travail, terminé, procurera un bien-être inconnu à cette ville et y changera les conditions de l'hygiène.

et l'on peut considérer comme fort probable que, si l'analyse chimique nous a mis sur la voie, ce ne sera pas elle qui donnera la solution du problème. De même que le scalpel est souvent impuissant à nous donner la lésion qui constitue la maladie, les moyens anciens d'investigation de l'atmosphère continueront probablement à rester insuffisants.

Analyse des eaux

DATES ET HEURES DES AVERSES OBSERVÉES DANS L'HIVERNAGE 1875	VENT	TEMPÉRATURE DE L'AIR AVANT LA PLUIE	TEMPÉRATURE DE LA PLUIE	QUANTITÉ D'EAU TOMBÉE
				mm.
23 juin, 6 à 8 h., matin. . . .	S. S.-E.	24°7	20°4	15,0
2 juillet, 4 h., matin.	W.	22,5	»	1,6
6 juillet, 2 h., matin.	calme.	23,0	»	6,2
10 juillet, midi à 1 h.	S.-E.	24,3	22,2	4,0
24 juillet, 3 à 7 h., matin. . .	»	22,6	21,0	35,0
3 août, 4 h., matin.	N.-W.	21,6		5,0
4 août, 4 h., matin.	N.	23,0		1,0
8 août.	N.	27,0	22,5	10,0
9 août, matin	W.	20,8	21,0	20,0
11 août, 10 h. 30 à 11 h., soir .	»	24,5	24,5	14,0
12 août, tout le jour	S.-W.	25,3	24,2	18,5
13 août, tout le jour.	variable.	»	»	?
16 août, 5 à 6 h., soir.	W.	26,5	24,4	5,5
17 août, 6 h. 40 à 7 h. 40, matin.	calme.	25,4	23,0	14,4
21 août, 1 h. 30 à 2 h., matin.	calme.	»	»	4,0
— 4 h. 40 à 5 h., soir. .	S.-W.	26,5	24,8	39,2
— 8 h. 25 à 9 h., soir. .	calme.	24,0	24,0	
23 août, 2 h. 45 à 4 h., matin.	»	21,0	»	20,0
25-26 août, minuit à minuit 50.	E. N.-E.	»	»	1,4
26-27 août, 11 h. 30, soir à 1 h. 45.	variable.	23,5	20,5	37,0
27 août, 3 h. 30 à 7 h.	E. S.-E.	26,4	24,0	28,0
31 août, 4 à 8 h., soir	E.	27,0	27,0	6,0
4 septembre, 8 à 11 h., matin . .	E.	»	»	11,8
— —	»	»	»	»
— —	»	»	»	»
13 septembre, 4 h. 15 à 4 h. 40.	S.-E.	31,0	27,0	11,0
26 septembre, 10 h. à 10 h. 15.	S.	28,6	23,5	4,0
23 et 24 nov., 4 h. m. à 9 h., m.	N.-E.	»	»	121,0
— —	»	»		»
— —	»	»	»	»
— —	»	»	»	»

« De ce que les gaz de la putréfaction végétale, invoqués comme cause de la malaria, ne produisent par eux-mêmes rien qui rappelle la fièvre intermittente, on en a conclu, prématurément peut-être, à l'inanité des anciennes croyances. L'école moderne, fatiguée de tant de recherches inutiles, veut se représenter désormais sous forme solide l'agent

de pluies au Sénégal

QUANTITÉ PAR LITRE		DEGRÉ HYDROTIMÉTRIQUE.	QUANTITÉ DE SEL PAR LITRE	ACTION SUR LE PERMANGANATE — QUANTITÉ DE SEL DÉCOMPOSÉ A FROID	OBSERVATIONS
AZOTITE D'AMMONIAQUE	CHLORURE DE SODIUM				
milligr.	milligr.		milligr.	milligr.	
1,50	118	3°5	155	264*	* Indique que l'action à froid sur le permanganate de potasse n'est pas épuisée.
0,75	109	3,7	147	?	
0,40	118	3,6	154	235*	
0,60	233	6,5	298	800	
0,75	24	2,5	50	?	
0,00	37	2,5	62	?	
traces	?	2,5	?	?	
0,20	27	2,8	55	263*	Opaline, filaments organisés.
0,00	7	1,5	22	68	
0,30	23	1,8	41	?	Opaline, acide.
0,30	17	1,6	33	75*	
»	»	»	»	»	
0,85	56	2,0	77	90	
traces	20	1,4	34	40	
(1) 7,00	120	5,0	177	?	(1) Forte quantité de flocons bruns ; la quantité de 7 millig. est certaine.
pas de traces	65	2,5	90	25	
pas de traces	12	1,5	27	?	
2,50	112	4,8	162	?	Opaline, filaments.
0,50	10	1,3	23	45	
0,10	21	0,7	28	20	
0,10	19	3,5	54	?	Opaline, pas d'acidité, très opaline.
1re h. 0,20 2e h. traces 3e h. 0,00	23	3,0	53	90	
0,40	82	3,4	116	?	
2,70	139	6,0	201	900	Très opaline.
matin 0,30	132	1,2	»	137	Légèrement opaline.
soir 0,10	69	»	»	»	
nuit, traces	25	1,0	»	41	
matin, 0,00	18	0,7	»	16	

pathogénique, qu'il soit animé ou pulvérulent » (Colin). Il est donc nécessaire de faire, dans les foyers les plus considérables des fièvres de malaria, comme au Sénégal, des recherches sur les organismes inférieurs qui envahissent l'atmosphère. Sans se laisser cependant entraîner par l'attrait de théories que l'on doit considérer comme encore à l'état d'hypothèse. Il faut, avant tout, étudier ces organismes inférieurs, bien les connaître, puis chercher le rôle qu'ils peuvent jouer dans la genèse des diverses maladies.

Quelques efforts ont déjà été tentés dans la voie de ces recherches; au Sénégal, M. Corre[1] a étudié les eaux de Hann, près Dakar, les vases et les eaux saumâtres du Rio-Nunez, les eaux pluviales de Boké, ainsi que celles de Joal, de Portudal et des environs de Saint-Louis. Enfin, il a fait quelques recherches sur les poussières atmosphériques de Boké (Rio-Nunez) et de Saint-Louis. « Ces observations, dit M. Corre, semblent fournir un nouvel appui à la théorie des miasmes figurés. Partout où l'eau forme flaque, partout où elle croupit, l'on découvre des Palmellées ou des Oscillariées. Les mêmes algues se rencontrent dans l'air atmosphérique des localités palustres, et même certaines formes prédominent au moment de constitutions médicales particulières. Je décris ce que j'ai vu, j'apporte mon contingent de faits; mais, malgré leur apparence favorable à la théorie en vogue, mes observations n'ont point effacé le doute où je suis depuis longtemps, de l'existence d'un miasme paludéen figuré. » Pendant la durée d'une constitution algide très accentuée, à Saint-Louis, M. Corre dit n'avoir jamais observé une aussi grande quantité de petites cellules claires, à vésicule centrale presque imperceptible au grossissement de 400 diamètres : c'était à l'époque de l'hivernage, et pendant une période de vents de terre. Ne serait-ce pas ces corpuscules brillants de Pasteur, corpuscules sphéroïdes de Burdon-Sanderson, microzymas de Bechamp, dans lesquels les partisans les plus déterminés de la doctrine parasitaire tendent à reléguer les propriétés virulentes? La vitalité de ces corpuscules est encore une énigme.

Si le problème de la nature du miasme fébrigène doit se poser constamment, au Sénégal, jusqu'à ce que l'on soit arrivé à une solution permettant d'affirmer ou de nier l'existence d'un miasme figuré cause des fièvres palustres, un autre pro-

[1] *Analyse microscopique des eaux stagnantes et de l'air de quelques localités insalubres de la côte occidentale d'Afrique* (*Archives de médecine navale*, XXVI, p. 4?0).

blème se pose au moment des redoutables épidémies de fièvre jaune qui, à des périodes irrégulières, ravagent le pays.

On comprend qu'avant de pouvoir trouver ce que l'atmosphère peut recéler de particulier en temps d'épidémies, il faut que des observations nombreuses et longtemps continuées aient donné la connaissance approfondie de tout ce que contient cette atmosphère en temps ordinaire. Si, relativement au miasme de la malaria, on peut encore supposer qu'il est de la nature des impondérables, il est difficile d'admettre qu'une maladie épidémique et contagieuse comme la fièvre jaune n'ait pas pour origine une cause vivante. « Le caractère contagieux exclut à lui seul ce qu'on appelle les pondérables; qui dit contagion dit plus que transport d'un produit; cela dit transport d'un produit organisé. La multiplication ne se conçoit, ne se peut admettre que chez un être vivant. Ainsi, la contagion implique l'idée de transport et de propagation d'un produit organisé et vivant[1] ».

Cette citation, empruntée à un collègue, distingué partisan des idées de M. Pasteur, trouve ici sa place comme l'un des meilleurs arguments en faveur de ces idées. Sans avoir encore une opinion bien arrêtée sur cette question spéciale, nous sommes de ceux qui affirment que l'on doit persister dans la voie des recherches de ce genre, jusqu'à ce qu'il ait été démontré que l'hypothèse qui prétendait que les germes spécifiques sont des particules animées ne peut pas devenir une vérité. Ce que M. L. Colin[2] dit du choléra peut s'appliquer à la fièvre jaune : « Obligé, par la nature de mon enseignement, dit le professeur du Val-de-Grâce, de suivre les travaux entrepris depuis 1849, j'ai vu successivement apparaître, dans le cadre étiologique du choléra, une série nombreuse de micro-organismes, les uns d'une simplicité élémentaire, les autres remarquables par leur complexité et leurs transformations, maintes fois je me suis associé à l'espérance des savants qui, par la culture de ces germes, pensaient arriver à prouver que le parasite du choléra, analogue aux parasites bien et dûment constatés, offrait des métamorphoses adaptées

[1] P. Burot, *De la fièvre dite bilieuse inflammatoire à la Guyane, application des découvertes de M. Pasteur à la pathologie des pays chauds*. p. 476. Paris, 1880.

[2] Léon Colin, *Traité des maladies épidémiques*, note 2, p. 851. Paris, 1879.

aux divers milieux qu'il devait traverser depuis l'organisme humain jusqu'au riz malade dans les Indes ; et c'est avec l'autorité d'une étude incessante de cette question que je puis aujourd'hui affirmer que nul résultat n'a encore été obtenu en cette voie, *où il faut persister*, mais où des affirmations absolues ont été formulées prématurément. » Le champ ouvert aux recherches de l'avenir est vaste. Pour trouver de nouvelles plantes dans une flore inconnue, le botaniste étudie toutes les parties de cette flore. Étudions donc l'atmosphère en temps ordinaire, connaissons bien toutes ses richesses et alors nous pourrons découvrir ce qu'elle peut receler de particulier aux époques anormales.

L'atmosphère.

L'atmosphère est le milieu avec lequel le corps humain a les contacts les plus intimes; nous avons, dans le chapitre précédent, fait remarquer que c'était surtout par l'intermédiaire de l'air qu'agissaient les agents d'origine tellurique, causes de maladies. Nous n'étudierons l'atmosphère de la côte occidentale d'Afrique, de Saint-Louis à Sierra-Leone, qu'au seul point de vue météorologique. Nous avons dit que les recherches les plus attentives avaient permis de constater, dans l'air et dans les eaux du Sénégal, une grande quantité de corps organisés qui paraissent jouer un certain rôle dans la pathogénie. En parlant des vents, nous dirons quelques mots des sables, qu'ils entraînent en grande quantité. Nous n'avons donc à nous occuper que des modifications particulières chimiques ou physiques que peut présenter l'air de ces contrées comparé à celui des régions mieux connues.

Nous ne connaissons aucune étude spéciale des propriétés chimiques de l'atmosphère du Sénégal. Il est extrêmement probable que la composition chimique de l'air ne diffère pas sensiblement de celle du reste de l'atmosphère. Balayé par des vents généraux énergiques traversant un pays de plaines, sans agglomérations urbaines considérables, l'air ne doit présenter rien d'anormal relativement à sa composition chimique. Toute notre attention se portera donc sur son état physique, c'est-à-dire sur la météorologie de cette contrée, sur son climat dans le sens le plus restreint du mot. Au point de vue médical, comme l'a fait remarquer M. J. Rochard[1], tout l'intérêt doit se porter, non sur l'abstraction théorique que l'on peut appeler le climat de la contrée, mais sur le climat des diverses localités de cette région.

Les climats sur lesquels nous avons pu recueillir des documents d'une certaine valeur seront étudiés en deux groupes, et dans l'ordre suivant :

Les climats maritimes, qui sont du nord au sud :	*Les climats continentaux, qui sont de l'est à l'ouest :*
Les climats de Saint-Louis,	Les climats de Bakel,
— de Gorée,	— de Médine,
— de Sainte-Marie (Gambie),	— de Mac-Carthy (Gambie),
— de Sedhiou (Casamance),	— de Matam,
— de Bissao,	— de Podor,
— de Boké (Rio-Nunez),	— de Dagana.
— de Freetown (Sierra-Leone).	

Les différences climatériques que nous aurons à signaler pour les localités maritimes sont principalement sous la dépendance de la situation par rapport à l'équateur. Celles que nous aurons à faire ressortir pour les pays qui jouissent de climats continentaux dépendent surtout de l'éloignement plus ou moins grand des rivages de l'Océan. On voit *à priori* que le climat le plus continental, et, par suite, le plus variable, doit être celui de Bakel. A mesure que l'on se rapproche de la mer, les propriétés maritimes de l'atmosphère se prononçant de plus en plus, le climat de Dagana servira de transition entre les climats à caractères continentaux et ceux à caractères maritimes, c'est-à-dire constants. Pour ces derniers, les oscillations des éléments météorologiques allant toujours en diminuant, à mesure que l'on descend vers l'équateur (règle générale sur toute la surface du globe), le climat de Saint-Louis offrira plus d'irrégularités que celui de Freetown, dans lequel nous aurons à signaler l'étendue moindre des modifications apportées dans l'atmosphère par la marche apparente du soleil.

L'ordre le plus logique à suivre dans l'énumération que nous avons à faire consisterait à aller du simple au composé, c'est-à-dire à étudier d'abord le climat de Sierra-Leone, et à terminer par celui de Bakel, après avoir passé par l'étude des divers comptoirs européens jusqu'à Saint-Louis, puis par celle de Dagana et des postes placés à l'ouest de Bakel. Enfin, nous

[1] J. Rochard, article *Climat* du *Diction. de méd. et de chirurg. pratiques.*

aurions à faire une analyse synthétique des divers éléments locaux et à décrire quel est, d'une manière générale, le climat de la Sénégambie. Malheureusement, la météorologie des différents points de la côte d'Afrique a été fort inégalement étudiée, et nous serons forcé de commencer notre description par la localité où les observations ont été le mieux faites et le plus longtemps continuées, c'est-à-dire par la capitale de notre colonie.

De plus, s'il est vrai que la connaissance générale d'une contrée doit être précédée de celle des diverses parties qui la constituent, cette marche, suivie pour arriver lentement à la vérité sans se laisser égarer par les idées théoriques, est loin d'être la plus courte quand il s'agit d'exposer les faits ; aussi commencerons-nous par donner une idée générale du climat de la partie de la côte d'Afrique dont nous nous occupons. Entrant ensuite dans les détails, nous décrirons les climats locaux, ou du moins nous exposerons ce que ces climats peuvent présenter de spécial. De la sorte, nous éviterons des répétitions inutiles et fatigantes, tout en donnant un tableau complet de l'état atmosphérique, tableau qui permettra la comparaison des localités entre elles.

Il est d'abord nécessaire de faire une énumération des documents nombreux que doit étudier celui qui veut connaître, aussi complètement que possible, le climat de la côte occidentale d'Afrique. Ces documents sont de valeurs fort inégales ; en les énumérant, nous en ferons la critique, ce qui nous permettra d'éviter, dans nos descriptions, la réfutation ou la discussion d'un certain nombre d'erreurs qui se sont souvent répétées relativement à la climatologie du Sénégal. Si nos affirmations se trouvent parfois diamétralement opposées à celles de quelques auteurs, ce ne sera donc pas par ignorance de ce qui aura pu être écrit avant nous.

Le document le plus ancien dans lequel il ait été question d'observations météorologiques, faites au Sénégal, est relatif à la pression barométrique. C'est à Gorée, en 1682, qu'aurait été observée, pour la première fois, l'oscillation si régulière que subit sous les tropiques, deux fois par jour, la pression atmosphérique [1].

[1] Par une Commission envoyée par Louis XIV pour observer les satellites de Jupiter (*Mémoires de l'Académie des sciences,* t. VII, p 447).

On trouve, dans les *Mémoires de l'Académie des sciences*[1], des observations publiées par Réaumur, et faites à Saint-Louis par David, gouverneur de la Compagnie du Sénégal, à l'aide d'un thermomètre récemment construit par son inventeur. Comme les premiers instruments construits par Réaumur donnaient tous des nombres trop élevés de 1 à 2 degrés, et que, de plus, l'exposition de l'instrument était généralement fort mauvaise, les résultats de ces observations doivent tous être considérés comme beaucoup trop élevés.

En 1757, Adanson[2] donna quelques renseignements peu nombreux mais assez exacts sur la thermométrie du Sénégal. Il décrit un phénomène fort rare dont il faillit être victime, une trombe qui traversa le fleuve du Sénégal, près de Saint-Louis, à la suite d'une tornade.

Schotte[3] donna quelques indications assez exactes sur la température au Sénégal en 1778. En parlant de Gorée, il dit : « Je n'ai jamais trouvé que la chaleur excédât le 90e degré du thermomètre de Farheinhet (32°,2 centigrades) ; la chaleur paraissait très pénible, et je ne pouvais dormir quand le thermomètre était à 85° (29°,0 centigr.). » Schotte cite un auteur allemand, Evxleben, qui, dans un ouvrage sur les premiers principes d'histoire naturelle, dit qu'au Sénégal (probablement d'après David), le 12 avril 1738, la température atteignit une élévation correspondant à 42°,5 du thermomètre centigrade.

Dans la traduction de Lind[4], imprimée en 1785, on trouve quelques bonnes indications sur la température du Sénégal et sur les dates des premières pluies ; mais les nombres que donne cet auteur pour les quantités d'eau que les pluies versent annuellement sur le sol de cette colonie sont complètement faux. « Il ne tombe pas plus d'eau, dit-il, en Angleterre dans l'espace de quatre années. » Cette erreur manifeste semble résulter d'une confusion entre le Sénégal et le bas de la côte ; elle n'a pas

[1] Année 1740. — David, *Observations du thermomètre faites en* 1738 *dans l'île du Sénégal.*

[2] Adanson, *Histoire naturelle du Sénégal, avec la relation abrégée d'un voyage dans ce pays pendant les années* 1749-50-51 et 53. Paris, 1757.

[3] Schotte, *Traité de la synoque atrabilieuse, ou de la fièvre contagieuse qui régna au Sénégal en* 1778, *et qui fut mortelle à beaucoup d'Européens et à un grand nombre de naturels.* Londres et Paris, 1785.

[4] *Essai sur les maladies des Européens dans les pays chauds, et les moyens d'en prévenir les suites,* traduction de Thion de la Chaume. Paris, 1785.

manqué d'être reproduite par nombre de copistes. Lind dit que le baromètre est invariable : sa description de l'Harmattan est tout aussi inexacte ; elle est rendue encore plus obscure par la note du traducteur Thion de la Chaume.

Dans un ouvrage peu connu [1], mais qui contient d'excellents renseignements sur la côte d'Afrique et ses maladies, Winterbottom donna le résumé des observations météorologiques qu'il fit à Sierra-Leone en 1793. Ces observations, reproduites par Mahlmann et par Kaemtz, sont encore citées par tous les auteurs. A ce propos, nous ferons remarquer qu'en copiant les vieux auteurs, sans citer la provenance des documents qu'on leur emprunte, on donne une tournure neuve, une date récente en apparence à des faits qui n'ont été, en réalité, médiocrement observés que par suite de l'époque à laquelle ils l'étaient. C'est ainsi que les erreurs se perpétuent indéfiniment. Lorsque l'on cite des observations météorologiques, il faudrait toujours les faire suivre du nom de l'auteur auquel on les emprunte, à la manière des botanistes, qui joignent au nom scientifique des plantes celui de l'auteur qui les a dénommées ou classées.

L'ouvrage de Thévenot [2], écrit en 1840, contient de bons renseignements sur le climat du Sénégal. Ce qui est dit du baromètre est cependant peu digne de l'excellent observateur que nous aurons souvent à citer lorsque nous parlerons de la pathologie du Sénégal. Au lieu de vérifier un fait, Thévenot préfère accuser Adanson d'inexactitude, et donner raison à Lind, en partageant son avis sur l'invariabilité de la pression atmosphérique, non seulement au Sénégal, mais à Cayenne et dans toutes les régions tropicales. Les observations des vents, de la température et de la pluie sont assez bonnes, bien que faites sans la précision actuellement exigible. Copiant une erreur de traduction, sans doute, il dit avec Lind que, pendant les tornades, l'aiguille aimantée fait le tour du cadran. En résumé, dans l'ouvrage de Thévenot se trouvent les meilleures observations antérieures à 1838.

Le livre de Thévenot attira l'attention des médecins colo-

[1] *An account of the native Africans in the neighbourhood of Sierra-Leone to which is added an account of the present state of medicine among them.* London, 2 vol. in-18, 1803.

[2] Thévenot, *Traité des maladies des Européens dans les pays chauds, et spécialement au Sénégal.* Paris, 1840, in-8°.

niaux, et beaucoup de thèses du doctorat continrent désormais des descriptions de la nature des climats de différents points de la côte d'Afrique. Les thèses relatives au Sénégal sont au nombre de plus de cinquante. Nous aurons à en citer plusieurs dans le cours de ce travail. Dans l'article bibliographique que nous avons consacré au mot *Sénégambie*, dans le *Dictionnaire encyclopédique des sciences médicales*, on trouvera l'énumération complète de ces thèses. Elles présentent toutes un grand intérêt médical ; mais les documents météorologiques qu'elles contiennent pourraient faire l'objet d'une critique qui leur serait, en général, peu favorable. La bonne volonté des auteurs supplée souvent mal à leur inexpérience. La climatologie n'est là, le plus souvent, qu'un sujet superficiellement traité, et comme accessoire. Au milieu d'excellents renseignements, on trouve dans les meilleures thèses des erreurs considérables auxquelles viennent se joindre des fautes d'impression souvent grossières, mais qu'il est impossible de corriger lorsqu'il s'agit de chiffres. Nous rappellerons ici l'opinion d'un savant de Vienne, M. J. Hann [1], qui reproche au corps médical de se donner beaucoup de peine pour recueillir des observations météorologiques qui ne peuvent avoir dans la science que fort peu de valeur, soit parce qu'elles ne présentent pas une précision suffisante, soit parce que les instruments n'ont jamais été comparés, ou que leur exposition n'est pas décrite. Nous signalons cette remarque à ceux de nos collègues de la marine qui voudront publier des travaux sur les climats des localités qu'ils ont habitées, et à ceux qui contribuent à la réunion des documents nécessaires à l'édification d'une géographie médicale.

Il est une tendance plus fâcheuse que présentent les écrits des personnes non habituées à ce genre de recherches, tendance dont les traces se retrouvent partout. Elle consiste à préférer, dans l'observation des faits naturels, ce qui paraît extraordinaire ou étrange à ce qui se voit le plus communément. On enregistre de la sorte, avec soin, tout ce qui est anormal ou le paraît, et l'on néglige la description de ce qui se voit tous les jours, et n'en reste pas moins inconnu du lec-

[1] *Klima von Senegambien* in *Zeitschrift der Œsterreichischen Gesellschaft für Meteorologie*. 1875.

teur. Nous avons entendu un savant professeur faire un reproche analogue aux collectionneurs improvisés que les voyages fournissent à l'histoire naturelle. Ce sont toujours les animaux à formes très belles ou bizarres, disait M. Ch. Martins, qui sont rapportés des pays lointains, tandis que les couleurs ternes, les formes simples dérobent plus facilement les êtres à la connaissance du naturaliste.

A cette tendance à observer surtout ce qui est peu commun se joint la singulière satisfaction qu'éprouvent certaines personnes qui n'observent qu'accidentellement à pouvoir raconter qu'elles ont couru de grands dangers, qu'elles ont vécu d'une manière insolite, dans des conditions étranges ou anormales. Quand on a habité les régions tropicales, on connaît le plaisir dont témoignent quelques individus en constatant l'élévation considérable du mercure d'un thermomètre qu'ils ont placé au soleil dans des conditions tout à fait exceptionnelles. Il leur est permis d'affirmer qu'ils ont vu ce qu'ils appellent la température monter tel jour, à telle heure, jusqu'à telle hauteur. Ces personnes oublient que sur l'horizon de nos villes du nord de la France le soleil a pu faire bouillir l'eau et marcher une machine à vapeur. Il est si agréable d'avoir observé ce que personne n'a vu, et de dire ce qui n'a pas été dit, au risque même de se tromper!

Le premier ouvrage important qui parut, après celui de Thévenot, fut celui de Dutroulau [1], dans lequel six pages sont consacrées à une description de notre colonie du Sénégal et à sa météorologie. Un tableau résume d'une manière assez complète les observations de l'année 1855, faites probablement à Saint-Louis. Il nous a été impossible de retrouver le journal des observations ainsi résumées, et, par suite, de juger de la valeur des documents sur lesquels l'auteur s'est appuyé. Ce tableau présente, cependant, une assez grande apparence d'exactitude, et fournit des indications assez suffisantes sur le climat de notre colonie. La manière très complète dont ce tableau expose les divers éléments météorologiques montre que les observations méthodiques se faisaient depuis un certain temps dans la colonie.

[1] Dutroulau, *Traité des maladies des Européens dans les pays chauds*, 1re édit. Paris, 1861.

Les Archives de l'hôpital de Gorée possèdent, en effet, les journaux des observations faites dans l'île depuis 1841 jusqu'à 1867, d'une part, puis ceux d'observations recueillies dans de bien meilleures conditions d'exactitude, commencées en 1856 et se terminant en 1865. Nous avons fait, dans un travail spécial[1], une revue de ces documents. Nous avons résumé ceux qui nous ont paru les meilleurs.

Ces dernières observations avaient été recueillies conformément à l'*Instruction sur les observations météorologiques à faire dans les hôpitaux coloniaux*[2] publiée par le Ministère de la Marine. Cette Instruction avait été tout entière rédigée par Ch. Sainte-Claire Deville. Une nouvelle *Instruction*, également due au savant membre de l'Institut, parut sous le même titre en 1874[3].

Sous l'impulsion de ce savant si regretté, le Conseil supérieur de santé de la marine s'efforça d'organiser des observations régulières et méthodiques dans tous nos hôpitaux coloniaux. Les ordres furent multipliés et répétés. La traduction du *Traité de météorologie* de Kaemtz par Ch. Martins[4] fut répandue dans toutes nos possessions lointaines. Les instruments furent expédiés partout en grand nombre. Des journaux météorologiques, imprimés selon un modèle uniforme, furent adressés à tous les hôpitaux. Ces journaux ne tardèrent pas à se remplir, et affluèrent dans les archives du ministère. Les ordres avaient été exécutés.

On peut maintenant se demander quelle est la valeur de ces documents, ainsi accumulés. Il faut l'avouer, les résultats ont été bien au-dessous des efforts, et le travail considérable qui a été imposé au service médical de nos hôpitaux a peu produit. Faute d'une centralisation météorologique, nous ne dirons pas administrative, mais scientifique; faute d'une analyse critique et méthodique des documents à mesure qu'ils étaient produits, les bonnes observations, recueillies avec peine et avec un soin scrupuleux, sont venues se perdre dans une masse de documents sans valeur, de journaux ne pouvant supporter l'examen.

[1] *Recherches sur le climat du Sénégal*, in-8°, 327 pages. Paris, 1875.
[2] *Revue maritime et coloniale*, 1852.
[3] *Ibidem*, 1874.
[4] *Cours complet de météorologie* de Kaemtz, traduit et annoté par Ch. Martins. Paris, 1843.

Actuellement, il est bien difficile d'entreprendre de séparer ce qui est bon de ce qui est passable ou de ce qui est complètement mauvais.

Il n'y a de blâme à rejeter sur personne. Les mêmes faits se sont passés en Algérie, où l'on a voulu organiser un service météorologique dans les hôpitaux militaires. Il en a été de même dans nos départements, où ce service a été organisé dans les écoles normales d'instituteurs. Bien faibles sont les résultats scientifiques de ces organisations, qui manquaient alors d'une centralisation scientifique indispensable, d'une critique quotidienne nécessaire, et surtout d'observateurs spécialement instruits, ou, quand ils l'étaient par hasard, encouragés dans leur œuvre ingrate par la publication de leurs travaux.

Le service médical de nos colonies a des occupations spéciales trop multipliées pour pouvoir se charger de faire *lui-même* des observations météorologiques. Un médecin ou un pharmacien peut diriger des observateurs; mais, à moins de négliger ses fonctions les plus importantes, il ne peut, que dans de rares circonstances, faire lui-même des observations exigeant sa présence cinq fois par jour, à heure fixe, en un lieu déterminé. Le médecin doit être laissé à son art et à ses études. Si l'on veut des météorologistes, il faut en créer. La chose est facile. L'organisation du service météorologique, en Amérique, ne laisse rien à désirer et peut servir de type. Il existe, dans ce pays, un corps organisé d'observateurs empruntés à l'armée.

Aucun médecin ne méconnaît les services considérables que la météorologie peut rendre à la médecine. Comme les autres branches de la physique, cette science doit être connue du médecin, qui seul peut en tirer des conclusions utiles à la médecine; mais ce n'est pas l'architecte qui doit porter les pierres de la maison qu'il construit.

Il est vrai qu'à des médecins sont dus presque tous les travaux relatifs à la climatologie des régions tropicales, grâce à des circonstances exceptionnelles ou à des inclinations particulières pour cette science. Dans nos postes isolés de la côte occidentale d'Afrique, les médecins sont, le plus souvent, les seuls représentants des idées scientifiques, et c'est bien à eux qu'il faut demander ce que personne ne saurait faire. Leur concours, s'il se borne à l'observation des instruments à indicateurs fixes n'exigeant pas de régularité horaire, peut sans peine, et avec grand profit, être utilisé. Dans les centres principaux, les hôpitaux sont des lieux d'observation tout à fait mauvais, et, en attendant une organisation complète de la météorologie, les tentatives que nous avons faites avec succès à Saint-Louis, et dont nous parlerons plus loin, pourraient être imitées.

Les documents en langues étrangères, sur la côte occidentale d'Afrique, fournissent aussi des renseignements sur la climatologie de ces contrées. Les auteurs allemands ne contiennent que des citations empruntées aux travaux français ou anglais.

Les ouvrages anglais sont plus originaux, nous avons parlé des ouvrages de Lind et de Winterbottom : l'ouvrage du docteur Horton est celui qui contient les renseignements les plus complets et les meilleurs. Ils doivent être critiqués avec autant de force que les documents français ; ils présentent les mêmes défauts, peut-être même plus exagérés, ces défauts résultent des mêmes causes. Enfin, nous aurons à signaler quelques travaux dus à des médecins portugais et la thèse de Stormont sur Sierra-Leone[1]. Cette thèse, en français, contient d'excellents renseignements sur le climat de la colonie anglaise.

1° *Aperçu général sur le climat de la Sénégambie.*

La marche apparente du soleil est telle que les rayons de cet astre sont deux fois par an perpendiculaires dans chacun des points de cette partie de l'Afrique, et que jamais l'obliquité de ses rayons ne s'éloigne à midi de plus de 45 degrés environ de la verticale, pour les localités situées dans le nord, et de plus de 36 degrés pour les localités méridionales.

Il en résulte que cette contrée est constamment chaude. Elle est aussi alternativement sèche et humide. Les pluies y sont périodiques. Il existe en Sénégambie deux saisons de durée variable, selon les localités, mais dont les phénomènes sont si nettement tranchés que toute étude climatérique doit

[1] Paris, 1820.

[2] C'est ainsi qu'un auteur allemand, Kiepert, dans une belle carte de la Sénégambie (in *Zeitschrift für Erdkunde*, 1866), met au-dessous du mot *Matam* : « inondé en décembre ». Le mot *hivernage* a évidemment été traduit par le mot *hiver*, et, pour plus d'apparence de précision, par celui de *décembre*, mois où les eaux sont au contraire très basses.)

prendre pour base cette division de l'année en deux saisons.

La première est la saison sèche, la seconde, la saison des pluies ou hivernage. L'usage nous force d'accepter cette dernière dénomination malgré la confusion à laquelle elle a souvent donné lieu[2]. On se rappellera que, dans notre hémisphère, l'hivernage, saison chaude, correspond à notre été.

La saison sèche est fraîche et agréable sur les points du littoral où se trouvent les centres commerciaux. Elle est saine et permettrait un acclimatement facile à l'Européen et un développement très rapide de la colonisation. Dans l'intérieur, cette saison sèche n'est douce que pendant les trois mois correspondant à notre hiver, puis elle devient une période de chaleurs intolérables dues au voisinage du désert.

La saison des pluies est comparable à l'hivernage de la plupart des régions tropicales, mais présente une constitution médicale qui place la Sénégambie au rang des régions les plus insalubres du globe.

Cette grande division étant posée, nous allons examiner quelles sont les modifications que présentent les principaux phénomènes météoriques, selon que l'on considère les régions diverses de cette vaste contrée. Nous pourrons alors décrire les caractères de chacune des saisons. Evitant les généralisations théoriques, ne prenant pour base que l'observation rigoureuse des faits, nous préférerons laisser quelques lacunes dans nos descriptions, nous réservant le droit d'appeler l'attention des observateurs de l'avenir sur les points à éclairer.

Température. — Une moyenne thermométrique annuelle, s'appliquant à toute la partie de l'Afrique dont nous nous occupons, ne serait qu'un chiffre sans aucune valeur, une erreur contraire au véritable esprit de la méthode des moyennes. Il serait fort inutile de chercher à tirer cette moyenne des nombres que nous donnerons plus loin.

La température annuelle va croissant à mesure que l'on descend vers le sud d'une part et croissant plus rapidement encore, à mesure que, s'avançant vers l'est, on pénètre de plus en plus dans l'intérieur des terres, tout en restant dans les basses altitudes. Les deux températures extrêmes que d'excellentes observations ont permis de constater à Saint-Louis, ont été : la plus basse 7°,9, la plus haute 44°,8; ces deux températures comprennent entre elles toute l'échelle des différentes hauteurs thermométriques qui aient pu être observées dans les divers points de la Sénégambie.

Au sud du Cap-Vert, les oscillations de la température deviennent de plus en plus faibles. Bissao et Sierra-Leone présentent des climats plus constants encore que celui de Gorée. A mesure que l'on s'avance dans l'est, les climats perdent leurs propriétés maritimes, et les oscillations mensuelles et nycthémérales prennent une plus grande étendue. Les grands maxima, qui sont à Saint-Louis une exception, deviennent presque la règle à Bakel et à Mac-Carthy.

La marche annuelle de la température diffère complètement du nord au sud et de l'ouest à l'est; d'où les contrastes les plus remarquables entre les localités. La température suit, à Gorée et à Saint-Louis, de mois en mois, une marche qui est intimement liée à la marche apparente du soleil[1]. Plus on descend vers le sud, plus la différence entre les moyennes mensuelles va s'affaiblissant; mais, en même temps, la température des mois du printemps s'élève, de sorte qu'il ne tarde pas à se produire un double mouvement annuel de la température : à Bissao, à Boké, à Sierra-Leone, la température, relativement basse en hiver, s'élève au printemps, puis redescend au milieu de l'été pour se relever au commencement de l'automne et tomber une seconde fois avec l'hiver. Il y a, par conséquent, deux *minima* : le plus prononcé est en janvier, le moins accusé, en août, au milieu de la saison des pluies; et deux *maxima*, l'un bien accusé en avril, l'autre, en octobre ou novembre.

Si l'on s'enfonce dans les terres de l'ouest à l'est, on voit la marche de la température être, à Dagana, la même qu'à Saint-Louis. Le printemps, quoique bien plus chaud que l'hiver, l'est encore moins que l'été. A partir de Podor, à Matam, Bakel, Médine, Mac-Carthy de Gambie, le printemps devient non seulement plus chaud que l'hiver, mais même que l'été; ce qui n'est plus du tout en rapport avec la marche du soleil. Il y a donc, comme dans le sud de la Sénégambie, un double mouvement annuel de la température, avec ceci de particulier que la température du printemps et surtout celle du mois d'avril, est bien plus élevée que celle des mois de l'été. Si

[1] Voy. *Recherches sur le climat du Sénégal*, p. 39.

nous quittions la Sénégambie et descendions jusqu'au golfe de Guinée, nous verrions la température même de l'hiver s'élever, comme celle du printemps, au-dessus de celle de l'été; de sorte que, placées au nord de l'équateur, ces contrées jouissent de saisons qui pourraient faire croire qu'elles sont situées dans l'hémisphère sud.

Vents. — Dans le nord, sur les bords du Sénégal, les alizés du nord-est règnent pendant huit mois. Des brises solaires diurnes viennent du large rafraîchir l'atmosphère des côtes, mais pénètrent peu dans l'intérieur.

Pendant les quatre autres mois règne une mousson de sud-ouest, faible, accompagnée de calmes fréquents, d'orages, de tornades et de pluies.

A mesure que l'on descend vers le sud de la côte, les alizés perdent non seulement en force mais aussi en durée, aux dépens de la mousson de sud-ouest. Cette dernière devient de plus en plus longue et plus forte. L'augmentation de sa durée est telle, qu'à la limite sud de la Sénégambie les vents de sud-ouest soufflent pendant huit mois de l'année et que c'est à peine si, pendant quatre mois, les vents soufflent dans la direction des alizés avec alternance de calmes et de brises solaires. Les vents de nord-est qui, en passant sur le désert, ont pris des qualités de sécheresse accusées par les minima de la tension de la vapeur que nous aurons à signaler à Saint-Louis, n'ont plus, au bas de la côte, cette sécheresse et cette chaleur brûlante; d'où les oscillations moindres de la température et la rareté des grands maxima signalés à Bakel.

Pluies. — Sous la dépendance des vents du large qui couvrent de nuages toute la Sénégambie pendant l'hivernage, les pluies vont comme ces vents, en augmentant de fréquence et d'abondance à mesure que l'on descend vers le sud. De bons observateurs ont compté les nombres des jours de pluies dans les différents établissements européens. Ce nombre est de 35 à Saint-Louis, Gorée, Dagana, et sur tout le cours du Sénégal; il paraît cependant un peu plus élevé dans le haut Sénégal que sur le littoral. En descendant vers l'équateur, on compte annuellement 48 jours de pluie à Sainte-Marie-Bathurst, 84 à Sedhiou, 111 à Bissao, 137 à Boké, à peu près le même nombre à Sierra-Leone. Cette augmentation régulière du nombre des jours pluvieux ne correspond pas seulement à un accroissement dans la durée de l'hivernage, il y a augmentation dans l'intensité des principaux phénomènes météorologiques qui constituent l'hivernage. Chacun des mois de cette saison compte un plus grand nombre de jours pluvieux et d'orages, à mesure que l'on descend vers le sud. Nous avons compté, sur les rives du Sénégal, une moyenne de 26 jours d'orages, une de 38 à Gorée; à Boké, M. Boheas en a compté 57 jours. Les averses, qui durent deux ou trois heures à Saint-Louis, persistent dans la Casamance et le Rio-Nunez, pendant des journées entières et même quelquefois pendant une semaine presque sans interruption. Les quantités de pluies de un demi-mètre à peine dans le nord, dépassent 3 mètres dans le sud de la Sénégambie.

Saisons. — Les vents généraux traversant la Sénégambie sont si intimement liés aux autres phénomènes atmosphériques de cette région, que l'on peut dire qu'elle leur doit son climat spécial, essentiellement différent de celui des autres régions tropicales. Il n'existe, dans toute la Sénégambie, que deux grandes saisons : La saison sèche et la saison des pluies. La première reçoit, selon la localité, des noms différents; c'est la saison *fraîche* à Saint-Louis; cette dénomination n'est plus exacte à Bakel, où elle est fraîche pendant trois mois seulement, et brûlante pendant trois autres mois. C'est la *bonne saison*, expression vraie s'il s'agit des Européens, fausse, s'il s'agit des Indigènes. L'expression de saison sèche est la seule qui lui convienne. La seconde, la saison des pluies ou hivernage, est la *saison chaude* à Saint-Louis, mais une saison relativement fraîche lorsqu'elle survient à Bakel, relativement fraîche dans le milieu de son cours à Boké, Sierra-Leone. C'est la *mauvaise saison* dans toutes les localités, s'il s'agit des Européens, mais non relativement aux Indigènes. Exposons les caractères de ces deux saisons en commençant par celle qui donne la plus grande uniformité à tous les points de la Sénégambie pendant une partie de l'année.

Hivernage. — Signalé à son début par les pluies, l'hivernage commence, à Gorée, du 27 juin au 15 juillet, vers le 20 juin en Gambie, à la fin de mai en Casamance, au milieu de mai à Bissao, à la fin d'avril dans le Rio-Nunez (Boké), au commencement de ce mois à Sierra-Leone.

Pendant toute la durée de cette saison, la Sénégambie,

arrosée par les grandes pluies qu'apportent les vents maritimes, présente un aspect uniforme dans tous ses points. La température moyenne est partout très voisine de 27 degrés, et il n'y a que des écarts très faibles, des minima et des maxima, par rapport à cette moyenne. L'air est constamment au voisinage de la saturation complète par la vapeur d'eau. Les pluies tombent avec abondance, les fleuves sortent de leurs lits et inondent tous les terrains bas. Les orages sont nombreux, la végétation est dans toute sa puissance, malheureusement aussi la force des miasmes fébrigènes. La durée de l'hivernage est, comme son début, en rapport avec la situation du soleil, dont les époques des deux passages au zénith, vont s'éloignant de plus en plus, à mesure que l'on se rapproche de l'équateur.

Dans cette saison, il n'y a que des distinctions de peu d'importance entre les divers points de la Sénégambie. Dans le nord, les pluies moins fréquentes, ont leur maximum en août. Dans le sud, il y a quelques traces de la division en deux périodes que l'on retrouve dans l'hivernage de l'équateur et du golfe de Guinée[1], mais jamais une interruption comparable à celle qui a permis de reconnaître, dans ces régions, une petite saison sèche venant interrompre les pluies, ou du moins en diminuer momentanément l'abondance. Partout les vents soufflent du sud-ouest au nord-ouest avec une force modérée et alternant avec des calmes souvent prolongés. Les différences que l'on observe alors entre les pays de l'intérieur et ceux du littoral sont minimes; elles consistent surtout en ce que ces derniers reçoivent directement la brise du large, qui y présente, par conséquent, une plus grande énergie, une plus grande fraîcheur, et qui n'a pas été empestée par son passage sur les marécages.

Voici la description d'une journée d'hivernage qui montrera en même temps et les phénomènes météorologiques qui caractérisent la saison et les impressions ressenties par l'Européen sous leur influence. Cette description, faite sur les lieux mêmes, à Saint-Louis, s'applique à toute la Sénégambie. On peut prendre cet exemple pour type de ces journées pénibles si communes dans la mauvaise saison.

[1] Voy. A. Borius, *Recherches sur le climat des établissements français de*

UNE JOURNÉE D'HIVERNAGE.

La veille dans la nuit, l'air a été rafraîchi par un orage suivi d'une pluie courte, mais abondante. Après cette nuit, le soleil se lève au milieu de nuages, qui paraissent dissipés par sa présence. A peine quelques bouffées de vent de sud-ouest se font-elles sentir dans la matinée fraîche et agréable. Le ciel n'est parcouru que par de légers flocons blancs, qui s'irradient en éventail en changeant lentement de formes. Quelques instants après le lever du soleil, le thermomètre marquait à l'ombre 27 degrés. Sous l'influence du calme, la chaleur s'élève modérément et à 9 heures du matin, malgré l'usage du parasol, une course est déjà une assez pénible corvée. Le sol, mouillé par la pluie de la nuit précédente, ne fatigue cependant pas les yeux de cette réverbération pénible de la lumière, l'une des causes qui, s'ajoutant à la chaleur, à l'état hygrométrique et à l'infection paludéenne, rendent si dangereuses les insolations à cette époque de l'année.

A 10 heures, malgré une élévation de 2 degrés sur la température du matin, la chaleur est très supportable, il est permis de déployer une certaine activité. La brise de sud-ouest est un peu plus forte, mais elle est irrégulière, et semble par moment vouloir tomber.

Il est midi, le thermomètre continue son ascension. A une heure, il atteint 30 degrés. Le soleil se voile par instants et quelques nimbus parcourent le ciel dans la direction du sud au nord, tandis que la direction des vents inférieurs oscille entre l'ouest et le sud-ouest; mais ces vents sont très faibles; par moment le calme est absolu.

Cet état général de l'atmosphère persiste, la chaleur continue d'augmenter lentement. A 4 heures, le thermomètre marque 31 degrés. Le ciel est aux trois quarts couvert de nuages s'accumulant d'abord à l'horizon, le calme devient parfait. La chaleur est excessivement pénible, et, bien qu'après 4 heures, le thermomètre monte à peine de 0°,5, la chaleur semble augmenter considérablement; on est étonné, en jetant les yeux sur le thermomètre, de ne pas voir une ascension plus

la côte septentrionale du golfe de Guinée. Paris, 1880, Gauthier-Villars, in-8° de 24 pages.

étendue de la colonne mercurielle correspondre à cette sensation. Le corps se couvre de sueur au moindre mouvement un peu actif.

Il est 6 heures, le soleil disparaît dans les nuées épaisses accumulées à l'horizon. Il se couche bientôt au milieu de nuages qu'il dore de teintes d'un rouge cuivré très éclatant. Le calme persiste. Le thermomètre reste élevé. Quelques bouffées de brises variables de l'ouest au sud-ouest donnent à peine une fraîcheur qui ne pénètre pas dans l'intérieur des maisons. Il faut sortir ou monter sur les terrasses qui dominent les habitations, pour respirer plus librement, et se sentir rafraîchi par quelques légers souffles devenant de plus en plus rares. Un petit nuage noir passe en courant très bas, venant du sud-ouest, et laisse tomber quelques larges gouttes d'eau, trop peu nombreuses pour mouiller le sol desséché.

Nous rentrons. La chaleur de la maison est étouffante, nous cherchons en vain les courants d'air. L'eau, que nous avons mise à rafraîchir dans des vases ou gargoulettes en terre poreuse, et qui, le matin, était fraîche, paraît tiède; sa température est la même que celle de l'eau contenue dans une carafe ordinaire. Il n'est pas nécessaire de consulter l'hygromètre pour constater la surcharge de l'air par la vapeur d'eau.

Tout indique une saturation complète de l'air par l'humidité. La tension de la vapeur est de 23 millimètres. C'est alors que l'on peut constater que la sensation de chaleur étouffante que l'on éprouve est due plutôt à la vapeur d'eau qu'à une élévation du thermomètre, qui n'a par elle-même rien d'extraordinaire.

Rien n'est comparable à l'anxiété maladive dans laquelle se trouve alors l'Européen. Immobile dans un fauteuil, il a le corps couvert de gouttelettes de sueur, comme celui d'une personne qui vient de se livrer à un exercice violent. La fatigue que nous éprouvons n'est pourtant pas la même que la fatigue du travail; c'est une faiblesse des membres, et surtout des jambes, un malaise indéfinissable qui porte à éviter tout mouvement, tout travail physique ou intellectuel, et ne permet cependant pas le sommeil. Tourmenté par des nuées de moustiques auxquels il est presque impossible de se soustraire, nous cherchons vainement l'air qui semble faire défaut. C'est dans des moments pareils que la marche lente des heures inactives permet de sentir les ennuis et les souffrances de l'exil, et que, suivant l'expression d'un de nos collègues[1] : « L'âme veut quitter sa prison et la livre à la première maladie dominante qui se trouve là. »

Il est 10 heures, le calme est devenu parfait. Malgré la disparition du soleil, la température se maintient élevée. La sensation de fatigue fait place à une sensation plus pénible, la tête est comme serrée dans un cercle de fer; si la lecture et le travail sont encore possibles, ils nécessitent une volonté dont l'énergie va en faiblissant; le travail est d'ailleurs peu productif. Les forces intellectuelles sont plus déprimées que ne le sont les forces physiques.

Alors s'écoule lentement la nuit, dans cet état pénible et maladif, ou bien éclate un orage et une pluie abondante, sous l'influence de laquelle le thermomètre baisse légèrement, donne une sensation de bienfaisante fraîcheur.

On peut se faire une idée de l'état pénible où l'on se trouve au Sénégal, pendant ces journées d'hivernage, en songeant au malaise que l'on éprouve, en Europe, pendant les heures qui précèdent les orages de l'été. « En décuplant cette sensation, dit un de nos collègues qui observait au Sénégal, on sera encore au-dessous de la vérité; dans les pays chauds, pendant l'hivernage, on est littéralement accablé sous le poids de la chaleur[2]. »

L'orage et la pluie ne terminent pas toutes ces journées fatigantes. Quelquefois, lorsque survient l'orage, il est précédé d'un vent violent qui constitue la tornade, phénomène propre à la côte occidentale d'Afrique et qui mérite une description spéciale qu'on nous permettra de reproduire ici[3].

LA TORNADE.

La tornade survient, le plus souvent, après une journée de

[1] Delord, *Quelques réflexions sur le Sénégal et sur la dysenterie observée dans ce pays* (Thèse de Montpellier, 1845).

[2] Lejollec, *De l'influence des hautes températures sur la production des accès pernicieux* (Thèse de Paris, 1873).

[3] Cette description est empruntée à nos *Recherches sur le climat du Sénégal*. Voy., pour la nature des tornades, leur marche, leur fréquence, etc., notre livre, p. 277 et suivantes.

calme et de chaleur accablante analogue à la journée d'hivernage dont nous venons d'essayer de tracer le tableau.

La brise de sud-ouest, qui dominait pendant l'hivernage, a fait place à une journée de calme dans laquelle la girouette prend par instant une direction qui indique des vents très faibles du nord au nord-est. Malgré cette direction des vents, à laquelle est dû un ciel complètement découvert de nuages, la partie méridionale de l'horizon s'assombrit, une petite masse nuageuse, noire, peu étendue, règne au sud et au sud-est, et permet de présager déjà la formation d'une tornade. Après un temps qui varie de deux à trois ou quatre heures, cette masse noire se met en mouvement et tend à se rapprocher du zénith en s'étendant de manière que le segment de la calotte céleste qu'elle couvre va en grandissant. Ce mouvement est lent, je l'ai toujours vu se faire dans une direction voisine de celle du sud au nord. Lorsque la masse de nimbus s'est élevée à environ 25 degrés au-dessus de l'horizon, elle y forme un demi-cercle régulier au-dessous duquel on peut parfois apercevoir le ciel.

La direction du sud au nord des nuées supérieures indique bien la marche générale du météore, son mouvement de translation, qui est le seul apparent tant que la bande supérieure demi-circulaire qui circonscrit ces nuages n'a pas atteint le zénith.

Le bord de cette masse en mouvement tranche, par sa teinte d'un noir sombre, sur le bleu du ciel, à peine parcouru par quelques flocons blancs qui, sur un autre plan, se meuvent dans la direction des vents de nord-est, devenus un peu plus énergiques dans les couches inférieures de l'air.

Ce bord forme comme un bourrelet. On peut juger aisément, à la manière dont ce bourrelet est formé, à sa convexité, regardant le nord, tandis que sa partie inférieure, frangée, regarde le sud, qu'un obstacle s'oppose à la progression du météore et retarde son ascension ; il y a, semble-t-il, lutte entre la faible brise du nord qui règne dans la partie découverte de l'horizon et la masse météorique qui s'avance d'un mouvement propre en sens contraire de cette brise.

Lorsque cette accumulation de nuages s'est avancée jusqu'à une distance de 45 degrés du zénith, elle offre un aspect des plus caractéristiques. C'est un vaste cercle noir, une sorte de champignon sans pied qui serait vu de trois quarts et par en dessous; ses contours sont bien limités en avant et sur les bords droit et gauche, mal définis en arrière dans la partie qui se confond avec l'horizon. Rien n'est plus facile que d'esquisser le croquis de cette masse de nuages, un bon appareil de photographie pourrait facilement en fixer l'image sur une plaque. Quelquefois cette forme, comparable à celle d'un champignon incomplètement ouvert, possède un double bourrelet, comme si une calotte sphérique, plus petite, en surmontait une autre.

Parfois la marche du météore est si lente, qu'il met une demi-heure à atteindre le zénith; d'autres fois, il s'écoule à peine cinq minutes entre le moment où ces nuages commencent à se mouvoir et celui où ils arrivent au-dessus de nos têtes. Si un navire est surpris alors avec toutes ses voiles, il n'aura pas eu le temps de les serrer au moment où les nuages atteindront le zénith, où, se trouvant placé sous ce vaste tourbillon, il en ressentira le redoutable vent.

Ces nuages sont parfois, mais rarement, sillonnés de quelques éclairs, mais en général on n'entend pas de tonnerre.

Au-dessous de la partie la plus reculée de cette masse noire, on distingue de gros nuages blancs et parfois des traînées sombres, analogues aux grains de pluie, venant alors compléter la ressemblance de la tornade avec un immense champignon dont les traînées de pluie représenteraient le pied.

A un moment qui est ordinairement celui où le bord antérieur de la tornade atteint le zénith, souvent un peu plus tôt et parfois seulement au moment où les deux tiers du ciel se trouvent couverts, un vent d'une violence extrême se déchaîne à la surface du sol dans la direction du sud-est. La masse météorique, vue en dessous et de près, n'a plus alors de forme définie, la partie du ciel qui était restée découverte est promptement envahie par des nuages qui semblent se mouvoir en désordre. Comme le météore continue sa marche vers le nord, il est facile de constater que la direction du vent n'est due qu'à un mouvement propre du météore sur lui-même, combiné avec son mouvement de progression.

Cette bourrasque dure au plus un quart d'heure, pendant lequel le vent prend une direction qui passe à l'est, puis au nord-est, au nord, enfin au nord-ouest, puis au sud-ouest, avec une intensité qui va, en général, en faiblissant d'abord, puis en reprenant de l'énergie lorsque les vents passent au sud-ouest.

La succession des vents n'offre pas toujours la régularité de cette description, car de temps en temps il y a des reprises de sud-est. Quelquefois le vent va en faiblissant jusqu'au nord-ouest et ne dépasse pas cette direction. Il y a des tornades dans lesquelles la rotation des vents s'arrête au nord ; la tornade disparaît, du calme et de la pluie lui succèdent, puis les vents se fixent au sud-ouest faibles. La seule chose constante, c'est la plus grande énergie du vent au début de la tornade. Cette énergie n'existe avec une force véritablement dangereuse que tout à fait au début et dans la direction du vent de sud-est.

La violence du vent des tornades est peu en rapport avec sa durée, elle atteindrait parfois, dit-on, celles des vents des ouragans ; mais le fait doit être excessivement rare. Nous croyons qu'on a peut-être exagéré la force de ce vent. Il peut arriver à renverser les arbres, enlever les toitures, jeter à la côte les navires dont les ancres ne sont pas solides ; mais une circonstance favorable vient toujours diminuer le danger. La mer, au moment où survient la tornade, est toujours d'un calme parfait, de sorte que l'agitation des flots est trop momentanée et trop subite pour produire de fortes lames, et le danger de la mer ne vient pas s'ajouter à celui de l'atmosphère pour le marin qui aurait assez peu d'expérience ou serait assez imprudent pour se laisser surprendre par un accident atmosphérique aussi facile à prévoir.

Au bout d'un quart d'heure, parfois de dix minutes, le météore a disparu : il n'a consisté qu'en ce mouvement brusque de vent, ce passage de nuages noirs sans pluie ni orage. La tornade est alors ce qu'on appelle la *tornade sèche ;* c'est la forme la moins fréquente.

Ordinairement, lorsque les vents passent au sud-ouest, un orage éclate, la pluie tombe avec une abondance extrême pendant un quart d'heure, puis devient modérée, et le vent reste au sud ou au sud-ouest faible.

Il est à remarquer que, même lorsque la tornade est sèche, elle est toujours suivie d'un abaissement de la température très sensible au thermomètre. Ce qui prouve qu'elle se forme, non au niveau du sol ou de la mer, mais dans les régions supérieures de l'atmosphère, et que l'axe de son mouvement gyratoire s'éloigne de la verticale ou que le mouvement de l'air est plutôt spiroïde que circulaire.

Après avoir fait sur les lieux cette description, de l'exactitude de laquelle plusieurs personnes ayant observé comme nous au Sénégal, ont bien voulu nous donner des témoignages, nous avons rapproché ce que nous avions dit de ce qu'un certain nombre d'auteurs ont écrit sur ce sujet. Nous avons remarqué dans presque toutes les descriptions une exagération presque constante. La tornade est représentée comme un phénomène fort effrayant et extrêmement dangereux. L'idée d'une lutte entre des vents furieux et contraires domine toujours dans ces descriptions, qui rappellent celles des poètes, mais s'éloignent fort de la vérité. L'orage qui termine ordinairement la tornade n'est ni plus ni moins effrayant que l'orage d'Europe. Nous avons cependant trouvé une excellente description de la tornade faite par Beaver [1] ; bien que la fidélité de cette description soit mise en doute par le traducteur, c'est la seule qui nous ait paru exacte, et les expressions dont s'est servi l'auteur pour peindre le phénomène qu'il observait sont parfois identiques à celles dont nous nous sommes servi nous-même en notant ce que nous voyions sans connaître les travaux du chef de l'expédition colonisatrice de Boulame. Nous devons ici nous inscrire en faux contre l'assertion qui, s'appuyant sans doute sur une erreur de chiffre, attribue aux tornades la propriété d'abaisser brusquement la température, au Sénégal et à la côte de Guinée, de 25 et 30 degrés centigrades. Jamais, en dix ans, la variation thermométrique n'a dépassé à Gorée, dans une journée d'hivernage, 10°,8. A la côte de Guinée, les variations de température sont encore plus faibles dans cette saison, la seule pendant laquelle s'observent les tornades. Nous prenons la peine de réfuter cette erreur, parce que, très affirmative, elle a été souvent répétée ; elle a été empruntée à une thèse dont la partie médicale sera souvent citée par nous.

Saison sèche. — La présence des alizés de nord-est donne à cette saison son caractère particulier de sécheresse. Elle se distingue, dans toutes les régions, par l'absence presque complète de pluie, par une sécheresse atmosphérique des

[1] Ph. Beaver, *African memoranda*, Londres, 1805, et *Collection des relations de voyages* de Walckenaer.

plus remarquables, et, comme conséquence de la rareté de l'eau (ce modérateur des climats), par une grande inégalité climatérique selon les lieux et selon les époques. Dans la saison sèche, l'unité climatérique de la Sénégambie, propre à l'hivernage, fait place à des divergences locales extrêmement marquées et à des phénomènes qui ne trouvent leurs analogues que dans les régions limitrophes du grand désert du Sahara.

Du nord au sud, ces différences sont moins prononcées que de l'ouest à l'est. La presqu'île du Cap-Vert, Gorée, et la presqu'île de Sierra-Leone, par suite de leur situation maritime, constituent les régions où la sécheresse est la moindre, où le climat reste le plus constant. La température y est fraîche l'hiver, et monte lentement et régulièrement pendant le printemps. La saison sèche forme ainsi sur le littoral une seule saison bien homogène : il n'y a que des différences peu sensibles, avec transition lente de mois en mois, et des différences dans la durée de cette saison, qui diminue de longueur à mesure que l'on descend vers le sud.

Dans l'intérieur, à Bakel, à Médine, à Mac-Carthy de Gambie, il y a, au contraire, une différence tellement tranchée entre le trimestre de l'hiver et celui du printemps, que la saison sèche, qui, sur la côte, mérite aussi le nom de saison fraîche, est, pendant l'hiver, une saison fraîche, et pendant le printemps une saison extrêmement chaude, beaucoup plus chaude même que la saison d'été (premier trimestre d'hivernage).

Le vent de nord-est jouit, en effet, de propriétés caloriques extrêmement différentes selon les époques. Toujours sec, il est froid en hiver, il est brûlant au printemps. Ce vent sec ou harmattan, très favorable à l'assainissement du pays, a été décrit par Lind comme un vent empesté « de vapeurs malignes[1] » et capable de tuer les animaux et les hommes. Le vent de l'est au nord-nord-est, quelle que soit l'appellation que l'on voudra lui donner, est toujours froid le matin ; il est brûlant dans la journée, surtout au printemps. Pour des causes qui trouvent leur raison d'être dans la situation des localités, ce vent a perdu, lorsqu'il arrive à Gorée, la plupart de ses propriétés de séche-

[1] Lind, *Essai sur les maladies des Européens dans les pays chauds* (traduction, 1785).

cesse. A Saint-Louis, il les a conservé en grande partie, mais il ne souffle avec énergie que pendant peu d'heures et par courtes séries. Il en est de même en Gambie, dans la Casamance, dans le Rio-Nunez et à Sierra-Leone. Dans l'intérieur du Sénégal et de la haute Gambie, ces vents brûlants sont chose habituelle pendant trois mois

Le contraste entre le littoral et l'intérieur de la Sénégambie est alors des plus intéressants à étudier : plus il fait chaud dans l'intérieur, plus il fait froid à Saint-Louis. A cette époque, les brises alternatives de terre et de mer conservent au littoral sa fraîcheur. L'élévation considérable de la température, due au vent d'est, est toute momentanée et élève peu les moyennes vraies.

Une comparaison permettra de comprendre et en même temps d'expliquer la différence considérable qui existe, au printemps, entre la température de la côte de la Sénégambie et celle de l'intérieur. Le Sahara, milieu dépourvu d'eau, est un véritable foyer ardent qui rayonne tout autour de lui et fait sentir ses ardeurs jusqu'au voisinage de Bakel, climat tout à fait saharien au mois d'avril. Si, dans une chambre au milieu de laquelle se trouve un foyer ardent, la chaleur de ce foyer se fait sentir avec intensité, il n'en est pas de même près de la porte de cette chambre. L'appel fait à l'air froid du dehors est d'autant plus énergique que le foyer est plus chaud, et les personnes placées près de cette porte sentent un refroidissement bien accusé : voilà pourquoi à Saint-Louis, sur le littoral de la côte d'Afrique, le printemps est légèrement plus froid que l'hiver; pourquoi plus il fait chaud dans l'intérieur du Sénégal (à Bakel) plus il fait froid à Saint-Louis. Le même phénomène s'est exceptionnellement présenté en Europe pendant l'été de 1879 : le mois de juillet de cette année a été d'autant plus froid en France que les chaleurs ont été plus considérables à l'est de l'Europe [1].

Le phénomène qui se passe à Saint-Louis ne s'observe pas à Sierra-Leone, à la côte de Guinée ni en Algérie, parce que de hautes chaînes de montagnes servent d'écran à ces régions, tandis que les côtes de l'embouchure du Sénégal sont un pays plat sensiblement au même niveau continu que le désert.

[1] Voy. Renou, *Comptes rendus de l'Académie des sciences*, séance du 11 août 1879.

UNE JOURNÉE DE LA SAISON SÈCHE.

Nous chercherons à donner une idée du climat du nord de la Sénégambie dans la saison sèche, en décrivant une des journées de cette saison observée à Dagana.

La nuit a été bonne, le sommeil facile; la fraîcheur de cette nuit étoilée, accompagnée d'une rosée abondante, était même assez prononcée pour qu'une couverture de laine ait été indispensable pendant le sommeil. Le soleil se lève sur un horizon sans nuages, mais grisâtre; le vent souffle faible du nord-est, il est assez frais. C'est un moment délicieux pour la promenade, pour la chasse, pour le travail, quel qu'il soit. Cependant, à mesure que le soleil, s'élevant, darde des rayons d'autant plus chauds, le vent devient plus sec et plus fort; il entraîne une poussière d'un sable fin grisâtre qui pénètre partout. Entre neuf et dix heures du matin, le vent prend une intensité de plus en plus considérable; il devient bientôt brûlant et insupportable. Par moments, il semblerait que l'on passe devant la bouche d'un four allumé. La sécheresse de ce vent est extrême. Le thermomètre monte, à l'ombre, à 40 degrés, et dépasse, même pendant quelques instants, de 1 ou 2 degrés cette graduation, pendant que le thermomètre, dont la boule est entourée d'une mousseline mouillée, s'abaisse de 19 degrés. Les corps les plus durs, le bois, l'ivoire, se fendent; les objets cartonnés se racornissent et se déforment; les meubles se disjoignent, leurs boiseries éclatent avec bruit. Les objets conducteurs du calorique, le marbre, le fer, les loquets des portes, donnent à la main de brusques sensations de chaleur dans l'intérieur et à l'ombre des appartements. A l'extérieur, le sol sablonneux brûle les pieds des Noirs. Le corps est sec, la peau hâlée; les lèvres se gercent comme en Europe par les froids rigoureux de l'hiver; la membrane pituitaire, desséchée, devient douloureuse; les conjonctives sont le siège d'une fluxion sanguine, la vue est blessée par une ardente réverbération de la lumière.

Pour se soustraire à cette chaleur, le Noir rentre dans sa case, l'Européen clôt sa demeure. Dans certaines maisons, à Dagana, on a établi de doubles fenêtres vitrées, et l'on se préserve du chaud extérieur de la même manière que dans les pays du Nord on se préserve du froid. Notre chambre, fermée ainsi et arrosée, pouvait, du matin au milieu du jour, conserver une température de 28 à 30 degrés pendant qu'à l'extérieur la température dépassait 41 degrés. Les animaux domestiques, les animaux en captivité, les jeunes lionceaux qu'on élève par curiosité, les singes, semblent autant souffrir que l'homme; ils se blottissent dans les endroits frais, auprès des jarres, où l'on conserve l'eau, par exemple.

Ce vent dure plus ou moins longtemps : à Saint-Louis, il faiblit et tombe vers trois heures du soir. On entend alors un bruit bien connu et attendu, c'est celui des lames se brisant sur le rivage : à ce signal, chacun ouvre largement portes et fenêtres, et laisse entrer la brise de mer fraîche et délicieuse. C'est ce que fait l'habitant de Saint-Louis, où cette brise ne manque presque jamais; mais combien d'heures sera-t-elle attendue par l'habitant de Dagana, qui le soir et la nuit, attend souvent vainement qu'un souffle de la brise de mer arrive jusqu'à lui, ou par celui de Bakel, pour lequel elle fait si souvent défaut!

La brise venue, la vie reprend son activité, les promenades du soir sont alors délicieuses. Cependant, le soleil couché, la brise devient froide, une rosée abondante recouvre le sol et mouille les vêtements; un vêtement chaud est alors nécessaire. L'Européen se couvre de son manteau d'hiver, s'il veut ne rentrer qu'après la nuit venue: il n'aura plus besoin que de se bien couvrir pour se livrer à un sommeil facile et réparateur.

Les sensations éprouvées par les chaleurs sèches du désert diffèrent complètement de celles de l'hivernage, l'absence des sueurs abondantes, la possibilité de se procurer une eau d'autant plus fraîche que l'évaporation est considérable et que les vases poreux se fabriquent en grande quantité dans le pays, l'étendue de l'oscillation diurne, la possibilité d'un sommeil facile, l'absence des moustiques, font qu'une température voisine de 40 degrés est beaucoup moins pénible à supporter que la chaleur humide constante, au voisinage de 27 degrés, qui règne dans l'hivernage, chaleur continuelle à laquelle on ne trouve aucun moyen de se soustraire.

Le vent du nord-est à l'est n'a heureusement pas toujours l'extrême sécheresse que nous venons de signaler dans cette description. C'est par série de deux, trois, quatre et cinq jours consécutifs, qu'on le voit reparaître, avec cette exagération de ses propriétés, pendant la matinée principalement. Il y a des années, comme 1873, par exemple, où ces vents sont rares et offrent peu d'énergie; alors la production de la gomme est diminuée de moitié ou des deux tiers. Il résulte de cette variabilité dans la fréquence et la force de ce vent chaud du désert, que la physionomie de deux saisons sèches successives peut sensiblement différer. Il en est de même, mais à un degré moindre de la physionomie des hivernages successifs pendant lesquels l'abondance de la pluie peut varier du simple au triple dans la même localité. Nous aurons à rechercher, plus tard, quelles influences ces divers modificateurs atmosphériques peuvent avoir sur l'état sanitaire, soit des Européens, soit des Indigènes.

Maintenant que nous avons fait connaître l'aspect général de la climatologie de cette partie de l'Afrique, nous pouvons entrer dans la description succincte des divers climats locaux. Nous diviserons ces climats en climats marins et climats continentaux. Les climats de montagnes n'ont malheureusement fait l'objet d'aucune recherche, malgré l'importance considérable qu'il y aurait à connaître la climatologie des hautes stations propres à servir de refuges sanitaires.

2° — *Climats maritimes de la Sénégambie.*

CLIMAT DE SAINT-LOUIS.

Notre attention se portera d'abord sur le climat de la capitale de nos possessions de la côte occidentale d'Afrique; c'est celui qui a été le mieux étudié. Nous nous bornerons à résumer les connaissances relatives à cette localité. Depuis sept ans, les observations météorologiques ont été faites, à Saint-Louis, avec un soin tout particulier, par les zélés collaborateurs entre les mains desquels nous avons laissé nos instruments et l'Observatoire que nous avions fondé dans cette ville, à l'école des Frères.

Cette nouvelle série d'observations permet d'ajouter un chapitre additionnel à nos précédentes recherches auxquelles devront se reporter ceux qui voudront étudier, dans tous ses détails l'intéressante question de cette partie de la climatologie africaine.

Les conditions de l'Observatoire de Saint-Louis, personnel, instruments, exposition, sont restées celles décrites dans nos premières *Recherches sur le climat du Sénégal* [1]. Il serait fort avantageux qu'elles restassent telles, pour donner à la série commencée en 1873 l'homogénité si nécessaire à ces sortes de travaux.

Les résumés des observations de 1874 à 1879 seront très prochainement publiés dans leurs plus importants détails[2]. Des copies manuscrites des journaux météorologiques dont sont tirés ces résumés, sont déposées au ministère de la marine, à l'exposition permanente des colonies et à la bibliothèque de la Société météorologique de France [3]. Nous espérons pouvoir faire imprimer *in extenso* au moins les deux premières années de ces observations. Cette publication a été retardée, jusqu'ici, par un motif que devineront ceux qui connaissent l'état actuel de la météorologie en France, situation si différente de celle occupée par cette science dans les autres contrées de l'Europe et de l'Amérique. Les observations quotidiennes peuvent seules donner la véritable physionomie d'un climat. Leur lecture permet, en même temps, et la critique des observations et les interprétations que les résumés, donnant seulement les moyennes et les extrêmes des phénomènes observés, ne fourniront jamais. Ainsi, par exemple, les résumés cachent parfois des détails indispensables pour l'interprétation de certains événements médicaux en relations intimes avec les accidents météorologiques. Souvent, comme le fait remarquer M. P. Bert dans son grand travail sur la pression atmosphérique, un long volume peut être résumé dans la page qui en contient les conclusions; l'utilité du livre n'en reste pas moins incontestable pour ceux qui ne croient pas aux affirmations sans preuves. Cherchons donc à tirer, des documents anciens et nouveaux que nous avons entre les mains, les conclusions nécessaires pour bien

[1] Page 147.

[2] *Nouvelles Recherches sur le climat du Sénégal*, par A. Borius, in *Bulletin du Bureau central météorologique de France*, année 1880.

[3] Voy. aussi les résumés quotidiens publiés dans le *Moniteur du Sénégal*. Ces résumés contiennent un assez grand nombre d'erreurs de typographie ou de copie. — Voy. *Extrait des observations faites à Saint-Louis Sénégal*, in *Bulletin de l'Association scientifique de France*, t. XII, p. 433; t. XIII, p. 15, 32, 49, 126, 263. — Voy. *Moyennes quotidiennes météorologiques à Saint-Louis* 1873-1874, in *Bulletin international de l'Observatoire de Paris*, 1873, numéros 310, 328, 349; 1874, numéros 89, 117, 215; 1876, numéros 262, 283.

apprécier ce que le littoral maritime de notre colonie présente de particulier.

Le tableau suivant expose les principales conditions météorologiques du climat de Saint-Louis.

Le climat de Saint-Louis ne doit pas être pris pour type du climat maritime du littoral de la Sénégambie. La situation de cette ville, dans une île fluviale, près de l'embouchure d'un grand fleuve, son voisinage du désert, lui donnent un climat particulier qui ne peut être considéré comme représentant d'une manière générale le climat de la côte. Saint-Louis offre au contraire, à leur plus faible degré, les propriétés climatériques des localités situées sur le bord de la mer. Cela doit être attribué surtout à la direction des vents dominants dans cette partie du globe. Un grand courant d'eau froide descend le long de la côte, et agit en influençant la climatologie de cette région, de telle sorte que nous avons pu comparer l'action réfrigérante de ce courant à l'action réchauffante du Gulf-stream sur les côtes de la Grande-Bretagne et du littoral du Finistère[1]. Mais, tandis que le chaud manteau de nuages dont le Gulf-stream enveloppe le littoral de nos côtes européennes tend, sous l'influence des vents dominants de sud-ouest, à s'étendre sur l'intérieur des terres et à donner à l'Europe occidentale son doux climat ; à la côte d'Afrique, les vents régnants viennent de terre et limitent à une étroite zone l'action réfrigérante du courant polaire. De là les contrastes que nous aurons à signaler entre les climats du littoral et ceux des localités situées dans l'intérieur à des distances relativement peu considérables.

Pression atmosphérique. — La moyenne annuelle barométrique déterminée par une période de cinq années, ramenée à la température de zéro degré et au niveau moyen de la mer, est de 758^{mm}. La faible erreur dont peut être affecté le baromètre de l'Observatoire restant encore à déterminer par une comparaison avec un étalon.

La pression présente deux minima, vers 4 heures, le soir et le matin ; deux maxima, vers dix heures, le soir et le matin. L'oscillation est en moyenne, à Saint-Louis,

[1] Voy. *Le Climat de Brest et ses rapports avec l'état sanitaire*, par A. Borius, 1 vol. in 8 J.-B Baillière et fils.

Eléments météorologiques du climat de Saint-Louis

ALTITUDE 5 MÈTRES

MOIS ET SEMESTRES	MOYENNES DÉDUITES DE CINQ ANS (**1874-1878**)											EXTRÊMES ABSOLUS DE CINQ ANS					
	PRESSION BAROMÉTRIQUE		TEMPÉRATURE A L'OMBRE MOYENNES				HYGROMÉTRIE		ÉVAPORATION EN 24 HEURES	PLUIE		PRESSION BAROMÉTRIQUE		TEMPÉRATURE (A L'OMBRE)		HYGROMÉTRI[E] TENSION DE LA VAPEUR	
	Moyennes	Oscillations diurnes	De quatre observations	Des minima	Des maxima	Des oscillations diurnes	TENSION DE LA VAPEUR Moyennes	HUMIDITÉ RELATIVE Moyennes	moyennes	Quantités totales en millimètres	Nombre de jours	Minima	Maxima	Minima	Maxima	Minima	Maxima
	mm	mm	°	°	°	°	mm	cent.	mm			mm	mm	°	°	mm	mm
Décembre. . . .	759,2	2,4	21,6	16,8	28,5	11,7	12,2	61	11,2	0	0	753,1	763,0	7,9	36,0	3,4	22,4
Janvier.	759,3	2,5	20,0	15,1	27,6	12,5	11,0	62	11,0	7	1	755,3	763,4	11,0	35,2	4,0	19,4
Février	759,0	2,4	20,3	15,5	29,1	13,6	11,1	62	12,5	20	1	754,1	762,7	12,5	40,0	0,0(?)	17,4
Mars.	758,8	2,2	20,5	16,5	27,3	10,8	13,2	73	9,1	0	0	753,0	761,6	13,6	40,2	3,5	18,2
Avril.	757,7	2,2	20,5	16,7	26,1	9,4	13,9	76	7,9	0	0	733,5	762,1	13,9	44,8	3,4	19,8
Mai	758,0	2,1	21,5	18,5	25,3	6,8	15,8	81	7,2	12	1	754,1	762,3	16,1	37,0	10,5	21,2
Juin	758,9	1,9	25,2	22,5	28,5	6,0	19,8	81	8,1	10	2	754,1	762,5	17,5	41,0	5,8	26,1
Juillet . . . . ,	758,7	1,9	27,2	24,2	30,1	5,9	21,2	78	9,8	76	8	754,8	762,1	19,4	37,4	14,7	30,1
Août.	758,2	2,1	27,5	24,3	31,2	6,9	22,1	79	8,8	162	11	755,1	763,0	19,2	37,0	14,8	27,5
Septembre . . .	758,1	2,1	28,1	24,9	31,7	6,8	22,5	78	8,2	127	8	753,6	762,7	20,6	38,0	15,5	28,6
Octobre	757,9	2,1	27,5	23,9	32,0	8,1	20,8	74	10,1	11	5	754,0	761,1	16,0	41,1	8,3	27,5
Novembre . . .	757,7	2,2	25,1	20,5	31,2	10,7	17,1	70	9,6	0	0	753,8	761,9	16,0	39,0	5,5	25,6
SAISON SÈCHE . .	758,5	2,3	20,7	16,5	27,3	10,7	12,8	70	9,9	39	3	753,0	763,4	7,9	44,8	0,0(?)	22,4
HIVERNAGE . . .	758,3	2,1	26,7	23,3	30,7	7,4	20,6	77	9,2	386	32	753,1	763,0	16,0	41,1	5,5	30,1
ANNÉE	758,4	2,2	23,7	19,9	29,0	9,1	16,7	73	9,5	425	35	753,0	763,4	7,9	44,8	0,0(?)	30,1

de 2^{mm},2, et d'une régularité si grande qu'elle ne manque presque jamais. La détermination rigoureuse du moment des minima et maxima, de ce que l'on appelle les heures tropiques, pourrait facilement être obtenue par une série d'observations très nombreuses du baromètre, pendant une seule journée de chaque mois, au voisinage de 4 heures et de 10 heures. On sait que les heures tropiques varient selon les saisons. Il est à désirer que cette détermination soit faite, à Saint-Louis.

La plus grande oscillation barométrique, dans une même journée, s'écarte bien rarement d'une façon prononcée de la moyenne que nous venons d'indiquer. Nous avons cependant à signaler une oscillation diurne très considérable pour la localité. Observée le 20 décembre 1877, elle a consisté en une hausse rapide du baromètre 6^{mm},7, de 6 heures à 10 heures du matin. Rien ne put expliquer ce phénomème insolite. Le temps était très beau, le ciel très pur, le vent, presque calme du nord, toute la journée, passa à 10 heures du matin au sud-est faible, pendant quelques instants. Il n'y eut aucun mouvement atmosphérique remarquable dans les environs de Saint-Louis ni le jour précédent ni le jour suivant. La bouffée du vent de sud-est coïncidant avec ce maximum anormal, rappelle seulement la direction que prend le vent au début des tornades qui s'observent dans une autre saison.

Nous avons fait faire, pendant les trois premiers mois de l'année 1874, des observations simultanées du baromètre, à Saint-Louis et dans l'île de Gorée. Il y eut identité presque parfaite entre les deux courbes. Il serait intéressant de rechercher si cette identité se maintient alors que, pendant les mois de l'hivernage, l'atmosphère de la côte est parcourue chaque jour par les mouvements tourbillonnaires des tornades. Ces derniers mouvements sont loin d'être sans effet sur le baromètre ; mais l'oscillation de la pression au voisinage des tornades étant faible et s'accusant tantôt par une hausse, tantôt par une baisse, il serait nécessaire que l'attention des observateurs se portât spécialement sur ce point. La seule chose que nous puissions affirmer c'est que les plus grandes oscillations diurnes du baromètre sont ordinairement loin de coïncider avec le passage des tornades sur le lieu même de l'observation.

L'oscillation totale de la colonne mercurielle a été de 10 millimètres en cinq ans, c'est-à-dire à peu près cinq fois moindre que celle observée en France.

Le mouvement annuel de la pression barométrique est bien accusé. Il y a, comme pour la marche diurne, deux maxima, l'un en janvier, l'autre en juin, et deux minima, le premier en avril, le second en novembre.

Température. — La moyenne annuelle déduite de cinq années et de quatre observations faites à 6 et 10 heures du matin, 4 et 9 heures du soir est de 23°, 7. Cette combinaison d'heures donne une moyenne beaucoup plus exacte que celle obtenue en prenant la demi-somme des températures extrêmes de chaque jour. Cette dernière est toujours trop élevée et le résultat qu'elle donne est peut être plus faux au Sénégal que partout ailleurs, à cause de la grande élévation que peuvent atteindre les maxima pendant un temps ordinairement fort court. Ce fait a été bien démontré à Saint-Louis par M. Héraud [1] et confirmé par toutes les observations postérieures.

La moyenne déduite des minima et des maxima des cinq années est trop élevée de 0°,8. L'erreur peut dont atteindre près d'un degré. Elle a été exactement de 1 degré en 1874. Cela est très important à signaler ; c'est en effet le plus souvent en prenant la demi-somme des extrêmes diurnes que les températures des différents points de la côte occidentale d'Afrique ont été déterminées. La méthode employée fausse donc le résultat d'environ un degré en trop, et cela indépendamment de la tendance bien démontrée qu'ont toutes les observations thermométriques, faites dans des conditions médiocres, à donner des résultats trop élevés. On peut largement retrancher un degré à presque toutes les moyennes annuelles indiquées pour les différents points de la côte d'Afrique et de l'intérieur du pays.

Nous n'avons rien de particulier à ajouter à ce que nous avons dit ailleurs sur la marche annuelle de la température à Saint-Louis. La similitude de ce mouvement, dans chacune des années successives, rappelle que l'on se trouve sous les climats si réguliers des tropiques, dans ces régions où, comme le remarque Humboldt, la météorologie suit les lois les plus

[1] Voy. *Observations météorologiques faites au Sénégal pendant l'année* 1860 (*Revue maritime et coloniale*, 1861, t. Ier, p. 511).

simples et où son étude offre le moins de difficulté. Une bonne année d'observations, dans chacun des principaux points de la Sénégambie, suffirait pour obtenir des connaissances beaucoup plus complètes que celles fournies en Europe par de longues séries.

La moyenne de la saison sèche est à Saint-Louis de 20°,7. Celle du semestre qui comprend l'hivernage est de 26°,7. Résultats un peu supérieurs à ceux que nous avaient donnés nos observations personnelles de la première année. Les températures extrêmes constatées à l'Observatoire de Saint-Louis ont été fort remarquables. Le 27 décembre 1877, le thermomètre descendit le matin à 7°,9, par un fort vent de nord-est. Le 13 avril de l'année suivante, le thermomètre parfaitement bien exposé sous l'abri, à l'ombre, montait à 44°,8 par un fort vent de nord-est. Ces deux températures, représentant les extrêmes de cinq années, sont tout à fait exceptionnelles. Dans une longue série d'années, la température n'avait jamais été vue au-dessous de 9°,2 et le maximum n'avait pas dépassé 41 degrés. Il s'agit, bien entendu, des bonnes observations, car les observations fantaisistes ne manquent pas dans ce qui a été écrit sur le Sénégal.

Les minima ne s'écartent guère de 20°, et si les maxima s'éloignent parfois d'une manière sensible de leur moyenne 29°, c'est surtout pendant la saison sèche qui est cependant la moins chaude ; on peut en juger par les données suivantes :

LA TEMPÉRATURE A ATTEINT OU DÉPASSÉ 30 DEGRÉS

	En 1874.	1875.	1876.	1877.	1878.
Dans la saison sèche.	46 fois	30 fois	57 fois	48 fois	49 fois
Dans l'hivernage.	85	107	132	130	150

LA TEMPÉRATURE A ATTEINT OU DÉPASSÉ 35 DEGRÉS

	En 1874.	1875.	1876.	1877.	1878.
Dans la saison sèche.	7 fois	5 fois	22 fois	14 fois	26 fois
Dans l'hivernage.	5	6	2	10	16

La température n'a atteint ou dépassé 40 degrés que 9 fois, dans les cinq années : une fois dans chacune des années 1874, 1875 et 1877, 6 fois en 1878. C'est donc la saison sèche qui, malgré sa température moyenne plus basse, présente le plus souvent des maxima considérables. Ces hautes températures durent peu et n'ont qu'une faible influence sur les moyennes réelles du jour; elles accompagnent toujours les vents du désert. Dans l'intérieur du pays, la durée plus longue de ces vents brûlants élève au contraire fortement les moyennes diurnes dans les mois du printemps. Comme les minima les plus bas se présentent aussi lorsque règnent ces vents de terre, la saison sèche est celle des fortes oscillations diurnes. Nous verrons qu'elle est aussi le plus favorable à la santé des Européens.

État hygrométrique. — Dans la saison sèche, lorsque souffle l'harmattan (vent du nord-est à l'est), la sécheresse de l'air peut être extrême, la tension de la vapeur arriverait même à être nulle, s'il fallait en croire le résultat brut des observations. Nous avons mis un point d'interrogation dans notre tableau près du résultat fourni par l'examen du psychromètre d'August à la date du 2 février 1875, à 10 heures du matin. Un fort vent de nord-est soufflait en ce moment. Le thermomètre sec indiquait 30°,2 et le thermomètre mouillé 12°,0. La formule de M. Renou [1] ne peut s'appliquer à ce cas, la formule complète de Regnault est encore plus éloignée de la possibilité, ainsi que nous l'avons démontré [2], cette observation ne prouve que deux choses : la sécheresse produite par le vent du désert peut être telle que l'air ne contient plus qu'une quantité extrêmement minime d'eau, le procédé d'observation ne peut suffire alors à déterminer cette quantité. Le psychromètre d'August se trou e en défaut. Il ne faut pas oublier que « le psychromètre d'August n'est, comme tous les hygromètres, qu'un moyen empirique de déterminer l'humidité de l'air » (Regnault). Il est fort probable que, dans les cas où la formule et les tables donnent au Sénégal, des tensions de la vapeur s'abaissant à 1 ou 2 millimètres seulement, les résultats enregistrés manquent d'exactitude. Il serait donc fort intéressant de faire, dans notre colonie, quelques expériences directes pour déterminer la quantité absolue de vapeur d'eau que peut contenir l'air au moment où le vent du désert souffle avec force. On pourrait alors construire des tables psychrométriques applicables à ce climat particulier.

[1] Renou, *Instructions météorologiques et tables usuelles, avec supplément.*

[2] A. Borius, *Note sur une sécheresse extrême à Saint-Louis (Sénégal)*. Insuffisance de la formule de Regnault, in *Nouvelles météorologiques*, 1876, p. 74.

Sous l'influence des vents du désert, les variations de l'état hygrométrique sont considérables, à Saint-Louis. Dans une même année, l'oscillation de la tension de la vapeur peut dépasser 30 millimètres, plus du double de l'oscillation qu'on observe en France. Et, ce qui caractérise le climat du Sénégal, tandis qu'une variation hygrométrique annuelle de 14 millimètres, observée en France, correspond à une oscillation de la température de plus de 33 degrés ; la différence entre les températures des moments des deux observations extrêmes donnant, à Saint-Louis, une oscillation hygrométrique de 30 millimètres, n'a pas atteint 4 degrés.

En France, la tension de la vapeur ne varie généralement, dans une même journée, que de 2 à 3 millimètres. A Saint-Louis, en décembre, lorsque le vent souffle du nord, la tension de la vapeur peut correspondre à 15 millimètres de mercure, tandis que, à la même heure, le vent soufflant du nord-est à l'est la quantité absolue de vapeur d'eau peut ne donner qu'une pression de 3 millimètres, c'est-à-dire être cinq fois moins abondante. Un changement de vent du nord au nord-est peut faire baisser l'humidité relative de 76 à 23 pour 100 de la saturation complète. Ce sont ces changements auxquels notre économie est beaucoup plus sensible qu'à ceux de la température, qui donnent au climat de Saint-Louis, ces variations brusques qu'une appréciation physiologique fausse fait attribuer à des mouvements de la température elle-même.

Pluies. — Les observations des pluies, pendant les cinq dernières années, ne permettent de rien ajouter de nouveau à ce que nous avons dit antérieurement sur le régime des pluies à Saint-Louis. Le nombre moyen des jours pluvieux a été de 35, chiffre à peu près identique à la moyenne que nous avions trouvée pour sept des années antérieures. La quantité annuelle d'eau recueillie a été de 425 millimètres. La moyenne de sept années avait fourni le chiffre de 408 millimètres. La moyenne des 12 années est donc de 415 millimètres.

Les quantités totales des pluies de chaque année ont varié à peu près du simple au double : 286 millimètres en 1878 et 609 en 1876.

Comme le montre le tableau ci-dessus c'est presqu'exclusivement dans les quatre mois du centre de l'hivernage que tombe la pluie. Elle ne commence à être réellement abondante que dans la première quinzaine de juillet. A peine, du commencement de novembre à la fin de juin, signale-t-on quelques pluies légères et de courte durée. Il y a au plus trois jours légèrement pluvieux répartis sur les mois pendant lesquels soufflent les brises régulières.

Les pluies de l'hivernage tombent par fortes et courtes averses accompagnant les orages. Il est fort rare que la pluie dure une journée entière; ordinairement, ce que nous appelons un jour de pluie ne consiste qu'en une journée, dans la soirée de laquelle il y a eu un fort orage suivi de pluie pendant une heure ou deux. La force de la pluie est alors considérable, et la couche d'eau versée pendant un certain temps peut être de plus de 1 millimètre par minute. Le tableau donné dans le chapitre précédent, indique, en même temps que les analyses des eaux pluviales de l'année 1875, les dates et heures de toutes les averses de l'hivernage de cette année. On voit que, excepté deux jours de pluie fine ayant persisté toute la journée, les averses ont été abondantes et d'une durée variant d'un quart d'heure à 2, 3 ou 4 heures au plus. A ces averses succède ordinairement, dans la journée, un soleil d'autant plus ardent que la chute de la pluie a débarrassé l'air des vapeurs et des poussières qui en altéraient la limpidité.

Nous ne nous arrêterions pas plus longtemps sur ce sujet, si l'année 1878, remarquable par la faible quantité d'eau qu'a reçue le sol de Saint-Louis, n'avait été marquée par une terrible épidémie de fièvre jaune qui enleva 56 pour 100 des Européens présents. Or, un assez grand nombre de médecins ont prétendu qu'une très faible quantité de pluie était une condition favorable à l'apparition de la fièvre jaune. Cette opinion, à laquelle paraît favorable Dutrouleau[1], est soutenue par Horton[2]. (Pendant les épidémies de 1859 et de 1866 en Gambie, il y eut peu d'orages et très peu de pluies.) Elle est aussi adoptée par M. Colin[3]. L'opinion diamétralement opposée a pour elle un grand nombre d'observateurs.

Les années pendant lesquelles la fièvre jaune a sévi, au Sénégal,

[1] Dutroulau, *Traité des maladies des Européens dans les pays chauds*, p. 366.

[2] Horton, *Physical and medical Climat of the west coast of Africa*, p. 235.

[3] L. Colin, *Traité des maladies épidémiques*, p. 280.

ont été des années très pluvieuses d'après Catel, Menu-Desable, Bel, Cedont, Méry[1].

Ces opinions contradictoires, sur les circonstances dans lesquelles apparaissent les épidémies de fièvre jaune, sont le résultat de généralisations trop facilement faites de cas particuliers.

La fièvre jaune n'est pas sous la dépendance directe du régime des pluies. L'année 1878, malgré sa sécheresse relative, a été moins sèche que l'année 1863 dont l'état sanitaire n'a rien présenté de particulier; à peu près aussi sèche que l'année 1861 qui fut exempte d'épidémie. L'hivernage 1878, annoncé dans la dernière quinzaine de juin par quelques coups de tonnerre et quelques gouttes d'eau dès le 21, présenta sa première journée de pluie abondante dans la nuit du 6 au 7 juillet. Cette première pluie se présenta, par conséquent, dans les limites ordinaires qui ont été assignées comme date de l'apparition de cet important phénomène dans les années antérieures. Si l'on examine les circonstances qui ont précédé l'époque de l'apparition du fléau, la saison sèche de l'année 1878 n'a offert, au point de vue météorologique, aucun caractère particulier qui pût faire soupçonner la terrible épidémie du début de la saison suivante. On a noté, cependant, aux dates des 9, 10 et 19 décembre, des pluies accompagnées de phénomènes électriques, éclairs et tonnerre, phénomènes plus rares encore dans cette saison que les pluies elles-mêmes. Mais cette apparente irrégularité, au milieu de la sécheresse de la saison, ne présente rien de bien anormal, elle s'observe au moins une fois, tous les deux ou trois ans. Il n'y a là qu'un de ces phénomènes qui surprennent les habitants par l'époque insolite à laquelle ils apparaissent et qui sont, par suite, fort remarqués et toujours cités comme extraordinaires par les Européens qui, n'ayant fait qu'un court séjour dans le pays, ignorent la possibilité de cet accident. Il s'est présenté aussi en février 1874 et en février 1876, années exemptes d'épidémie.

Malgré notre désir de trouver, dans nos recherches météorologiques, quelque explication de l'apparition de la redoutable constitution médicale qui préside aux invasions de la fièvre

[1] Bérenger-Féraud, *De la fièvre jaune au Sénégal.*

jaune, nous devons reconnaître que rien, dans l'examen attentif des conditions météorologiques de l'année 1878, ne nous permet d'expliquer l'apparition de la fièvre jaune ou seulement de reconnaître un état atmosphérique plus favorable que tout autre à cette apparition.

La température, les vents, la sécheresse et l'humidité, les orages peuvent avoir, dans leurs modifications quotidiennes, une influence modificatrice sur la marche des cas particuliers de fièvre jaune, comme sur celle de toutes les maladies; mais il n'existe aucune constitution atmosphérique fixe précédant ou accompagnant cette maladie. Une seule affirmation peut être faite : la fièvre jaune est, au Sénégal, l'apanage exclusif de la saison chaude et humide. Elle ne se développe jamais que pendant la saison des pluies. « Les cas qui ont été observés au mois de janvier ou d'avril, sont toujours restés stériles au point de vue de la propagation. » (Bérenger-Féraud.)

Des vents. — Les roses, que permettent de tracer les observations des vents pendant les cinq dernières années, indiquent une régularité très grande dans le régime des vents, avec ceci de particulier que, tandis que, dans la saison sèche, les brises régulières ont, au large, une direction franchement nord-est, direction observée à Gorée et dans l'intérieur du Sénégal; à Saint-Louis, par une exception que nous n'avons pas à chercher à expliquer ici, ces vents soufflent du nord et même du nord-ouest plutôt que du nord-est. En résumé, pendantles huit mois que les alizés soufflent sur la Sénégambie, la direction dominante des vents est, à Saint-Louis, celle du nord au sud.

L'influence de l'heure sur la direction du vent est très nettement accusée par les roses construites à l'aide des données que nous offrent les nouvelles observations. Les vents soufflent d'autant plus du large que la soirée s'avance. Les vents secs et brûlants de l'est au nord-est soufflent presque toujours dans le voisinage de 10 heures du matin; ils sont extrêmement rares le soir.

Dans l'hivernage, les brises sont faibles, les calmes nombreux. L'irrégularité des vents laisse reconnaître, cependant, l'influence de la mousson de sud-ouest, qui souffle alors sur toute la colonie; mais la direction dominante est plutôt, à

Saint-Louis, l'ouest que le sud-ouest, comme au large et comme à Gorée. Les brises de terre sont rares, et font place à des calmes prolongés.

Ozone. — Nous avons commencé en 1873, à Saint-Louis, une série d'observations du papier dit ozonométrique de Jame (de Sedan). Ces observations ont été continuées par nos collaborateurs avec quelques rares et courtes interruptions. En traçant, en regard l'une de l'autre, les courbes représentant les moyennes par décades de l'ozone, d'une part, de l'évaporation mesurée à l'aide de l'instrument de M. Piche, d'autre part; en ayant soin, dans ces tracés, de marquer le zéro de la coloration du papier au haut de l'échelle, tandis que le zéro de l'échelle de l'évaporation en millimètres était au point le plus bas de cette graduation, nous avons trouvé, pour une période de trente mois, identité presque complète entre les deux courbes. La coloration du papier dit ozonométrique est donc, à Saint-Louis, en raison inverse de l'évaporation mesurée à l'aide de l'instrument de M. Piche. Ainsi, un instrument comme le petit tube de l'évaporomètre, qui ne peut en rien être influencé par l'ozone, donne les mêmes résultats que l'exposition du papier ioduro-amidonné. Cette conclusion mit vivement en doute, pour nous, la valeur de ce dernier mode d'exploration de l'atmosphère.

Au congrès international de météorologie tenu à Paris au mois d'août 1878, une des questions posées était celle-ci : Quelle est la valeur des papiers ozonométriques?

De nos observations faites à Saint-Louis, nous crûmes pouvoir tirer les conclusions suivantes[1] : la coloration variable du papier dit ozonométrique est la résultante de quatre facteurs : 1° la température; 2° l'état hygrométrique de l'air; 3° la vitesse du vent; 4° l'ozone. L'un de ces quatre facteurs restant constant, les variations des trois autres suffisent pour faire varier la coloration du papier. Le papier ozonométrique n'indique donc rien que de très incertain quant à la quantité d'ozone contenue dans l'air puisque, avec la même quantité d'ozone, le degré de coloration du papier peut varier. Nous considérons

[1] *Comptes rendus sténographiques du Congrès international de météorologie.—De l'identité des résultats fournis au Sénégal par l'observation de l'évaporomètre de Piche et du papier ozonométrique de Jame* (*de Sedan*), par A. Borius, p. 187. Paris, Imprimerie nationale, 1879.

donc l'usage du papier de Jame (de Sedan) comme complètement inutile. L'ozone mérite sans doute d'attirer l'attention des météorologistes et des médecins; mais il faut reconnaître qu'il n'existe actuellement aucun moyen simple et pratique d'en constater la quantité dans l'air, et même, parfois, seulement la présence. Les observations de M. Louvet, à Lorient [1], celles de M. G. Daremberg [2], à Menton, faites à des points de vue différents du nôtre, donnèrent des conclusions analogues.

Nous avons fait, dans les salles de l'hôpital de Gorée, d'assez nombreuses expériences à l'aide du papier ozonométrique. Si les fenêtres étaient fermées, le papier ne se colorait pas, ou était très faiblement teinté; si les fenêtres restaient ouvertes, la coloration était la même que sur le balcon de notre maison, située sur le bord de la mer. Pendant une constitution médicale très funeste, qui fit régner à Gorée, au mois d'octobre 1873, une bouffée épidémique de fièvres bilieuses mélanuriques tellement graves, que nous perdîmes 8 malades sur 9, et pendant laquelle nous avons observé un cas de fièvre jaune sporadique mortel [3], la coloration du papier n'éprouva aucune modification pouvant avoir une signification quelconque, soit à notre domicile, soit dans la cour de l'hôpital, soit sur les galeries qui entourent les salles des malades, soit dans les salles elles-mêmes.

Pendant la dernière épidémie de fièvre jaune à Saint-Louis, en 1878, les observations du papier ioduré furent continuées à l'observatoire de l'école des Frères. La coloration du papier ne différa en rien de ce qu'elle avait été pendant les hivernages précédents.

Notre collègue, le docteur Daniel, a fait, au poste de Podor, des observations ozonométriques correspondant aux nôtres. M. Daniel observait au milieu des marécages, dans un foyer intense de fièvres paludéennes. Dans ce milieu, il obtenait des colorations tout à fait comparables à celles que nous fournissait le papier de même provenance observé à Saint-Louis, ville

[1] Louvet, *Quelle est la valeur des papiers ozonométriques?* (Même publication.)

[2] G. Daremberg, *Sur la valeur des papiers ozonométriques ioduro-amidonnés*. (Même publication.)

[3] Voy. notre Rapport manuscrit, sur le quatrième trimestre de 1874, à l'hôpital de Gorée.

dont la salubrité est incontestablement très supérieure à celle de Podor.

Dans l'hivernage, alors que l'état sanitaire du Sénégal est le plus mauvais, les colorations du papier en expérience ont leur maximum. Dans la saison sèche, lorsque les vents d'est soufflent à Saint-Louis, la coloration du papier est toujours à son minimum. Or, cette saison est la plus salubre, et, dans tous les points de la Sénégambie, les vents secs du désert sont reconnus favorables à l'état sanitaire. Nous n'avons trouvé, à Saint-Louis, aucune relation constante entre l'état sanitaire et la coloration du papier ozonométrique [1].

En résumé, après de longues recherches faites dans différents pays sur l'ozone, étudié au moyen du papier réactif, on doit revenir à l'opinion des médecins de Kœnigsberg, en 1853, citée par Scoutetten [2]. Après avoir passé en revue toutes les maladies observées pendant douze mois, ces médecins arrivent à conclure « qu'il n'y a aucune espèce de rapport entre une maladie quelconque et la quantité d'ozone contenue dans l'atmosphère ». Comme tant d'autres, nous avons cherché, et nous sommes arrivé à des résultats négatifs. Il n'y a rien d'étonnant à cela, après ce que nous avons dit plus haut. Selon l'expression de M. Ch. Darémberg, « pendant des mois et des années, nous avons cru doser de l'ozone; nous nous sommes contenté de doser de l'eau pure. » Reconnaissons-le, et mettons en marge de nos registres d'observations : *inutiles*.

Cependant, notre temps n'aura pas été absolument perdu, si nous avons prouvé l'inutilité de ce genre de recherches, et si nous avons pu démontrer aux futurs investigateurs qu'il vaut mieux ne pas faire d'observations que d'en faire de mauvaises, en adoptant des méthodes approximatives, inexactes, et sans précision.

Évaporation. — L'instrument qui nous a servi à mesurer l'évaporation, étant placé à l'ombre, sous l'abri thermométrique, ne mesure pas, en réalité, l'évaporation telle qu'elle doit l'être à la surface des marécages exposés au soleil; il donne seulement une idée des modifications que suit, de mois en mois, le pouvoir de l'évaporation dans les environs de Saint-Louis.

[1] *Recherches sur le climat du Sénégal*, p. 219.
[2] Scoutetten, *l'Ozone*. Paris, 1856, p. 362.

Orages et tornades. — Les tentatives que nous avions faites pour organiser un service régulier d'observations de la marche des orages et des tornades au Sénégal n'ont pu donner d'autres résultats que ceux insérés dans nos premières *Recherches* sur le climat du Sénégal. Pendant l'année qui suivit notre départ de cette colonie, les postes d'observations ont été multipliés; mais, malheureusement, en même temps la qualité des observations diminuait, et le manque de centralisation effective n'a mis dans nos mains que des documents dont il nous est impossible de tirer des conclusions. Ce service a cessé : son utilité est trop grande pour qu'on ne puisse pas espérer le voir rétabli dès qu'une initiative assez puissante voudra reprendre notre première tentative.

État du ciel. — L'aspect du ciel a été noté avec soin pendant cinq ans, cinq fois par jour. Dans la saison sèche, la nébulosité est à son minimum; elle augmente avec la saison des pluies, et atteint son maximum en août et septembre. Le mois d'avril est celui pendant lequel les nuages sont le plus rares, ce qui n'empêche pas la pureté du ciel d'être troublée, surtout vers l'horizon, par une grande quantité de sable qu'apportent les vents du désert, et qui recouvre tout d'une fine poussière grise dans les maisons de Saint-Louis.

Les observations mettent en évidence un fait que M. Renou a également constaté au parc de Saint-Maur, le nouvel observatoire de Paris. Plus forte le matin, la nébulosité va en diminuant, à mesure que le jour s'avance, pour être à son minimum dans la soirée. En toutes saisons, c'est le soir que le ciel est le plus dégagé de nuages.

Les *brouillards* sont rarement fort épais à Saint-Louis; ils s'observent au-dessus du fleuve dans presque toutes les matinées de la saison sèche, à un moment où l'eau possède une température supérieure à celle de l'air.

Les *rosées* sont très abondantes dans les nuits de la saison sèche. Le nombre en augmente de la fin de novembre à la fin d'avril, mois pendant lequel il est rare d'observer une nuit sans rosée abondante.

Saisons. — La saison sèche se compose, à Saint-Louis, de six mois complets, de décembre à la fin de mai. Dans le tableau que nous avons donné plus haut, nous avons compris les six autres mois dans l'hivernage. Cependant, les pluies ne durent que quatre mois. et les brises de l'ouest ne dominent que du commencement de juillet à la fin d'octobre, juin et novembre sont des mois de transition entre les deux saisons. Juin appartient, par le régime de ses vents, à la saison sèche; mais, quoique ne comptant que peu de jours de pluie, il ressemble, cependant, plus aux mois de l'hivernage qu'à ceux de la saison sèche, par sa température et par les phénomènes électriques qui s'y font ressentir.

L'autre mois de transition, novembre, ressemble plus aux mois de la saison sèche qu'à ceux de l'hivernage. Il est ordinairement sans pluie. Dès la seconde quinzaine d'octobre, on voit ordinairement survenir un amendement dans les phénomènes atmosphériques qui constituent l'hivernage. A Saint-Louis, la première quinzaine de ce mois est seule pénible à supporter, tandis qu'à Gorée octobre est tout entier chaud, lourd et malsain. L'hivernage est donc déjà plus long à Gorée qu'à Saint-Louis.

Il y a des différences selon les années, et l'hivernage est plus ou moins long, plus ou moins pénible d'une année à l'autre. La division de l'année en saisons, quoique fort naturelle, offre quelque chose d'absolu. Il ne faut pas se méprendre sur le sens de cette division; elle ne peut cadrer complètement avec celle de l'année en douze mois : division arbitraire, si peu en rapport avec les phénomènes naturels, et à propos de laquelle un météorologiste disait : « Ne forcez pas les phénomènes naturels à rester dans le cadre étroit de la division de l'année en mois; jamais la Circoncision n'a été un phénomène météorologique. »

CLIMAT DE GORÉE.

La situation marine de Gorée rend le climat de cette île le plus agréable de toute la côte voisine. Pas plus chaud que celui de Saint-Louis, il est beaucoup plus agréable que les climats du sud de la côte, et présente, comme eux, une constance remarquable. En cela, il diffère sensiblement du climat de Saint-Louis, où les extrêmes de la température sont parfois si prononcés pour une région tropicale.

Nous appuyant sur deux séries de dix années d'observations,

nous avons fait une étude très détaillée de ce climat[1]; nous nous bornerons à en résumer ici les principaux traits. Il faut remarquer que les observations de 1856 à 1865, contrôlées par observations personnelles faites en 1874, offrent une moindre précision que celles citées pour Saint-Louis. Recueillies dans un hôpital et dans une exposition médiocrement favorable, elles sont justifiables de quelques-unes des critiques que nous avons adressées aux observations météorologiques faites dans les hôpitaux coloniaux. Si les observations de température de la seconde série de dix années méritaient d'être conservées et résumées, nous n'avons trouvé, pour l'étude de la pression atmosphérique et celle de l'état hygrométrique, que les quatre années d'observations faites par M. Morio, pharmacien de la marine, qui présentassent le degré d'exactitude suffisant. Huit années seulement des observations de la pluie pouvaient être utilisées.

Nous avons fait ou fait faire sous nos yeux des observations de tous les instruments cinq fois par jour, aux mêmes heures qu'à Saint-Louis, pendant le mois de décembre 1873 et les deux premiers mois de 1874. Les instruments étaient vérifiés avec soin, les thermomètres, gradués sur verre, avaient été comparés à ceux de notre Observatoire de Saint-Louis. Le lieu de l'exposition était une large galerie exposée au nord, située au premier étage de l'école des Frères. Ces observations ont servi à nous éclairer sur la valeur des documents antérieurs que nous avions entre les mains. Elles n'ont pu être continuées cinq fois par jour. Notre collaborateur, M. Libaut (Fr.-Pascal) a bien voulu, après notre départ de Gorée, continuer les observations de tous les instruments une fois par jour. Cette très bonne série, commencée le 15 avril 1874, s'est terminée le 30 mars 1875. Chaque jour, les thermomètres à minima et à maxima étaient observés ainsi que tous les instruments, à 11 heures 33 minutes du matin (midi 53 de Paris, 7 heures 35 de Washington), c'est-à-dire à l'heure adoptée par le service international des observations simultanées de l'hémisphère nord. Ces observations ont été transmises au général Albert Myer, chef du *Signal Service* des États-Unis. Elles ont permis de comprendre, au moins pour une année, le

[1] *Recherches sur le climat du Sénégal*, chap. 1er.

Sénégal dans le beau travail qui a pour but la connaissance des grandes lois de notre atmosphère.

Au point de vue de la climatologie locale qui nous occupe en ce moment, ces observations sont venues compléter celles que nous avions déjà résumées[1] et dont nous donnons les principaux résultats dans le tableau suivant.

Eléments météorologiques du climat de Gorée

ALTITUDE 6 MÈTRES

MOIS ET SEMESTRES	PRESSION BAROMÉTRIQUE MOYENNE	TEMPÉRATURE. MOYENNE DE 4 OBSERV.	HYGROMÉTRIE		PLUIES	
			TENSION DE LA VAPEUR	HUMIDITÉ RELATIVE	QUANTITÉ	NOMBRE DE JOURS
	millim.	degrés	millim.	centièmes.	millim.	
Décembre. . .	758,5	22,0	15,5	77	1	1
Janvier. . . .	759,1	20,3	14,9	83	0	
Février. . . .	758,5	18,9	13,9	83	2	
Mars.	757,5	20,0	14,5	81	0	1
Avril.	757,3	20,5	15,8	85	0	
Mai	757,7	22,0	18,1	86	0	
Juin.	757,8	25,7	22,6	86	21	1
Juillet. . .	757,5	27,4	24,3	87	103	6
Août.	757,1	27,5	24,4	87	277	14
Septembre. .	757,2	27,9	23,1	89	118	9
Octobre. . . .	757,0	27,8	25,4	97	7	1
Novembre . .	757,3	25,6	22,0	85	3	1
Saison sèche.	758,0	20,6	15,4	82	3	2
Hivernage . .	757,3	27,0	24,1	87	529	31
Année	757,7	23,8	19,7	85	532	33

Pression atmosphérique. — Gorée étant très proche de Saint-Louis, les observations barométriques doivent donner, dans cette île, les mêmes résultats qu'à Saint-Louis ; c'est ce qui a été mis en évidence par les trois mois d'observations faites dans les deux villes au début de l'année 1874. Il y avait identité presque parfaite entre les deux courbes barométriques. La différence de $0^{mm},7$ entre les pressions moyennes détermi-

[1] Voy. Gorée, *Observations météorologiques faites pendant dix ans* (1856-1866) *par MM. les pharmaciens de la marine, et résumées par A. Borius*, in *Annuaire de la Société météorologique de France*, t. XVII, p. 59.

nées pour les deux localités provient certainement d'une erreur instrumentale, les deux baromètres n'ayant pas été comparés à un étalon. La double oscillation annuelle est la même dans les deux localités. La double oscillation diurne y est très évidente. Il est cependant douteux que les savants qui composaient la Commission envoyée, en 1682, à Gorée aient pu constater la véritable oscillation de la pression ; à cette époque, on ignorait les corrections relatives à la température du mercure, correction que l'on fait actuellement subir à toute détermination de hauteur barométrique.

Température. — La température de Gorée, déduite de quatre observations quotidiennes, faite pendant 10 ans, est de 23°, 8, centigrades. C'est, à la latitude égale, la plus basse température moyenne annuelle observée sous les tropiques (Ch. Sainte-Claire Deville).

A Gorée, la température du printemps est sensiblement égale à celle de l'hiver ; ces deux saisons se confondent en une seule, et constituent la saison sèche, qui, est en même temps la saison fraîche, la bonne, au point de vue de l'état sanitaire des Européens (moyenne 20°,6).

La température de l'été diffère peu de celle de l'automne ; les caractères de ces deux saisons sont les mêmes, et constituent l'hivernage ou saison des pluies, dont la moyenne est de 27 degrés. La marche de la température offre, dans toute l'année, une grande régularité, et il y a peu de différence entre deux années consécutives. A partir du mois de mars, la température croît régulièrement pendant cinq mois, se maintenant élevée et à peu près constante pendant trois mois, puis descend rapidement pendant le reste de l'année.

Le mouvement des moyennes thermomètriques est complètement sous la dépendance du mouvement apparent du soleil. Il n'y a qu'un seul minimum, toujours en février (18°,9) et un seul maximum (27°,9) tantôt en septembre, tantôt en octobre.

Les températures extrêmes observées en 10 ans ont été 14 et 33 degrés. Ces nombres montrent la fixité remarquable du climat du littoral de la Sénégambie. On voit qu'il y a loin de là à la graduation du 50e degré du thermomètre sur lequel les opticiens gravent le mot *Sénégal.* Cette température, dont aucune des nombreuses observations météorologiques, aucun des rapports médicaux que nous avons étudiés, n'ont pu nous donner d'exemple, même dans le haut du fleuve, est retenue par l'esprit comme un fait normal et ordinaire. Aussi rien n'égale l'étonnement d'un grand nombre d'Européens lorsque, débarquant sur les côtes de notre colonie, ils reconnaissent qu'ils ont été transportés dans un milieu dont leur imagination avait fait une sorte de fournaise, et qui ne leur donne, s'ils débarquent dans la saison sèche, que des sensations de fraîcheur souvent fort accusées, et, s'ils arrivent, au milieu de l'hiver nage, que des sensations de chaleur très supportables.

A Gorée, les oscillations thermométriques diurnes sont très faibles. Il est nécessaire de signaler ce fait dans le but de renverser le préjugé médical qui a fait attribuer en grande partie l'insalubrité du Sénégal à des variations exagérées de la température. En réalité ces variations sont très faibles sur le littoral, et n'ont rien d'extraordinaire dans l'intérieur, si nous les comparons à celles que les Européens sont habitués à supporter dans leur patrie. C'est précisément au moment de la saison d'hivernage, alors que la constitution médicale est toujours très mauvaise, que les variations thermométriques sont les plus faibles. Les variations assez étendues considérables même, si l'on songe qu'il s'agit d'une région tropicale) que nous signalerons dans d'autres parties de la Sénégambie, n'ont lieu que pendant la saison la plus favorable aux Européens.

L'oscillation nycthémérale de la température est extrêmement faible dans l'hivernage, puisque la plus forte, observée en dix années, n'a pas dépassé 6 degrés, et que dans la saison sèche, on n'a jamais observé, du jour à la nuit, une oscillation dépassant 12 degrés.

Vents. — Les vents présentent deux périodes annuelles bien distinctes. Celle des alizés commençant vers le 15 octobre se terminant à la fin de mai. Ces vents soufflent dans des directions variant entre l'est et le nord. La moyenne de ces directions est le nord 35 degrés est. Pendant les quatre autres mois de l'année, c'est-à-dire de juin au milieu d'octobre, les vents soufflent en mousson de l'ouest au sud-ouest. Ils sont variables et faibles, et les calmes sont fréquents, surtout pendant les nuits.

Les vents sont de force différente, selon leur direction :

les vents du nord au nord-est sont les plus énergiques ; ceux du large, les plus faibles. A mesure que la chaleur diurne augmente, la force du vent va croissant d'une façon beaucoup plus prononcée lorsque le vent vient du large que lorsqu'il souffle de terre ; de sorte que, sans qu'il y ait, à Gorée, d'alternance entre les brises de terre et de mer, il existe, cependant, une certaine influence tendant à augmenter dans l'après-midi plutôt la force des brises du large que celle des vents de terre.

Au point de vue hygiénique, par rapport aux villes de Gorée et de Dakar, les propriétés des vents dépendent de la situation géographique de ces deux villes. Les vents dominants, ceux de nord-est, n'arrivent, à Gorée et à la presqu'île du Cap-Vert, qu'après avoir perdu une grande partie de leur sécheresse en passant sur les nombreux marécages du Cayor et du Diander. De plus, ils ne peuvent arriver à Dakar et à Gorée qu'en traversant la rade et en passant sur la surface de la mer dans une longueur de 4 milles. Si ce passage sur mer diminue encore leur sécheresse, les miasmes qu'ils ont recueillis dans leur trajet doivent aussi y perdre une partie de leurs propriétés malfaisantes. Pour Dakar, c'est un vent frappant perpendiculairement à la rive sur laquelle est bâtie cette ville, il ne fait pas sentir la mauvaise influence des marécages du voisinage.

Jamais les vents de nord-est n'ont, à Dakar et à Gorée, une sécheresse comparable à celle qu'ils ont à Saint-Louis ; rarement ils sont chargés de poussière et de sable. Leur sécheresse est cependant suffisante pour qu'à l'époque où ils soufflent avec énergie, ils occasionnent la chute des feuilles d'un grand nombre d'arbres qui, dans les régions plus méridionales de la Sénégambie, conservent toujours leur verdure. Ce sont bien ces vents qui nuisent à la végétation, car une simple muraille suffit pour abriter contre eux les jardins des environs de Dakar. On peut même voir, dans ces jardins, des arbrisseaux dont les branches inférieures, abritées conservent leur feuillage, tandis que les branches supérieures se dessèchent et voient leur croissance paralysée pendant toute la saison de ces vents. Le même phénomène ne se présente pas pour les vents soufflant dans les autres directions.

A la sécheresse de ces vents est lié un pouvoir réfrigérant assez considérable. Leur fréquence, leur force et leur fraîcheur dans la soirée font courir, à ceux qui s'exposent à leur influence, le danger de refroidissements brusques. Ces refroidissements ont pour résultat, chez les indigènes, des affections fort communes des voies respiratoires, et, chez les Européens, des maladies des organes abdominaux. Les bronchites légères sont très communes dans la garnison de Dakar lorsque le nord-est souffle avec énergie. Les dysenteries et les hépatites trouvent des causes déterminantes dans l'exposition à ces vents.

Dans l'hivernage, les vents de nord-est et ceux d'est ont perdu, en grande partie, de leur sécheresse, de leur force, et en même temps une grande partie de leur propriété desséchante favorable à l'assainissement du pays, au point de vue des fièvres. Les propriétés des vents de nord-est et d'est ne sont plus les mêmes dans l'hivernage, alors qu'ils soufflent comme brises irrégulières. De même que les vents du Sahara, connus sous le nom de siroco, sont secs sur les côtes de l'Andalousie et du royaume de Murcie, mais perdent, en se chargeant d'humidité, leurs propriétés physiologiques, pour devenir, en Italie et en Corse, le siroco humide et débilitant de ces pays ; le vent du désert, l'*harmattan*, perd, pendant l'hivernage, une grande partie de sa sécheresse. Il ne produit plus alors, d'une manière aussi prononcée, les sensations de fraîcheur ou de chaleur qui accompagnent sa présence dans la saison sèche. Son intensité et sa durée sont d'ailleurs diminuées. Les vents de sud-est sont tout à fait exceptionnels. Les vents du nord-ouest au sud en passant par l'ouest, viennent de l'Océan, et n'ont, à Gorée, que des propriétés favorables à la santé. Seuls les vents de nord-ouest placent Dakar sous l'influence défavorable des marécages du voisinage.

Pluies. — Le nombre annuel des jours de pluie est, en moyenne, de 33. Ce nombre a pu varier, en huit ans, de 20 à 48. La couche d'eau annuellement versée par les pluies sur le sol de Gorée est, en moyenne, de 532 millimètres, à peu près la même que celle tombant à l'Observatoire de Paris. Mais la quantité d'eau pluviale peut varier, selon les années, du simple au double, de 315 à 694 millimètres. Les pluies sont propres à la saison d'hivernage. Le mois d'août est celui qui présente le plus grand nombre de jours pluvieux. C'est du 27 juin au 13 juillet que surviennent les pluies. De novembre à la fin de mai, on ne compte, en moyenne, que trois jours de pluie versant des quantités d'eau appréciables.

État hygrométrique. — Quatre années de bonnes observations psychrométriques ont démontré que la quantité absolue de vapeur d'eau contenue dans l'air de Gorée était en moyenne d'environ 20 grammes par mètre cube d'air (tension moyenne 19^{m},71). Cette quantité s'élève ou s'abaisse régulièrement de mois en mois, comme la température ; elle varie considérablement dans la saison sèche où elle a pu descendre à 8 grammes et monter à 25 grammes par mètre cube. Dans l'hivernage, les oscillations sont faibles, les extrêmes ont été, en quatre années, 17 et 29 grammes par mètre cube.

L'humidité relative varie, à Gorée, de 85 centièmes à la saturation complète. Cette dernière s'observe souvent, dans les nuits de la saison sèche, les rosées sont alors extrêmement fortes. La plus grande siccité de l'air, observée à Gorée, a été de 38 centièmes de la saturation.

En rapprochant ces faits qui témoignent d'une assez grande irrégularité climatérique de ceux que nous avons signalés comme preuve de la faiblesse des variations de la température, on sera frappé de la discordance. Ce ne sont pas les variations de la température qui devraient être si vivement accusées dans les ouvrages médicaux parlant du Sénégal, mais les variations des hydrométéores. On trouve, dans ces oscillations de l'état hygrométrique, une explication suffisante des variations si sensibles de chaud et de froid éprouvées par le corps humain sous ce climat, alors que le thermomètre n'indique que de faibles oscillations.

L'état du ciel ne se modifie d'une manière sensible d'un mois à l'autre qu'aux époques de transition entre les saisons. Dans la saison sèche on ne compte que 16 jours de ciel entièrement couvert, le ciel est parfaitement pur 100 fois et plus ou moins parcouru par de légers nuages pendant 68 jours. C'est surtout en mars, avril et mai que le soleil darde impitoyablement, pendant 12 à 13 heures, ses rayons sur le sol desséché et dépouillé de toute verdure. Malgré l'absence de tout nuage, le ciel de la Sénégambie est loin d'avoir la belle teinte bleue du ciel de la plupart des mers tropicales. Ceci est le contraire des autres régions équatoriales où, selon Humboldt, le ciel est ordinairement d'un bleu plus pâle en mer que dans l'intérieur du pays. Lorsque l'on quitte le Sénégal il est facile de constater que l'azur du ciel se prononce de plus en plus à mesure que l'on s'éloigne de l'Afrique. A terre, le ciel est, dans la saison sèche, d'un bleu pâle, plutôt gris que bleu et presque toujours d'un beau fixe d'une désespérante monotomie.

Rien ne distrait les yeux de l'uniformité de ce ciel sans nuage, rien, si ce n'est quelques bandes de brumes grisâtres à l'horizon. Dans l'est, on remarque en effet presque constamment une couche de brume épaisse presque noire à l'horizon, diminuant d'épaisseur et de teinte à mesure qu'on se rapproche des couches moins profondes en allant de bas en haut. Cette teinte est causée par la présence dans l'air d'une quantité considérable de poussière très fine, de sable extrêmement divisé, qui délaie la teinte bleue ordinaire du firmament, et est parfois en si grande quantité qu'il forme un véritable brouillard sec.

Dans l'hivernage, le ciel est, au contraire, chargé de nuages, il n'y a eu, dans l'hivernage 1860, que 34 jours de ciel parfaitement serein contre 112 jours de ciel incomplètement couvert et 37 de ciel complètement couvert. Dans les trois mois de juillet, août et septembre, il n'y a jamais eu un jour complètement serein du matin au soir.

Ce que nous venons de dire du climat de Gorée est applicable à toute la région voisine et à toute la presqu'île du Cap-Vert.

CLIMAT DE MBIDJEM.

La situation de Mbidjem, à 6 kilomètres du bord de la mer et à 60 kilomètres de Gorée, donne à ce point de la côte les propriétés du climat de la presqu'île du Cap-Vert et de Gorée. Les observations que nous possédons sur Mbidjem sont peu nombreuses. Les meilleures, relatives à la température, ont été faites par M. le docteur L'Helgouach, du mois d'avril 1862 à mars 1863. Elles se résument dans les moyennes suivantes :

Décembre. .	21°,5	Mars.	21°,4	Juin.	25°,5	Septembre . .	28°,0
Janvier. . .	21°,8	Avril	22°,5	Juillet. . . .	27°,5	Octobre. . . .	28°,3
Février. . .	18°,5	Mai	22°,4	Août.	27°,5	Novembre. . .	22°,3

Moyenne annuelle 23°,9

Nous n'avons pas de détails sur la manière dont ces observations ont été recueillies ; il est probable que les instruments étaient bons et bien exposés, car ces résultats coïncident avec ceux obtenus à Gorée pendant la même année. Les différences entre les moyennes des deux localités sont très légères. Février est le mois le plus froid, octobre le plus chaud.

Les températures extrêmes, prises aux heures d'observations, sur le thermomètre sans index, ont été : 14 degrés le 20 décembre 1862 et 34 degrés à la date du 22 avril de la même année.

Les oscillations de la température sont faibles pendant l'hivernage ; l'oscillation diurne n'a dépassé 4 degrés que sept fois dans les quatre mois de juillet à octobre. Dans la saison sèche, les oscillations sont beaucoup plus prononcées à Mbidjem qu'à Gorée ; ce qui paraît provenir de ce que les vents d'est, malgré leur passage sur le lac de la Tamna, ont un caractère de sécheresse plus prononcé que dans l'île de Gorée.

D'après les renseignements qui nous ont été fournis par les employés du télégraphe : pendant l'hivernage de 1873, le nombre des jours pluvieux a été le même à Mbidjem que dans la presqu'île voisine. Il y eut dans cet hivernage trente-cinq jours de pluie dont vingt-huit à la suite d'orages. Ces chiffres diffèrent très peu de ceux notés pour Dakar à la même époque.

D'après les rapports médicaux concernant ce poste, le régime des vents doit y être sensiblement le même que sur la côte.

CLIMAT DE THIÈS.

Ce petit poste français est à environ 25 kilomètres du bord de la mer, il a été construit dans une partie déclive du terrain. Cette situation défavorable explique en partie, mais d'une manière insuffisante, les différences considérables signalées par les observateurs entre la température de Thiès et celle de Mbidjem distants seulement de 20 kilomètres.

Du mois d'août 1864 au mois de juillet de l'année suivante, des observations thermométriques ont été faites, à Thiès, par M. Pillerault. Nous ignorons le mode d'exposition des instruments. Voici les moyennes mensuelles :

Décembre. .	23°,1	Mars.	24°,3	Juin.	28°,1	Septembre . .	27°,8
Janvier. . .	23°,1	Avril	24°,3	Juillet. . . .	27°,3	Octobre. . . .	27°,3
Février. . .	23°,7	Mai	24°,7	Août.	26°,9	Novembre. . .	26°,8

Moyenne annuelle, 25°,6

Cette moyenne annuelle serait, d'après ces observations, plus élevée de 1°,7 que celle de Mbidjem, ce qui est considérable si l'on songe à la proximité des deux localités. Cependant la moyenne de la température. à six heures du matin, a été trouvée plus basse à Thiès que dans la localité voisine, on ne peut donc guère incriminer la valeur de l'instrument. Il est probable que son exposition dans la journée était mauvaise. Peut-être est-ce le résultat d'une situation défavorable du poste lui-même. D'après tous les rapports médicaux, cette situation y rend les chaleurs très pénibles et fort différentes de ce qu'elles sont à quelques kilomètres seulement du poste.

Les extrêmes observés ont été : 13 degrés le 2 février 1865 et 40°,5 le 5 mai de la même année. Il est à désirer que de bonnes observations soient faites dans ce poste. Si la différence considérable avec le climat de Gorée accusée par les observations que nous avons sous les yeux est réelle, elle démontre une modification climatérique profonde à mesure que l'on s'éloigne, même fort peu, du bord de la mer et du grand courant réfrigérant dont elle lèche la côte de l'Afrique sous cette latitude.

CLIMAT DE SAINTE-MARIE-BATHURST (Gambie).

Nous n'avons trouvé, relativement au climat de cette colonie anglaise que quelques observations incomplètes citées par le docteur A. Horton [1] et portant sur neuf mois de l'année 1866. Pendant cette année, une terrible épidémie de fièvre jaune détruisit la moitié de la population blanche de Sainte-Marie et éprouva rudement la population indigène.

Autant qu'on peut en juger par les observations incomplètes faites à l'hôpital de Sainte-Marie, la température moyenne du littoral de la Gambie est plus élevée que celle de Gorée.

La plus basse température observée en 1866 a été de 15 degrés centigrades le 20 janvier, la plus haute de 42°,2 le 30 avril. Le climat de Sainte-Marie présente plus d'analogie avec celui de Saint-Louis qu'avec celui de Gorée. Le premier trimestre de la saison sèche est frais, sain et agréable. En mars la sécheresse persiste et les vents chauds du désert soufflent

[1] *Physical and medical Climate and Meteorology of the west coast of Africa*, p. 87 et 308.

comme à Saint-Louis. Ils sont parfois brûlants et secs surtout en avril et en mai. Juin est un mois de transition, l'humidité y succède à la sécheresse. L'hivernage est plus long qu'à Saint-Louis ; les mois de juillet, août, septembre et octobre qui forment le centre de l'hivernage sont en tout semblables aux mêmes mois dans nos possessions du littoral du Sénégal.

Les tornades sont fréquentes, les pluies abondantes. Le mois d'octobre est tout entier fort pénible par ses chaleurs humides qui persistent pendant les premiers jours de novembre. L'arrivée des vents réguliers signale, à la fin de ce dernier mois, la fin de l'hivernage.

Les vents de l'est et du nord-est occasionnent, pendant la saison, sèche des variations de température aussi étendues qu'à Saint-Louis. Ce sont ces mêmes vents qui, frais dans le trimestre correspondant à notre hiver, occasionnent les fortes maxima du trimestre du printemps.

Les pluies de l'hivernage sont plus abondantes que dans la colonie française. Pendant l'année 1866, citée par Horton comme remarquablement sèche, les observations pluviométriques faites à l'hôpital de Sainte-Marie pendant cinq des mois de l'hivernage, donnèrent les résultats suivants :

	Quantités en millimètres.	Nombre de jours.
Mai	26	2
Juin	2	1
Juillet	171	13
Août	504	20
Septembre	334	14
Total des cinq mois	1 037	50

Ainsi, dans une année de sécheresse exceptionnelle, la quantité d'eau recueillie à Sainte-Marie, en cinq mois, a dépassé un mètre, c'est-à-dire a été à peu près double de ce qu'elle est en temps ordinaire à Gorée. Le nombre des jours de pluie a été plus élevé d'environ un tiers. Ceci rend compte de la différence considérable que nous aurons l'occasion de signaler entre la puissance de la végétation des rives de la Gambie et de celles du Sénégal.

Le début de l'hivernage est signalé par des tornades et des orages. C'est ordinairement vers le 10 juin que l'hivernage débute à Sainte-Marie, parfois un peu plus tard. Exceptionnellement les orages et les tornades peuvent être très rares. Ainsi, en 1866, au moment où la fièvre jaune sévissait avec tant de force, on remarqua l'absence de tornades et d'orages. On n'entendit pas de tonnerre, l'atmosphère resta dans un calme parfait. « Les anciens habitants, dit Horton, annoncèrent que cette absence d'orage serait suivie d'un état sanitaire très fâcheux et ce pronostic fut malheureusement vrai. » D'après ce que nous a rapporté M. le docteur Danguillecourt, un pronostic du même genre avait été porté à Dagana, en 1878, par des indigènes avant l'apparition de la fièvre jaune. Mais nous ferons observer que ces prédictions se font très souvent en Sénégambie, et très souvent aussi tombent à faux.

Ce qu'il y eut de plus remarquable, à Sainte-Marie, ce fut la cessation de l'épidémie lorsque, dans la nuit du 12 septembre, le tonnerre, qui n'avait pas été entendu depuis neuf mois, se mit à gronder avec force ; il y eut un orage terrible. Dès ce jour, tout cas de fièvre jaune disparut. Quinze personnes dont deux médecins sur trente Européens présents avaient succombé. Le docteur Horton attribue un rôle prédominant à cet orage sur la cessation du fléau. Nous ne nous ferons pas juge de cette opinion. Nous rappellerons seulement la tendance qu'ont tous les auteurs de récits des épidémies à donner des explications de ce genre. Il est si dur et si difficile d'avouer notre ignorance sur les causes de ces terribles manifestations morbides. On cherche toujours et le plus souvent on trouve, au moment de l'apparition ou de la fin d'une épidémie, quelque coïncidence avec des phénomènes météorologiques qui, ordinairement, passent inaperçus. C'est tantôt une sécheresse, tantôt une grande humidité, souvent une direction particulière du vent, d'autre fois un orage, un brouillard, un calme ou bien encore l'ozone qui est le phénomène dans lequel on veut trouver l'explication cherchée. L'examen attentif d'un grand nombre de récits d'épidémie montre qu'à chaque instant il y a contradiction entre ces affirmations. Certes nous ne nions pas le rôle des météores sur les épidémies ; mais, il faut le reconnaître, rien de positif n'a encore été trouvé relativement à ce rôle. Le découvrir est l'un des buts poursuivis par le médecin météorologiste. Il ne faut pas se faire d'illusion, le but n'est pas encore atteint. Une connaissance approfondie de la météorologie d'une part, de l'épidémiologie d'autre part, est avant tout nécessaire dans ce genre de recherches dans lesquelles il faut surtout se méfier des coïncidences fortuites.

A la suite de l'orage qui signala la fin de l'épidémie de fièvre jaune, à Sainte-Marie, on vit disparaître, dit le docteur Horton, les graves fièvres remittentes bilieuses (?) qui sévissaient sur la population indigène. Elles firent place à des fièvres intermittentes bénignes. Nous aurons à revenir, lorsque nous étudierons plus spécialement la pathologie de ces contrées sur l'opinion que semblent avoir, au sujet de la fièvre jaune, quelques médecins anglais qui font jouer à la malaria un rôle important dans la genèse de cette maladie.

Le climat de l'embouchure de la Gambie diffère considérablement de celui de l'intérieur du pays. On le verra lorsque nous parlerons, un peu plus loin, du climat de Mac-Carthy, en nous occupant des climats continentaux de cette partie de l'Afrique.

CLIMAT DE SEDHIOU (Casamance).

La distance qui sépare l'embouchure de la Casamance de celle de la Gambie est de 48 kilomètres. Elle suffit pour apporter une modification très sensible dans la climatologie de ces deux points de la côte. Nous avons trouvé dans les rapports des médecins qui ont séjourné à Sedhiou des observations du thermomètre et des vents faites par séries de trois à huit mois pendant différentes années. Il ne nous a pas été possible de connaître dans quelles conditions ont été faites ces observations. Les notes de MM. Hamon et Prévot, médecins de Sedhiou, nous ont fourni les meilleurs documents. Les observations de M. Prévot[1] faites à l'aide d'instruments comparés par nous à ceux de l'observatoire de Saint-Louis, ont pu, bien qu'incomplètes, nous servir de contrôle pour le choix des observations antérieures. En confondant entre elles les observations de cinq années incomplètes de 1858 à la fin de 1862, voici quelles sont les températures moyennes mensuelles :

Décembre. . .	24°,3	Mars.	26°,8	Juin.	27°,7	Septembre . .	25°,9
Janvier. . .	23°,2	Avril.	28°,2	Juillet. . . .	27°,4	Octobre. . . .	27°,1
Février. . .	25°,0	Mai.	28°,4	Août.	26°,2	Novembre. . .	26°,5

Moyenne annuelle, 26°4

[1] Voy. *Bulletin international de l'Observatoire de Paris*, avril 1874.

Ce dernier chiffre, dont la valeur absolue ne doit être acceptée que sous toute réserve, est probablement un peu trop élevé.

Quelle que soit la valeur absolue des moyennes mensuelles obtenues à l'aide de ces observations, ces moyennes indiquent la marche générale de la température à Sedhiou. Prenant les caractères communs aux climats plus méridionaux d'une part, à ceux de la haute Sénégambie d'autre part, le climat de la Casamance présente une élévation remarquable de la température pendant le trimestre du printemps. De sorte que le printemps étant plus chaud que l'été, il y a dans l'année deux minima, l'un en janvier et l'autre, moins accusé, en août, et deux maxima l'un en avril, l'autre en septembre ou octobre.

Le thermomètre descend jusqu'à 12 degrés au mois de décembre d'après M. Hamon ; il atteignit 37 degrés au mois d'avril 1859.

La saison sèche est, comme partout, la saison des fortes oscillations. Le mouvement diurne a atteint jusqu'à 12 degrés au mois de mai (1858) ; il ne dépasse pas 6 degrés dans la saison des pluies.

Les *vents*, bien observés en 1861, présentent le même régime que ceux de Gorée.

Les *pluies* commencent à la fin de mai et se terminent en octobre. Elles sont extrêmement abondantes et très fréquentes. Ainsi, en août 1874, M. Prévot a compté 29 jours de pluie dont huit pendant lesquels la continuité des averses fut telle qu'il fut impossible de sortir des maisons. En 1861, on a compté 84 jours pluvieux dont 2 seulement n'étaient pas compris dans l'hivernage.

La physionomie de l'hivernage peut sensiblement varier. Voici un tableau comparatif tracé par M. Prévot dans les notes qu'il nous a communiquées. Ce tableau montre combien l'aspect du pays peut différer parfois d'une année à l'autre.

	Année 1872-1873	**Année 1873-1874**
Mai.	Légères tornades sèches dans la première quinzaine — fortes tornades dans la seconde — premières pluies le 22.	Légères tornades au début du mois — premières pluies, très fortes le 25.
Juin.	Chaleurs — pluies assez fréquentes — orages et tornades dans les soirées.	Chaleurs excessives — pluies rares, presque nulles — une seule tornade.

Juillet.	Grandes chaleurs — orages et tornades tous les jours — pluies abondantes.	Pas de tornades — peu d'orages — pluies fréquentes dans la seconde quinzaine.
Août.	Pluies assez fréquentes, mais le soleil se montre chaque jour — chaleur moindre que le mois précédent — humidité.	Pluies continuelles, 29 jours — temps continuellement couvert — le soleil reste toujours caché — pas d'orage ni de tornade.
Septembre.	Les chaleurs reviennent — les pluies sont moins fréquentes — nombreux orages.	Les pluies persistent — mais par nombreuses averses — pas de tornades — phénomènes électriques presque nuls.
Octobre.	Tornades et orages très forts dans les premiers jours — à la fin du mois, tornades sèches — fin de l'hivernage le 17.	La chaleur augmente au commencement du mois — les pluies cessent un moment, puis reprennent abondantes — quelques petites tornades — peu d'orages — l'hivernage se termine le 31 par une tornade.
Novembre.	Brise du nord le matin — chaleur assez forte dans la journée.	Calmes complets — la chaleur devient excessive.
Décembre.	Fraîcheur dans la seconde quinzaine — nuits très fraîches — vents du nord nord-est.	Chaleurs encore très grandes — vents du nord et du nord-est.
Janvier.	Fraîcheurs — vents du nord et du nord-est toute la journée.	Fraîcheurs et brouillard le matin — soleil parfois couvert — vents du nord et du nord-est.

L'abondance extrême des pluies dans l'hivernage de 1874 a fait manquer la récolte du mil (panicum milliaceum). Les orangers qui fleurissent ordinairement en novembre n'ont fleuri qu'en mars, cette année-là. Le dessèchement des marécages fut fort long, et l'état sanitaire s'en ressentit profondément.

CLIMAT DE BISSAO.

Nous devons à un distingué confrère de la marine portugaise, M. le docteur Santa-Clara, médecin du poste de Bissao en 1872, les documents météorologiques manuscrits que nous résumons dans le tableau suivant. Les observations faites au village de Bissao, dans l'île de ce nom, ont été commencées au mois de septembre 1871 et terminées en août 1872. Une excursion faite dans le Rio-Grande, pendant le mois de novembre, par M. Santa-Clara a laissé une lacune d'un mois dans sa série d'observations. L'auteur a comblé cette lacune, pour la température, à l'aide d'observations incomplètes faites pendant les années 1867, 1868 et 1869. Les observations du thermomètre sec et du thermomètre mouillé étaient faites trois fois par jour.

La température moyenne annuelle est de 26°,1. La moyenne des trois mois de l'hiver (24°,6) est seule un peu moins élevée que celle des autres mois. Le printemps est légèrement plus chaud que l'été. Il y a comme dans les localités voisines deux minima et deux maxima des moyennes annuelles, janvier est le plus froid, mai le plus chaud. La différence entre ces deux mois n'est que de 3°,2. La température s'abaisse légèrement en août, au moment des grandes pluies, pour remonter en octobre, cependant jamais aussi haut qu'au mois de mai.

L'île de Bissao jouit, on le sait, d'un climat des plus constants. C'est à peine si dans les mois du printemps l'influence des vents chauds du désert s'y fait sentir d'une manière suffisante pour en élever la moyenne au-dessus de celle des saisons voisines.

Bissao, année 1871-1872

OBSERVATIONS MÉTÉOROLOGIQUES

MOIS	TEMPÉRATURE MOYENNE				HYGROMÉTRIE MOYENNE		PLUIE
	7 HEURES MATIN	3 HEURES SOIR	9 HEURES SOIR	MOYENNES de 3 OBSERV.	TENSION de la VAPEUR	HUMIDITÉ RELATIVE	NOMBRE DE JOURS
	degrés	degrés	degrés	degrés	millim.	centièmes	
Décembre.	23,0	27,8	23,4	24,7	14,2	61	1
Janvier. .	22,4	27,1	23,0	24,1	15,1	67	0
Février. .	24,0	28,3	23,0	25,1	16,8	72	0
Mars . . .	25,2	30,4	24,4	26,6	17,9	69	0
Avril . . .	25,7	27,5	24,4	25,8	18,5	69	1
Mai. . . .	27,7	30,5	25,6	27,9	20,6	68	5
Juin. . . .	27,0	29,2	25,6	27,2	21,9	84	15
Juillet. . .	26,2	27,7	24,8	26,2	21,6	85	27
Août . . .	25,8	26,9	24,8	25,8	21,9	88	27
Septembre.	26,3	27,8	25,1	26,4	22,9	89	19
Octobre. .	26,8	28,7	25,8	27,1	23,6	85	16
Novembre.	(26,1)	(27,7)	26,7)	(26,8)	(19,0)	(75)	»
Année. .	25,4	28,3	24,7	26,1	19,5	76	111

Les observations hygrométriques montrent que la tension de

la vapeur est toujours élevée et l'humidité relative considérable, même dans la saison sèche.

L'hivernage commence en mai et se termine à la fin d'octobre. On compte dans l'année plus de 111 jours pluvieux, dont 2 seulement dans la saison sèche. La crue du Rio-Geba a son maximum en juillet et août, la baisse commence à la mi-septembre et finit en octobre[1]. Les tornades et les orages sont très fréquents.

CLIMAT DE BOKÉ (Rio-Nunez).

Notre comptoir de Boké, sur le Rio-Nunez, était peu connu et son climat n'avait fait l'objet d'aucune étude, lors de la publication de nos premières *recherches* sur les climats de nos possessions africaines. Nous pouvons aujourd'hui combler cette lacune, grâce aux sérieuses études faites sur le Rio-Nunez par plusieurs médecins de la marine. Notre collègue le docteur Bohéas a fait, pendant une année, d'excellentes observations météorologiques au poste de Boké et a bien voulu mettre à notre disposition le journal de ses observations. La série commencée en avril 1878, s'est terminée à la fin du mois de mars de l'année suivante. La température, l'état hygrométrique, les vents, les pluies, les orages, l'état de l'atmosphère ont été notés avec une scrupuleuse exactitude cinq fois par jour par M. Bohéas. Pendant les très courtes absences ou les maladies de notre collègue, le commandant du poste et l'adjoint du génie ont fait les observations. Ce travail n'offre ainsi aucune lacune.

Le journal météorologique de Boké est encore manuscrit ; nous regrettons de ne pouvoir donner ici qu'un résumé de ces observations, les meilleures qui aient été faites dans le sud de la Sénégambie. Elles caractérisent nettement la climatologie, d'une partie de notre colonie essentiellement différente du Sénégal proprement dit. Voici dans quelles conditions ont été recueillies ces observations.

Trois thermomètres appliqués sur plaques de bois, l'un à mercure et les deux autres à alcool ont été utilisés. Ils étaient soigneusement comparés entre eux et l'on a tenu compte de la

[1] Voy. H. Rey, *Les établissements portugais de la Sénégambie* (*Archives de médecine navale*, 1877).

correction instrumentale nécessaire pour l'un d'eux. Les observations se faisaient aux fenêtres du logement du médecin. Ce logement occupe le premier étage et le sud du poste, il possède trois fenêtres, l'une est exposée au sud, l'autre à l'est, la troisième à l'ouest. Elles sont à cinq mètres au-dessus du sol. L'altitude du plateau sur lequel est bâti le poste est de $37^{m},50$; de sorte que les instruments étaient à une altitude de $42^{m},50$. Les trois thermomètres étaient toujours exposés l'un près de l'autre, dans les mêmes conditions, toujours à l'ombre. Pour cela, ils étaient placés, le matin, à la fenêtre ouest, dans l'après-midi à la fenêtre est, et le soir, à la fenêtre sud [1].

Aucune galerie, aucun obstacle ne les mettaient à l'abri de l'air libre et du rayonnement vers l'espace. Quand il pleuvait, les instruments étaient protégés par des écrans, mais restaient en dehors des fenêtres. Lorsque l'on constatait un écart entre les thermomètres, la moyenne des trois indications était seule notée.

Le psychromètre était celui en usage dans la marine, les deux thermomètres sont appliqués sur une plaque de bois, l'un d'eux est mouillé par imbibition.

Le poste ne possédait ni baromètre, ni pluviomètre ; mais les pluies ont été notées exactement au triple point de vue de l'intensité, de la durée et de la fréquence. Ces dernières observations, sans pouvoir remplacer des observations quantitatives, donnent une idée de l'abondance de l'eau qui tombe, à Boké, pendant l'hivernage.

Les observations de la température, du psychromètre et des vents étaient faites le matin : à 6 heures et à 10 heures ; le soir, à 3 heures, 6 heures et 10 heures. Pendant les quatre mois d'avril, mai, juin et juillet l'observation de 3 heures du soir a été remplacée par celle de 2 heures.

[1] Cette méthode, anciennement recommandée, ne vaut pas celle qui consiste à placer sous l'abri actuellement adopté partout, et si facile à construire.

Résumé des observations météorologiques

Faites à Boké, par M. Bohéas, du 1er avril 1878 au 31 mars 1879

MOIS	TEMPÉRATURES MOYENNES						EXTRÊMES ABSOLUS		PLUIE	ORAGES ET TORNADES	
	6 HEURES MATIN	10 HEURES MATIN	2 ET 3 HEURES	6 HEURES SOIR	10 HEURES SOIR	MOYENNES DE 5 OBS.	MINIMA	MAXIMA	NOMBRE DE JOURS	ORAGES	TORNADES
	degr.	degr.	degr.	degr.	degr.	degr.	degr.	degr.			
Décembre.	22,0	26,8	30,7	28,1	25,3	26,6	16,0	33,0	1	2	0
Janvier. .	18,6	24,7	30,9	27,9	23,7	26,2	13,8	34,0	0	0	0
Février. .	21,6	28,4	31,9	30,3	25,6	27,6	18,0	34,3	0	0	0
Mars. . .	23,1	30,2	34,9	30,4	27,0	29,1	21,0	37,3	0	0	0
Avril. . .	25,1	32,2	36,0	31,1	30,5	30,3	22,0	39,5	4	6	5
Mai. . . .	26,1	31,4	34,5	31,3	27,5	30,1	24,0	37,2	13	11	11
Juin. . .	25,2	30,5	30,7	27,5	26,3	28,0	23,0	34,5	17	8	11
Juillet. .	24,6	28,5	28,2	26,5	25,4	26,6	20,0	30,5	26	3	1
Août. . .	24,1	27,1	26,7	25,6	25,2	25,8	22,5	28,4	30	4	1
Septembre.	24,1	27,6	27,9	26,3	25,2	26,2	23,0	32,0	29	7	2
Octobre. .	23,6	27,1	28,8	26,6	25,4	26,3	22,5	32,0	26	14	8
Novembre.	23,5	28,7	31,3	28,0	26,1	27,5	22,0	33,0	11	7	6
Année. .	23,3	28,5	31,0	28,2	26,0	27,4	13,8	39,5	157	62	45

Nous avons résumé dans le tableau précédent, les principales données du journal de M. Bohéas. Pour les extrêmes de la température, le poste manquant d'instruments à indicateurs, les minima sont pris dans les températures de 6 heures du matin et les maxima dans celles de 2 heures ou de 3 heures du soir. Nous avons conservé l'ordre habituel des mois. Il suffit de se rappeler que janvier, février et mars appartiennent à l'année 1879, les neuf autres mois à l'année 1878.

L'observation n'a été faite à deux heures du soir que dans les quatre mois d'avril à juillet.

Température. — La lecture du résumé ci-dessus montre que le climat du Rio-Nunez est extrêmement chaud. La moyenne annuelle 27°,4 est probablement un peu trop élevée. Elle est déterminée par cinq observations quotidiennes parmi lesquelles entrent deux heures très chaudes, 10 heures et 3 heures. De plus, le bâtiment où se faisait l'observation était exposé au midi et non au nord, et le rayonnement des murailles devait produire une élévation factice des thermomètres. Le changement trois fois par jour de la situation des instruments est peu favorable à la détermination parfaitement exacte d'une moyenne, Enfin le poste est dominé au nord par un monticule d'une vingtaine de mètres ce qui doit augmenter la température du plateau sur lequel est bâti le logement des Européens. Ces considérations permettent de penser qu'en réalité la moyenne annuelle ne doit pas dépasser 27 degrés. Ces réserves étant posées sur la valeur absolue du résultat obtenu, nous sommes renseignés d'une manière complète et fort exacte sur la marche de la température dans cette partie de la côte d'Afrique.

La constance de ce climat maritime est fort remarquable. L'oscillation d'une moyenne mensuelle à l'autre est si faible que le mois le plus froid, janvier, possède une température de 26°,2, tandis que le plus chaud a pour température moyenne 30°,3. Les extrêmes absolus (observés) ont été 13°,8, le 4 janvier 1879 à 6 heures du matin et 39°,3 le 29 avril de l'année précédente.

Ces deux températures exceptionnelles ne peuvent donner une idée du climat. En général, les minima ne s'éloignent guère de 22 degrés, dans la saison sèche, et de 24 degrés dans l'hivernage ; tandis que les maxima sont dans le voisinage de 30 degrés pendant la saison des pluies, atteignent, dans le trimestre qui correspond à notre printemps, ordinairement 35 degrés sous l'influence des vents de terre.

Comme sous le climat de Saint-Louis, la saison sèche, la moins insalubre, est celle pendant laquelle les Européns trouvent dans le climat quelques-unes de ces alternatives de chaleurs et de fraîcheurs qui rapprochent un peu le milieu dans lequel ils se trouvent de celui des climats auxquels ils sont habitués. La saison mal saine, l'hivernage se fait au contraire remarquer par la constance plus grande d'une température élevée.

Ce qui caractérise le climat de Boké, c'est surtout la marche annuelle de la température. Elle diffère essentiellement de celle de la température dans les climats maritimes du nord de la Sénégambie. A Boké, la température présente annuellement deux minima et deux maxima. Les moyennes des quatre saisons météorologiques sont :

Hiver	26°,4
Printemps	30°,0
Été	26°,8
Automne	26°,6

Ainsi l'hiver est la saison la plus froide où pour parler plus exactement, la moins chaude. A l'hiver, succède brusquement un printemps très chaud. Avec l'été, la température s'abaisse tout en restant supérieure à celle de l'hiver. La température de l'automne est intermédiaire à celles de l'hiver et de l'été, tout en différant très peu des températures de ces deux saisons. Si nous examinions plus attentivement la marche des moyennes mensuelles ; nous voyons la température, peu considérable au centre de l'hiver, en janvier, s'élever peu en février, puis monter brusquement au mois de mars et se maintenir très haute en avril et mai. Elle s'abaisse alors que la mousson, bien établie, apporte ses pluies abondantes. La température des six mois suivants est assez régulièrement élevée ; cependant elle s'infléchit vers le centre de la saison des pluies, en août, de la même manière qu'à la côte de Guinée[1], mais d'une façon moins prononcée. La situation géographique du Rio-Nunez, entre le Sénégal proprement dit et la Guinée, explique le climat de Boké, intermédiaire à celui du Sénégal et à celui de la Guinée. Le climat de Boké diffère de ce dernier en ce que, si le printemps est bien l'époque la plus brûlante de l'année (comme aussi dans le haut Sénégal), l'hiver reste plus froid que l'été, tandis que le contraire a lieu à la côte de Guinée située au sud de l'équateur thermique. Cet équateur doit passer très près du Rio-Nunez.

État hygrométrique. — N'ayant pas de tables à sa disposition, l'observateur s'est borné à inscrire la température du thermomètre mouillé à côté de celle du thermomètre sec. Nous n'avons pu entreprendre le long travail du calcul de chacune de ces nombreuses observations. Mais le journal contient pour chaque jour la différence moyenne des températures des thermomètres sec et humide. De ces différences moyennes on n'est pas en droit de déduire la quantité de vapeur d'eau contenue dans l'air ni son état hygrométrique. Cependant ces différences indiquent qu'elle est, de mois en mois, la marche du psychromètre ; elles ont été les suivantes :

Décembre . .	3°,6	Mars.	7°,1	Juin	3°,1	Septembre. . .	2°,1
Janvier . . .	4°,9	Avril.	6°,6	Juillet	2°,4	Octobre	2°,3
Février . . .	6°,1	Mai.	5°,1	Août.	1°,7	Novembre . . .	3°,0

[1] Voy. A. Borius, *Recherches sur le climat de la côte septentrionale du golfe de Guinée.* Paris, 1880.

Ainsi, la sécheresse de l'air étant en raison directe de la différence entre les températures des deux thermomètres, c'est en mars que la sécheresse est la plus grande. C'est au milieu de l'hivernage, en août, que l'humidité est la plus considérable. L'état hygrométrique ne varie donc pas, à Boké, comme la température ; mais comme les vents, ainsi que cela a été signalé pour le climat du Sénégal[1].

Vents. — L'examen des roses des vents, tracées à l'aide des cinq observations quotidiennes, montre que le régime des vents à Boké est assez simple et régulier. En décembre, janvier, février et mars les vents ne soufflent que de l'est ou de l'ouest. La fréquence des vents de terre est un peu plus grande pendant les premiers mois que celles des vents du large, puis ce sont ces derniers qui l'emportent en nombre. Vers la fin de la saison sèche, les vents sont plus énergiques et les calmes plus rares que pendant l'hivernage.

D'avril à la fin de septembre, les vents soufflent de l'ouest, du sud-onest et du sud et les vents de terre sont rares. En octobre les vents de terre reparaissent mais moins nombreux que ceux du large. En novembre, ces derniers commencent à devenir moins fréquents. Octobre et novembre sont des mois de transition. Les vents du sud, si rares au Sénégal, soufflent, à Boké, de juin à septembre surtout en juillet et août.

Les vents du nord sont très rares, peut-être cela provient-il de la situation du poste que des collines abritent du côté du nord. Le nord-ouest s'observe, mais assez rarement, dans les huit mois de l'hivernage ; il disparaît pendant la saison suivante.

Le nord-est est rare, en tout temps, même en décembre et janvier. Il y a dans la fréquence et la direction des vents selon les différentes heures du jour, des oscillations dues à l'influence de ce que l'on appelle les brises solaires diurnes. La loi selon laquelle les vents varient, dans une même journée, n'est pas la même dans toutes les saisons. De décembre à la fin de mars le vent souffle dans la matinée d'une manière presque constante de l'est, en oscillant un peu vers le nord-est ; tandis que dans l'après-midi le vent d'est fait souvent place à la brise de l'ouest. De telle sorte que le vent vient presque aussi souvent, dans

[1] Voy. *Recherches sur le climat du Sénégal.*

l'après-midi, de la mer que de l'intérieur des terres. C'est ordinairement un peu après midi que survient la brise du large, elle devient fraîche et forte entre deux et quatre heures, se maintient encore une heure ou deux, puis tombe avec le jour.

En avril et mai, les vents de l'est deviennent rares, et, s'ils soufflent, ce n'est que dans la matinée. La direction des vents dominants est tout le jour du sud à l'ouest ; les vents de nord-ouest sont eux-mêmes très rares.

Dans les mois de juin à septembre, c'est du quart de cercle sud-ouest que vient la brise, le matin comme le soir. Il n'y a plus de brises de terre, elles sont remplacées par des calmes. En octobre et novembre, l'alternative quotidienne des brises de terre et de mer reparaît, mais moins régulière et beaucoup moins bien marquée que dans la saison sèche qui suit ces mois de transition.

La fréquence relative des vents peut, d'après les résumés que nous avons faits du journal météorologique de M. Bohéas, se chiffrer exactement de la manière suivante : dans les quatre mois de la saison sèche, de décembre à mars, sur 100 vents alternatifs de terre et de mer, on compte 54 vents de terre contre 46 vents du large.

Dans les huit mois qui constituent le long hivernage de cette partie de l'Afrique, la mousson du sud-ouest qui domine au large, donne, à Boké, sur 100 vents des deux directions opposées, 81 vents du large contre seulement 19 vents de terre.

Les propriétés des vents ne sont pas les mêmes qu'au Sénégal. Ainsi les vents de l'est et du nord-est, quoique très secs, sont loin d'être brûlants comme à Saint-Louis et même à Sainte-Marie de Gambie. L'état de la végétation à l'époque où soufflent ces vents ne rappelle en rien l'état de sécheresse et de mort apparente dans lequel l'harmattan plonge la végétation sur les rives du Sénégal. Les brouillards et les rosées abondantes de cette saison suffisent pour entretenir la végétation, elle perd à peine un peu de l'aspect luxuriant qu'elle offre dans le reste de l'année, sous l'influence des pluies si abondantes que nous allons signaler.

Les calmes s'observent surtout le matin, leur fréquence va en diminuant à mesure que la journée s'avance. Ils reparaissent avec la nuit. Sur 100 calmes il y en a 47 le matin à 6 heures, 13 à 10 heures, 8 à 3 heures du soir, 8 à 6 heures du soir et

24 à 10 heures du soir. Telle est la répartition horaire des calmes dans l'année entière ; mais dans les quatre mois de la saison sèche les calmes disparaissent presque complètement dans le milieu de la journée ; très rares le soir ils sont fréquents à 6 heures du matin et accompagnés de brouillards.

Pluies. — De toutes nos possessions françaises, à la côte d'Afrique, celles du Rio-Nunez reçoivent chaque année la plus grande quantité de pluie. Le nombre de jours pluvieux y est quatre fois plus considérable que dans nos possessions situées sur les rives du Sénégal. Quant à la quantité d'eau versée par ces pluies elle est, selon toute probabilité, environ huit fois plus considérable que celle que reçoit le nord de la Sénégambie. Ce que nous appelons un jour de pluie consiste le plus souvent, à Saint-Louis et à Gorée, en un jour pendant lequel la pluie est tombée pendant une heure ou deux seulement ; tandis que, à Boké, la durée des averses est beaucoup plus grande et la pluie persiste même pendant des journées entières. Il est fort regrettable que des observations pluviométriques n'aient point été faites à Boké. C'est le lieu de la côte qui reçoit peut-être le plus d'eau et il serait important de pouvoir établir une comparaison avec les pluies de Sierra-Leone. Nous signalons cette lacune à ceux de nos collègues qui séjourneront dans le Rio-Nunez.

La construction d'un pluviomètre ne présente aucune difficulté. Pour évaluer la hauteur de la couche d'eau versée sur le sol, il suffit de connaître exactement la surface de l'ouverture du vase dans lequel on reçoit la pluie, de mesurer le volume d'eau reçue à l'aide d'une éprouvette graduée ou de peser l'eau recueillie chaque jour. Chacun peut construire un bon pluviomètre, car il est presque partout possible de faire un entonnoir en zinc ou en fer-blanc d'environ 20 centimètres de diamètre. La surface n'a nullement besoin d'être circulaire, elle pourrait être carrée, il suffit d'en déterminer l'aire avec beaucoup de soin en recommençant plusieurs fois et en prenant des moyennes.

L'entonnoir verse l'eau dans un récipient clos que l'on vide à chaque observation. On construit une fois pour toutes une petite table exprimant le volume ou le poids de l'eau qui, versée dans le récipient, correspond à 1, 2 ou 3 millimètres ou plus d'épaisseur de la couche d'eau qui tomberait dans l'instrument. Il faut inscrire les résultats en prenant le millimètre pour unité de hauteur, de manière à éviter la virgule qui donne souvent lieu à des erreurs de lecture et de copies.

Si l'on n'a pas d'ouvrier capable de faire un entonnoir, on donne au pluviomètre une forme carrée et des dimensions plus considérables (40 ou 50 centimètres de côté), l'entonnoir est fait alors en une étoffe imperméable. Le pluviomètre doit être placé sur le sol à hauteur d'homme.

Il est probable que les quantités d'eau versées annuellement sur le sol de Boké doivent correspondre à une couche supérieure à 3 ou 4 mètres.

Les pluies sont très rares de décembre à la fin de mars. Elles commencent vers le milieu d'avril. Elles sont d'abord versées par les orages, on en compte 13 jours en mai, 17 en juin. De juillet à la fin d'octobre, il pleut presque tous les jours avec ou sans orage. Les dernières pluies sont, comme les premières, des pluies d'orage.

Orages et tornades. — Les orages sont très fréquents, à Boké, et souvent d'une force considérable. Le 12 mai 1878, la foudre est tombée sur sept points différents autour du poste. Sous l'influence combinée de la pluie diluvienne, d'un orage et du vent d'une tornade, des bâtiments nouvellement construits en pierre se sont complètement écroulés, au mois de juillet de la même année. Le nombre total des journées pendant lesquelles des manifestations orageuses ont passé sur le poste a été de 62, dont deux seulement en dehors de l'hivernage, mais les éclairs brillent à l'horizon presque tous les soirs.

Les véritables tornades, présentant tous les caractères de la description que nous avons donnée précédemment, s'observent à Boké, elles viennent toujours du sud-est ou de l'est. On en a compté 45 dans l'année 1879. Comme les orages, les tornades se montrent au début de l'hivernage, deviennent rares au milieu de cette saison, en juillet et août, pour reparaître à la fin. Elles ne s'observent pas dans la saison sèche.

Saisons. — D'après cette description, on voit qu'il y a, à Boké, deux saisons inégales, l'une de quatre mois, de décembre à la fin de mars, c'est la saison *sèche* qui est loin d'avoir la fraîcheur de la même saison à Gorée et à Saint-Louis ; mais que la force des vents, les oscillations plus étendues de la température, l'état sanitaire favorable rendent assez agréable aux Européens. Les huit autres mois de l'année forment un long et malsain hivernage dont le début et la fin sont surtout extrêmement pénible.

Les chaleurs sont considérables au commencement de l'hivernage, en avril et mai, mois de transition. Ordinairement, les pluies sont bien établies à la fin de mai. L'hivernage est le moment de la crue des eaux du Rio-Nunez, qui non seulement recouvrent continuellement ses rives, mais encore se répandent au loin sur les plaines de bas niveau. Les marées cessent de se faire alors sentir en deça de Vaccaria et ne sont guère prononcées qu'à partir de Victoria. La vitesse du courant est telle que les meilleures embarcations le remontent avec peine, les détritus des rives, les vases du lit sont entraînées vers l'estuaire ; aussi pendant cette période, les eaux du fleuve, jusque-là très limoneuses, deviennent-elles limpides, en même temps qu'elles perdent leur salure. Les huîtres de palétuvier recueillies vers l'embouchure sont complètement douces. Les petites rivières qui se jettent dans le fleuve le Batafond, le Bonto, etc., sont converties en véritables torrents, elles cessent d'être guéables en nombreux endroits ; leurs eaux assez hautes pour recouvrir entièrement les rives, assez rapides pour les nettoyer, acquièrent, comme celles du fleuve, une grande limpidité. D'après M. Corre, à une note manuscrite duquel nous empruntons ces derniers détails, au début de l'hivernage, alors que les terres sont simplement détrempées par les pluies, les flaques d'eau sont superficielles et boueuses ; le pays présente un haut degré d'insalubrité. Les mois de mai et d'octobre sont, en général, les plus funestes aux Européens. Le mois d'octobre surtout est redoutable. Les mois intermédiaires sont pénibles, en raison de la chaleur humide et constante qui les caractérise ; mais ils sont moins insalubres parce que les eaux sont alors suffisamment élevées pour recouvrir les vases et noyer toutes les terres d'alluvions. Cependant il est des hivernages, comme celui de 1876, pendant lesquels les pluies s'établissent mal, tombent en médiocre abondance ou s'interrompent fréquemment.

Ces hivernages avec intermittences de temps découvert et ensoleillé et de temps pluvieux sont extrêmement insalubres. Le sol demeure presque continuellement dans les conditions les plus favorables au dégagement palustre, à peine les flasques ont-elles acquis une certaine profondeur ou gagné des pentes d'écoulement qu'une période de chaleur venant prendre la place des pluies, une rapide évaporation convertit les flasques en bourbiers fétides et rend à la stagnation celles qui formaient des ruisseaux.

CLIMAT DE FREETOWN (Sierra-Leone).

Par sa situation, la colonie anglaise de Sierra-Leone jouit d'un climat peu différent de celui de Boké, mais possédant, cependant, quelques-unes des propriétés climatériques de la côte de Guinée, dont elle se rapproche géographiquement. Le pays de Sierra-Leone étant très montagneux, présente de grandes variétés climatériques, selon l'altitude et l'exposition des localités. C'est ainsi que, le Régent atteignant une hauteur de 900 mètres, la température, au sommet de cette montagne, doit être de 5 à 6 degrés plus basse que celle du littoral. Nous ne connaissons pas d'observations méthodiques faites dans la colonie anglaise autres que celles recueillies au chef-lieu, à Freetown, à une altitude de 36 mètres. Tout ce que nous avons à dire s'applique donc, non à Sierra-Leone, mais à la ville même de Freetown, sur la situation particulière de laquelle nous avons précédemment attiré l'attention.

Température. — Les moyennes mensuelles de la température déterminées pour Freetown, et citées par tous les auteurs, sont empruntées aux travaux de Th. Winterbottom, médecin en chef de la colonie, qui, le premier, en étudia le climat et les maladies [1]. Cet excellent auteur, dont l'ouvrage contient, au point de vue médical, des notions encore pleines d'intérêt, malgré les nombreux travaux qui ont été faits depuis sur les régions tropicales, donne, pour moyennes mensuelles de la température à Freetown, les nombres suivants :

Décembre. .	27°,5	Mars.	29°,2	Juin.	26°,4	Septembre . .	25°,6
Janvier. . .	27°,6	Avril	29°,2	Juillet. . . .	26°,1	Octobre. . . .	26°,8
Février. . .	27°,5	Mai	27°,5	Août.	26°,1	Novembre. . .	27°,8
Hiver. . . .	27°,5	Printemps. .	28°,6	Été.	26°,2	Automne. . .	26°,7

La moyenne annuelle est de 27°,3. Par suite des considérations que nous avons développées précédemment, nous croyons pouvoir affirmer que cette moyenne annuelle ne doit pas, en

[1] Th. Winterbottom, *On account of native Africans in the neighbourhood of Sierra-Leone to wich is added on account of the present state of medicine among them*, 2 vol. in-8°. Londres, 1793.

réalité, dépasser 26 degrés. Les observations faites en 1820[1] donnent une température moins élevée que celle de 1793, mais encore certainement supérieure à la moyenne vraie.

Les valeurs relatives des températures indiquées dans le tableau ci-dessus nous sont plus utiles que leurs valeurs absolues; elles permettent d'abord de constater une uniformité remarquable de ce climat : il est constamment chaud; il n'y a qu'une différence de 3°,6 entre la température du mois le plus frais (septembre) et celle du mois le plus chaud (mars ou avril). Quoique peu étendu, le mouvement annuel de la température n'en présente pas moins une valeur significative.

A partir de décembre, la température croît, lentement d'abord, puis brusquement aux mois de mars et d'avril; elle descend régulièrement jusqu'au mois de septembre, remonte une seconde fois, pour s'abaisser de novembre à décembre. Il y a donc ainsi un double mouvement annuel de la température analogue à celui qui s'observe dans le Haut Sénégal, et semblable à celui que nous avons constaté à Boké. Ce mouvement n'offre aucun rapport avec la marche apparente du soleil. Le trimestre correspondant à notre printemps est le plus chaud; celui d'été est le plus froid : le trimestre de l'hiver est plus chaud que ce dernier, qui diffère lui-même très peu de celui de l'automne. On voit que, bien que Sierra-Leone soit placé entre le huitième et le neuvième parallèle de l'hémisphère nord, les saisons y ressemblent beaucoup plus à celles de l'hémisphère opposée qu'à celles de nos saisons d'Europe. Le même fait s'observe à la côte septentrionale du golfe de Guinée. L'équateur est loin de servir de limite exacte entre les saisons des deux hémisphères. Les climats de l'hémisphère sud dépassent, en Afrique, l'équateur de plus de 10 degrés; comme nous l'avons dit plus haut, l'équateur thermique passe dans le voisinage de Boké.

Les différences entre les températures des différents mois sont peu appréciables par l'économie, et l'on peut dire qu'à Freetown la chaleur paraît uniformément élevée. On n'y observe ni les minima très bas, ni les maxima considérables

[1] Voy. Boyle, *Account of the western coast of Africa*, in-8°. Londres, 1831. Nous avons donné ces moyennes dans notre article *Sénégambie* du *Dictionnaire encyclopédique des sciences médicales ;* mais les observations de Winterbottom nous paraissent préférables malgré leur ancienneté.

que l'on constate dans l'intérieur ou même sur le littoral du Sénégal. Le thermomètre descend rarement au-dessous de 20 degrés et ne s'élève qu'exceptionnellement au-dessus de 32.

L'uniformité de la température est liée, sur la côte de Sierra Leone, à un état hygrométrique presque toujours voisin de la saturation. Jamais on n'y observe les grandes sécheresses du Sénégal, et l'état de la végétation, toujours verte, en est le plus évident témoignage.

Les conditions nécessaires à la bonne santé des Européens diffèrent essentiellement sous les tropiques et sous nos climats tempérés. La constance d'une température chaude et humide est nuisible à la santé. C'est au moment où les variations thermométriques et hygrométriques sont moindres, que l'Européen souffre le plus. Les variations un peu étendues de la température semblent, au contraire, nécessaires au bon fonctionnement de son organisme. Sous l'influence des mouvements atmosphériques, l'économie éprouve des alternatives dans ses mouvements fonctionnels, qui l'exposent, il est vrai, aux maladies sporadiques, mais lui permettent de résister aux endémies. C'est ainsi qu'à Saint-Louis, où le contraste entre les saisons permet d'étudier nettement ces effets, la saison des fortes oscillations thermiques est l'époque de la santé pour les Européens, tandis que la chaleur uniforme de l'hivernage ramène le cortège des maladies endémiques.

Les oscillations un peu étendues de la température sont, nous le répétons, une des bonnes conditions de la santé sous les tropiques. Ce fait, que démontre l'expérience, on a trop souvent négligé de le constater, préférant même chercher les causes des maladies tropicales dans de prétendues grandes oscillations climatériques que l'observation n'a jamais permis de vérifier. Les maladies tropicales sont surtout d'origine tellurique et non climatérique.

L'uniformité du climat de Sierra-Leone rend la différence entre ce que l'on peut appeler la bonne et la mauvaise saison, bien moindre qu'au Sénégal, et malheureusement la mauvaise saison est de beaucoup la plus longue ; de sorte que le pays est, en tout temps, extrêmement malsain.

Des vents. — Dans l'aperçu général sur le climat de la Sénégambie, dont nous avons fait précéder la description des climats des diverses localités [1], nous avons exposé comment, à mesure que l'on descend vers le sud, les alizés perdent leur force et leur fréquence au dépens de la mousson du sud-ouest qui règne dans cette région du globe pendant une partie de l'année. A la côte de Sierra-Leone, située vers la limite septentrionale de ce que Maury appelait la zone des calmes, les alizés ont perdu leur énergie ; ils n'atteignent cette région que pendant les quatre mois de l'année pendant lesquels le soleil se trouve à son maximum d'éloignement au sud de l'équateur. Les brises locales conservent cependant encore une certaine force sur les bords de la mer ; de sorte qu'il y a alternance entre les alizés, qui soufflent avec force et prédominent, et les vents solaires, qui soufflent du large dans l'après-midi ; mais ces dernières brises manquent souvent, sont faibles, ou remplacées par des calmes, et n'ont ni la durée ni l'énergie qu'elles présentent dans la saison suivante. Dans cette saison, qui constitue l'hivernage, les vents dominants soufflent de l'Océan dans la direction du sud-ouest. Le passage du régime des vents de la partie nord de la Sénégambie à celui des vents de la côte de Sierra-Leone se fait par transition lente. Cette transition produit, à mesure que l'on descend vers l'équateur, une diminution de durée de la saison sèche, coïncidant avec les vents réguliers qui viennent de terre, et un allongement de la saison des pluies qu'apportent les vents de la mousson maritime. Les beaux travaux de M. Brault, sur les vents de l'Atlantique, ont démontré qu'il n'existait pas, comme le croyait Maury, une véritable zone de calmes, se déplaçant avec le soleil, et le suivant, dans son passage, d'une hémisphère dans l'autre. Dans cette partie du globe, les calmes sont seulement plus fréquents que partout ailleurs, et la région où ils sont maxima se transporte non seulement dans le sens des méridiens, mais aussi de l'ouest à l'est. Ce mouvement diminue l'énergie de la mousson pendant laquelle les calmes tendent à s'établir, sans jamais régner, sur la côte d'Afrique, d'une manière absolue, ainsi que quelques ouvrages tendent à le faire croire.

Il résulte, de ce régime général des vents de l'Atlantique, que, sur la côte de Sierra-Leone, les alizés, arrivés à la limite extrême de la zone qu'ils parcourent, n'ont que peu de force, et que les

[1] Voy. *Archives de méd. nav.*, p. 430.

brises solaires produites par l'inégal échauffement diurne et nocturne de la terre et de la mer apportent encore pendant les quatre mois de la saison sèche une certaine humidité. Cette saison est loin d'être presque absolument sèche, comme au Sénégal. Les brises de mer, soufflant dans l'après-midi, apportent quelquefois des pluies; parfois, mais rarement, bien que ce soit moins exceptionnel qu'au Sénégal, on voit des orages dans cette saison.

Pendant le reste de l'année, c'est-à-dire de la fin d'avril à la fin de novembre, ou même au commencement de décembre, les brises du large soufflent du sud-ouest; mais ces brises sont faibles, accompagnées de calmes; elles sont renforcées, au moment de la plus grande chaleur du jour, par la tendance que présente toujours l'air à se porter des régions les plus fraîches vers les plus chaudes. Le soir, elles tombent, font place aux calmes et aux vents de terre, qui ont eux-mêmes encore moins d'énergie que dans la saison sèche, sont loin d'atteindre la force du vent de la mousson, et n'ont plus la sécheresse qui les caractérisait pendant la saison précédente.

En résumé, à toutes les époques de l'année, on observe, sur la côte de Sierra-Leone, une alternative quotidienne entre les vents du large et les vents de terre : les premiers prédominent pendant la saison des pluies; les seconds, dans la courte saison sèche. Les calmes prolongés s'observent seulement dans l'hivernage, et surtout la nuit. Dans cette saison, la brise de mer s'établit entre dix heures du matin et midi et demi, règne au milieu du jour, et tombe entre cinq et sept heures du soir. C'est entre sept et neuf heures du soir, que s'élève le vent de terre, qui souffle jusqu'entre huit et dix heures, et fait place à des calmes qui rendent les nuits fort pénibles.

La présence des vents du large, précisément au moment où le soleil est le plus élevé, diminue l'action brûlante de ses rayons, et rend possible l'habitation de ces contrées; lorsque la brise est faible ou fait défaut, au milieu du jour, la chaleur devient extrêmement pénible.

Les propriétés des vents proviennent toutes des régions sur lesquelles ils ont passé. A Sierra-Leone, les vents de nord-est sont loin d'avoir la sécheresse extrême qu'ils possèdent au Sénégal et sur les bords du Haut Niger. Ces vents, dont Mungo-Parck (qui, il ne faut pas l'oublier, était médecin), signalait l'influence très favorable sur l'état sanitaire des pays qu'il parcourait le premier, n'ont plus, sur la côte de Sierra-Leone, le pouvoir d'assainir et de dessécher les marécages. Ils portent leurs miasmes empestés aux villes si mal exposées de cette colonie.

La ville de Freetown ne peut être, d'après son exposition, que nous avons signalée déjà comme des plus funestes, balayée que par les vents de terre venant de passer sur les nombreux marécages de la rive droite de la rivière de Sierra-Leone et par les vents assez rares du nord-est, qui ne soufflent de la mer que dans la saison sèche, la moins mauvaise. Les hautes montagnes qui couvrent la ville, au sud et à l'ouest, empêchent les brises du sud-ouest d'y arriver, précisément pendant l'hivernage. L'atmosphère de la ville reste, pendant la plus grande partie de cette saison dans un calme complet. Dans cette atmosphère s'élève lentement une buée épaisse, due à l'évaporation des eaux versées sur le sol par d'abondantes pluies, et de celles des marécages qui entourent cette ville, si malheureusement placée.

Pluies. — On sait que les pays montagneux sont ceux dans lesquels tombent les plus grandes quantités de pluie; aussi devait-on s'attendre à constater, par l'observation, des quantités considérables d'eau tombées annuellement à Sierra-Leone. D'après les documents que nous devons à l'obligeance de M. V. Raulin, le savant professeur de la Faculté des sciences de Bordeaux, voici quelles ont été les quantités d'eau annuelles recueillies à Freetown pendant neuf années différentes :

Années. . . .	1793	1847	1848	1849	1850	1851	1875	1876	1877
Millimètres. .	2 192	2 233	3 501	3 637	4 073	2 519	3 078	4 391	4 358

D'après ces observations, la couche d'eau versée annuellement par les pluies est, en moyenne, de 3331 millimètres. La répartition mensuelle des quantités de pluie, et celle du nombre des jours pluvieux se fait de la manière suivante :

	mm	mm	mm	mm	mm	mm	mm	mm	mm	mm	mm	mm
Hauteurs mensuelles moy. (9 ans).	34	13	6	16	81	206	368	646	715	751	367	128
Nombre de jours en 1793.	3	1	3	2	3	11	25	30	29	26	17	4

Les observations faites en 1793 par Winterbottom, suppléent dans ce tableau, en partie, aux indications qui nous manquent des nombres de jours de pluie dans les autres années. Le nombre total des jours pluvieux (154) doit être considéré comme au-dessous du chiffre que nous aurait donné la moyenne des neuf années.

Des observations faites par Boyle, et citées par Horton, donnent, pour quantité d'eau recueillie à l'hôpital de Freetown pendant les trois mois seuls de juin, de juillet et août 1829, une hauteur d'eau de 7719 millimètres. Ces observations, dont l'exactitude ne paraît pas douteuse à Horton [1], montrent que, dans des années exceptionnelles, la quantité de pluie peut être quadruplée.

D'après le petit tableau ci-dessus, les cinq premiers mois de l'année météorologique commencent en décembre, sont assez secs. Cette sécheresse n'est cependant pas comparable à celle des mois correspondants, sur les rives du Sénégal. A Sierra-Leone, les pluies ne commencent à être abondantes qu'à la fin d'avril; elles se terminent à la fin de novembre, tandis que dans le nord de la Sénégambie il y a près de huit mois secs et seulement quatre mois de grandes pluies. A Sierra-Leone, il y a quatre mois relativement secs et huit mois pluvieux. Ceci, joint à la moindre sécheresse des mois pendant lesquels le soleil est dans l'autre hémisphère, explique l'extrême différence existant entre la richesse de la végétation au nord et au sud de la Sénégambie.

Chacun des mois de la saison sèche peut, selon l'année, être sec d'une manière absolue; mais c'est surtout en février et mars que s'observe le plus souvent l'absence complète de pluie. La grande masse d'eau tombe presque tout entière pendant les huit mois d'hivernage, et surtout pendant les mois de juillet, août et septembre, c'est-à-dire au milieu de cette saison. On voit qu'à Sierra-Leone il n'existe aucune interruption dans les pluies, comparable à l'interruption qui existe au golfe de Guinée et sous l'équateur : dans ces régions, l'hivernage est interrompu par une diminution des orages et des pluies. Cette petite saison, dite sèche, ne se montre pas à Sierra-Leone. C'est tantôt le mois d'août, tantôt le mois de septembre, qui est le plus mouillé; rarement le mois de juillet. Ces pluies sont en liaison intime avec la direction des vents dominants; elles ne se forment pas sur place, comme on le dit souvent, l'évaporation

[1] *Ouvrage cité*, p. 188.

locale n'y est pour rien. Elles sont formées par les nuages abondants que la mousson du sud-ouest entraîne de l'Océan. Les hautes montagnes de Sierra-Leone arrêtent, en partie, ces nuages et favorisent la chute de la pluie. On sait que les pays de montagnes sont beaucoup plus exposés à la pluie que les plaines, et que les cartes de l'abondance des pluies ressemblent fort aux cartes orographiques.

Sierra-Leone est une des régions du globe les plus arrosées; il y pleut, en moyenne, huit fois plus qu'à Saint-Louis du Sénégal, et cinq fois plus souvent. En comparant les années correspondantes, on voit que la proportion se maintient entre sept et huit.

Le nombre des jours de pluie est à peu près le même qu'à Sainte-Marie de Madagascar et qu'en Cochinchine; mais les hautes montagnes rendent l'abondance des pluies plus grande que dans ces colonies. Il faut aller dans les districts montagneux de l'Inde, pour y trouver des pluies plus abondantes que celles qui ont été signalées à Sierra-Leone pendant l'hivernage de l'année 1829.

On peut rapprocher la quantité annuelle des pluies observées à Freetown de celles que nous avons indiquées pour les localités étudiées précédemment et de celles que nous indiquerons pour les localités de l'intérieur du Sénégal. Nous croyons intéressant de placer ici d'autres éléments de comparaison pris dans des localités de la côte d'Afrique que notre Étude ne doit pas embrasser, et qui sont situées sur la côte de Guinée ou dans les îles du golfe de Guinée :

Hauteurs annuelles moyennes des pluies en millimètres.

Sierra-Leone (9 ans)	3 331	millimètres.
Elmina	782	—
Christianborg (14 ans)	566	—
Ile Fernando-Pô (4 ans)	2 557	—
Ile San-Thomé (5 ans)	1 020	—
Gabon (3 ans)	2 747	—
Saint-Paul de Loanda (1 an)	145	—

La grêle, phénomène très rare sur le littoral des régions tropicales, extrêmement rare au Sénégal, s'observe fréquemment dans les montagnes de Sierra-Leone. Les grêlons atteignent souvent un diamètre de 1 à 2 centimètres et demi.

Horton dit que, le 12 mai 1863, il est tombé de véritable neige[1] dans les montagnes de Sierra-Leone. Les indigènes en furent aussi vivement étonnés que les officiers européens présents : plusieurs de ces derniers affirmèrent ce fait curieux au docteur Horton.

Orages et tornades. — Les orages sont très fréquents à Sierra-Leone. Ils sont, le plus souvent, accompagnés de tornades ; ils se forment au-dessus de terre, viennent toujours de l'Orient, jamais de la mer. Ils se montrent d'abord vers le mois de mars, c'est-à-dire plus tard que sous l'équateur, deviennent graduellement plus fréquents, cessent ou deviennent fort rares pendant deux ou trois mois, alors que les grandes pluies sont bien établies. Ils reparaissent avant que celles-ci aient cessé, augmentent et disparaissent graduellement. Voici quelle a été, d'après Winterbottom, la distribution des orages dans l'année 1793 :

Janv.	Février.	Mars.	Avril.	Mai.	Juin.	Juillet.	Août.	Septemb.	Octob.	Novemb.	Décemb
1	1	4	2	12	2	1	0	4	15	9	1

On voit qu'il y a, comme à Boké, une interruption, vestige de celle qui s'observe dans l'hivernage près de l'équateur, et qui constitue, pour ces régions, la petite saison sèche.

Saisons. — Les détails que nous venons de donner sur la manière d'être des divers agents météorologiques à Freetown se résument dans les caractères des saisons. Il y a, dans cette contrée, deux saisons distinctes d'une durée très inégale. Pendant huit mois, la colonie anglaise est dans un long *hivernage.* La permanence pendant huit mois des causes délétères qu'entraîne cet état de l'atmosphère aggrave d'autant plus l'état sanitaire. Il n'y a pas d'interruption dans l'hivernage de Sierra-Leone.

Le premier passage du soleil au zénith a lieu, à Freetown, le 12 avril : c'est dans la dernière quinzaine de ce mois que surviennent ordinairement les grands orages qui signalent le début de la mauvaise saison ; à la fin de la première quinzaine de mai, l'hivernage est complètement établi. Le second passage du soleil au zénith a lieu le 1er septembre ; il est signalé par la réapparition des orages qui viennent, pendant les deux

[1] Horton, *ouvrage cité*, p. 196. Il s'agit bien de neige : « A heavy fall of snow, real condensed snow, not like hailstones, but in small icicles. »

mois suivants, augmenter encore les averses de pluie et leur abondance. Les pluies cessent à la fin de novembre ou vers le milieu de décembre. Il y a, en général, une oscillation d'une quinzaine de jours pour la date, soit du début, soit de la terminaison de l'hivernage, de sorte que cette saison peut durer seulement sept mois et quelquefois huit mois complets.

La *saison sèche* fait son apparition avec la cessation des brises du sud-ouest. Les vents de nord-ouest, qui soufflent alors, assainissent la ville de Freetown, qu'ils peuvent atteindre. L'insalubrité de la saison précédente persiste encore pendant le mois de décembre. Les mois de janvier, février et mars, et une partie ou même la totalité d'avril, sont relativement assez salubres. La saison sèche ne mérite son nom que relativement à la saison précédente : elle est loin d'être comparable à la saison du même nom, si absolument sèche, qui s'observe dans le nord de la Sénégambie; jamais les terres n'arrivent à une dessiccation aussi complète. La végétation conserve, toute l'année, le même aspect : les arbres ne perdent pas leur feuillage, comme dans les régions voisines du grand désert.

L'hivernage est l'époque de la grande mortalité; les mois de juillet, août et septembre sont extrêmement insalubres. C'est alors que règnent dans toute leur force les fièvres pernicieuses et les fièvres bilieuses. Les fièvres intermittentes, qui s'observent toute l'année, sont beaucoup plus fréquentes et plus graves dans le milieu de l'hivernage. C'est pendant ces mois qu'éclatent avec le plus de force les épidémies de fièvre jaune.

Cependant, la modification dans l'état sanitaire que fait subir le changement de saison est bien moins prononcé qu'au Sénégal. Tandis que dans notre colonie les épidémies de fièvre jaune disparaissent avec les fraîcheurs du début de la saison sèche, souvent la fièvre jaune persiste à Sierra-Leone dans cette saison. C'est ainsi qu'en 1861 l'aviso français *le Lamothe-Piquet* fut infecté de la fièvre jaune lors d'une relâche à Sierra-Leone au mois de décembre. A toutes les époques de l'année, les vaisseaux qui naviguent sur la côte occidentale d'Afrique doivent donc mettre en suspicion l'état sanitaire de la colonie anglaise.

3° — *Climats continentaux de la Sénégambie.*

Nos possessions de l'intérieur du Sénégal, moins peuplées d'Européens que celle du littoral, ont été beaucoup moins étudiées, malgré l'intérêt plus grand qu'offrent, au point de vue scientifique, des régions dont la connaissance peut nous éclairer sur le vaste continent dans l'intérieur duquel elles donnent accès. Dans nos *Recherches sur le climat du Sénégal,* les seules localités de l'intérieur du pays dont nous ayons décrit les climats ont été Bakel et Dagana.

Les documents que nous avons recueillis, depuis la publication de ce premier travail, sont assez nombreux pour nous permettre de donner ici des notions plus complètes relativement aux climats de la Haute Sénégambie.

Les nouvelles et importantes positions que nos forces occupent en ce moment dans le Haut Sénégal, dans le but de relier, par un chemin de fer, le bassin du Sénégal à celui du Niger, apportent déjà à la climatologie africaine des documents précieux[1]. L'occupation de Bafoulabé, au confluent du Bakoy et du Bafing, celle de Kita, sur treizième parallèle à égale distance du Sénégal et du Niger, est encore récente, et nos descriptions ne peuvent comprendre que les climats de nos anciennes possessions.

Nous résumons, dans le tableau suivant, les observations météorologiques relatives à trois localités de la Haute Sénégambie.

Les moyennes mensuelles sont déduites, pour Bakel, des observations de 6 heures et 10 heures du matin, 4 heures et 10 heures du soir, faites de septembre 1860 au mois d'août 1861.

Celles de Médine, de trois observations quotidiennes faites à 6 heures du matin, 2 heures et 9 heures du soir, du mois de septembre 1863 au mois d'août 1864; celles de Mac-Carthy, des observations faites par Horton le matin, à midi et le soir, pendant l'année civile 1863.

[1] Voy. *Journal des observations météorologiques de Médine à Kita* (*Ann. de la Soc. météorologique,* 1381). — Tautain, *Note sur le Guéniékalari* (*Arch. de méd. nav.*, t. XXXIII, p. 449).

Les extrêmes sont, pour Bakel, observés sur des instruments à indicateurs; pour Médine et Mac-Carthy, ils résultent des observations horaires.

Température du haut Sénégal et de la haute Gambie

MOIS	TEMPÉRATURES MOYENNES			TEMPÉRATURES EXTRÊMES ABSOLUES					
				BAKEL		MÉDINE		MAC-CARTHEY	
	BAKEL	MÉDINE	MAC-CARTHY	MINIMUM	MAXIMUM	MINIMUM	MAXIMUM	MINIMUM	MAXIMUM
Décembre. . .	26°,1	25°,2	25°,3	14°,6	35°,4	17°	33°	17°,8	32°,8
Janvier. . . .	24 ,7	25 ,3	28 ,3	15 ,5	35 ,5	18	32	17 ,8	36 ,7
Février. . . .	26 ,9	27 ,3	30 ,4	16 ,2	36 ,8	19	37	18 ,3	38 ,9
Mars.	29 ,7	32 ,4	31 ,3	21 ,3	37 ,4	25	40	22 ,2	40 ,0
Avril.	34 ,1	33 ,8	33 ,3	24 ,0	43 ,6	27	40	24 ,4	43 ,3
Mai	32 ,9	36 ,4	34 ,2	24 ,0	42 ,3	29	42	26 ,7	42 ,1
Juin.	30 ,8	32 ,3	32 ,3	21 ,9	41 ,5	26	41	24 ,4	41 ,1
Juillet. . .	26 ,6	29 ,6	29 ,6	19 ,2	35 ,2	25	35	23 ,9	36 ,7
Août.	27 ,9	27 ,7	28 ,4	21 ,1	33 ,6	23	34	24 ,4	33 ,3
Septembre . .	27 ,9	30 ,3	29 ,0	19 ,0	35 ,3	26	37	25 ,0	34 ,4
Octobre. . . .	28 ,1	30 ,0	29 ,3	18 ,8	34 ,9	24	37	23 ,9	34 ,4
Novembre . .	28 ,4	28 ,5	28 ,3	16 ,9	35 ,7	22	36	21 ,7	34 ,4
Année	28 ,7	29 ,9	29° ,9	14 ,6	43 ,6	17	42	17 ,8	43, 3

CLIMAT DE BAKEL.

Les observations météorologiques ont été nombreuses dans ce poste, mais, le plus souvent, incomplètes et irrégulières. Celles que nous avons pu retrouver ont porté sur seize années comprises entre 1822 et 1873, le plus souvent sur quelques mois seulement de ces années. Elles sont, pour la plupart, exclusivement relatives à la température. La valeur de ces documents est très discutable. Pour faire un choix au milieu de ces documents, il nous faudrait posséder une bonne série scientifiquement obtenue, qui nous permît, comme nous avons pu le faire pour Saint-Louis et Gorée, d'éliminer d'abord tout ce qui est complètement mauvais, puis de reconnaître les observations méritant d'être conservées et discutées. Ces dernières sont probablement peu nombreuses. Il est, avant tout, à désirer que des observations soient faites pendant une année avec de bons instruments bien comparés et convenablement exposés.

Forcé de nous contenter des observations contenues dans les rapports des médecins du poste de Bakel, nous avons, en nous aidant des règles de la critique, cru pouvoir donner, dans un chapitre spécial de notre livre, un aperçu du climat de Bakel. Les observations de 1860 et 1861 nous ont paru les meilleures. Nous nous bornerons à résumer ici ce que nous avons dit dans nos premières *Recherches*, en complétant, sur quelques points, nos connaissances à l'aide des documents nouveaux recueillis par le docteur Verdier[1].

Les températures moyennes mensuelles de Bakel se trouvent données dans le tableau ci-dessus [2]. La température moyenne annuelle est de 28°,7.

Tout porte à croire que ce chiffre est trop élevé, et que la moyenne obtenue avec des instruments bien exposés et à échelles vérifiées serait plus basse. Il existe ici le doute que l'on rencontre toutes les fois que la valeur même de l'instrument employé peut être mise en question. Il est bien démontré actuellement que l'erreur est, dans ce cas, toujours positive. Ces observations n'en indiquent pas moins avec exactitude quelle est la marche de la température dans l'année.

La grande division qui sert de base à la climatologie du Sénégal est encore applicable au climat de Bakel. Cependant, la *saison sèche* présente deux périodes bien distinctes : la première, correspondant au trimestre d'hiver, est sèche et agréable (moy, 25,3); la seconde, correspondant au trimestre du printemps, est sèche et excessivement chaude (moy. 32°,2). On peut diviser, à Bakel, l'année en trois périodes : la *saison sèche et froide*, les trois mois de notre hiver; la *saison sèche et très chaude*, les trois mois du printemps; la *saison humide, pluvieuse et chaude*, l'hivernage, qui dure les six autres mois, et dont le premier et le dernier mois servent de transition avec la saison sèche. Tandis que la graduation des chaleurs se fait sur la côte, de l'hiver à l'automne; à Bakel, à l'hiver, saison la plus froide, succède

[1] *Étude sur le poste de Bakel*, thèse de Paris, 1876, et Observations manuscrites.

[2] Voy. aussi *le Climat du Sénégal*, p. 278, résumé détaillé des observations météorologiques faites en 1860-61.

brusquement la saison la plus chaude, le printemps. L'été est plus froid de 4 degrés environ que le printemps, et la température de l'automne est sensiblement la même que celle de l'été. Ainsi, le moment des très grandes chaleurs suit immédiatement celui des froids relatifs. Aux fraîcheurs agréables de janvier et février succèdent brusquement, en mars, des journées brûlantes, et, en avril, les chaleurs sont excessives.

La moyenne d'avril a été la plus considérable pendant quatre années sur sept; trois fois la moyenne de mai a été légèrement supérieure à celle d'avril. Aucun observateur n'a indiqué pour le mois d'avril, pendant huit années différentes où des observations ont été faites pendant ce mois, une moyenne inférieure à 32°,4. En mai 1873, la moyenne mensuelle déduite de quatre observations quotidiennes (6 et 10 heures du matin, 4 et 10 heures du soir) aurait été de 36°,3. Nous avons sous les yeux le journal météorologique d'où est tiré ce chiffre. Malgré le soin qui a été apporté à la rédaction de ces observations, il reste, pour nous, du doute sur leur valeur absolue, et surtout sur celle de l'instrument et de son exposition.

D'après les observations de 1861, tous les jours, au printemps, entre une heure et 4 heures du soir, la température s'élève au-dessus de 35 degrés; parfois même, en avril, cette température se maintient de 11 heures du matin à 10 heures du soir. En 1861, la moyenne diurne conclue de 4 observations fut supérieure à 35 degrés pendant sept jours consécutifs de la dernière quinzaine d'avril. On observe, pendant des heures entières, des températures qui, à l'ombre, sont supérieures à celle du corps humain; et cela ne peut faire l'objet d'aucun doute. Les sensations de chaleur produites par les corps inertes, par les murs, les tables, les vêtements, témoignent de cette élévation de la température (Verdier), et nous avons nous-même observé, à Dagana, cette démonstration évidente et frappante de l'élévation de la température du milieu ambiant au-dessus de celle du corps humain.

L'élévation considérable de la température de Bakel s'explique en partie par la configuratiou du sol des environs. Bakel est placé dans une vallée ouverte du sud-est au nord, entourée de collines pierreuses et adossée à un massif montagneux d'une élévation de 150 à 200 mètres.

[1] Thévenot, *Traité des maladies des Européens dans les pays chauds.*

La plus basse température observée à Bakel a été de 13°,7 centigrades en janvier 1827[1]. Les plus hautes températures ont été 43°,6 le 29 avril 1861, 41°,7 le 13 mai 1873. On a cité les chiffres de 45°, 46°,5, 47°; mais il y a du doute sur la valeur de ces dernières observations.

D'après les observations manuscrites de M. Verdier, la température se serait élevée, à Bakel, 42 fois au-dessus de 40 degrés dans l'année 1873; 10 fois en avril, 19 fois en mars, et 13 fois en juin. Il s'agit, bien entendu, de la température de l'air, prise à l'ombre. Dans cette même année, de mars à la fin de juillet, on aurait observé 79 fois une température supérieure à 35 degrés, même en admettant une erreur de 2 degrés dans l'instrument dont se servait M. Verdier, le nombre des températures très élevées reste considérable.

Par une heureuse coïncidence, dans la saison sèche, au moment où les maxima sont si excessifs dans le jour, les nuits sont assez bonnes. Des températures minima de 21 à 24 degrés, sans humidité, paraissent très fraîches, et sont agréables. Les minima de l'hivernage sont rarement au-dessus de 21 degrés, mais ils sont accompagnés d'humidité; aussi les nuits sont-elles alors des plus pénibles : elles paraissent presque aussi chaudes que les journées, et les Européens ne tardent pas à s'apercevoir qu'ils n'ont fait que changer de supplice, en passant d'une excessive chaleur sèche à une chaleur humide et constante. « Dans ce pays, chaque saison fait désirer la suivante[1]. »

Les oscillations diurnes de la température sont naturellement plus étendues sous le climat continental de Bakel que sur le littoral de notre colonie. Elles sont faibles au mois d'août: 5 degrés en moyenne. La plus élevée n'atteint alors que 8 degrés. Mais, dans la saison sèche, ces variations sont considérables; elles ont l'étendue des variations qui s'observent dans le centre de la France pendant l'été[2] : la plus forte constatée a été de 20°,8 le 1er décembre 1861. Ces oscillations, auxquelles les Européens sont habitués, n'ont pas sur eux l'influence défavorable qu'elles ont sur les indigènes. Cependant,

[1] Anne Raffenel, *Voyage dans l'Afrique occidentale*. Paris, 1846.

[2] A Versailles, par exemple. *Voy.*, p. 230 de notre livre, la comparaison faite entre les oscillations de la température observées à Bakel et à Versailles dans l'année 1860-61.

il ne faut pas oublier que nous sommes sous les tropiques, et que l'on a raison de les considérer comme énormes pour ces latitudes, dont les Européens ne fréquentent ordinairement que les côtes maritimes.

Nous aurons à revenir sur l'influence de ces variations, sur l'état sanitaire soit des Européens, soit des indigènes.

L'exposition au soleil modifie profondément les sensations de chaleur que l'on peut éprouver. En 1873, au moment d'un maximum de 41°,7, à l'ombre, M. Verdier, promenant un thermomètre au soleil, l'a vu s'élever à 45 et 48 degrés.

L'instrument, tourné en fronde, n'aurait probablement pas donné une élévation de la température de plus de 1 ou 2 degrés au-dessus de celle prise à l'ombre, ainsi que nous l'avons souvent constaté à Saint-Louis, en faisant tourner au soleil le thermomètre-fronde, pendant que le vent d'est faisait monter le thermomètre placé sous l'abri normal au voisinage de 36 degrés. Placé sur le sable du sol, l'instrument marquait, dit M. Verdier, 61 degrés. C'est sensiblement le résultat obtenu par Adanson, dans les mêmes conditions d'observation, en 1750, au voisinage de Saint-Louis. Il n'y a pas besoin d'aller au Sénégal pour constater des températures analogues à la surface du sol exposé à une forte insolation. Le résultat trouvé dépend autant de l'instrument, de son volume, de sa position, que de la température réelle. Nous avons fait, à Dakar, un grand nombre de tentatives pour obtenir ce que l'on pourrait appeler la température de l'air au soleil ; nous ne sommes arrivé à aucun résultat. Un éminent météorologiste, M. E. Renou, directeur de l'Observatoire météorologique de Paris (Saint-Maur), l'a établi : « On ne possède encore aucun moyen d'obtenir la mesure scientifique de l'intensité de la chaleur produite par l'exposition au soleil [1]. » Il est impossible de recueillir, à l'aide de l'exposition directe des thermomètres au soleil, des observations dont les résultats soient comparables entre eux.

Vents. — Les observations faites en 1860-61, celles de M. Verdier, en 1872-73, donnent des résultats concordants. En établissant les roses des vents de Bakel d'après ces documents, on constate que le régime des vents est, dans cette localité, le même que dans tout le nord de la Sénégambie. Les

[1] *Dictionnaire encyclopédique des sciences médicales*, article *Météorologie*.

alizés du nord à l'est soufflent pendant huit mois; pendant les quatre autres mois règnent les brises de l'ouest, alternant avec des calmes. Les brises solaires de l'ouest qui viennent, dans la saison sèche, rafraîchir les soirées sur le littoral, ne parviennent que bien rarement jusqu'à Bakel. Dans l'hivernage, les calmes sont plus nombreux et plus profonds que sur les côtes, les vents d'ouest sont moins frais et moins forts.

Pluies. — Elles sont plus nombreuses que sur le littoral: elles appartiennent à la saison d'hivernage. En 1862, la quantité d'eau recueillie a été de 550 millimètres. Cette quantité nous paraît trop faible pour représenter la moyenne normale. Le nombre des jours de pluie a été de 61 en 1870 et 1871, de 66 en 1873, en comptant les jours où il n'est tombé que quelques gouttes seulement. Ces observations sont à refaire avec plus de précision. Les pluies paraissent être plus abondantes à Bakel que sur le littoral. Les tornades et les orages sont aussi fréquents que sur la côte.

CLIMAT DE MÉDINE.

Les 120 kilomètres qui séparent Médine de Bakel n'apportent pas de modifications très sensibles dans le climat. Des séries irrégulières et souvent interrompues d'observations thermométriques, ont été faites, à Médine, de 1863 à 1874. Les documents les plus importants sur la climatologie de ce poste nous ont été fournis par les docteurs Daniel, L'Helgouach et Bourilhet. Les moyennes mensuelles de la température déterminées en 1863-64 par M. L'Helgouach ont été données plus haut. D'après ces moyennes, la température serait, à Médine, encore supérieure à celle de Bakel. La moyenne annuelle serait de 29°,9. La valeur absolue de ce dernier chiffre n'est garantie par aucune comparaison instrumentale; elle est probablement trop élevée.

La marche annuelle de la température est celle observée à Bakel. Les extrêmes constatés ont été : 17 degrés le 25 décembre 1863, à 6 heures du matin, et 42 degrés les 3 et 23 mai 1864.

Les vents de l'est au nord-est sont aussi insupportables que dans les environs. Très froids en janvier, ils sont brûlants en avril et mai. Ils offrent des variations d'un jour à l'autre, soufflent un moment, et cessent brusquement un moment après. Parfois ils apportent sur Médine des torrents de sable.

Les brouillards humides sont très communs en janvier. Ces brouillards s'étendent, chaque année, sur le Kasso. Ils sont considérés comme très malsains dans tous les rapports médicaux ; ils sont parfois si épais, que l'on a de la peine à se conduire.

L'hivernage débute plus tôt qu'à Saint-Louis, souvent dès les derniers jours de mai. Au commencement d'un hivernage, le 2 juin 1874, M. Bourilhet observa à Médine, à la suite d'une tornade, un orage avec grêle abondante [1]. Le sol fut couvert de grêlons serrés de la grosseur moyenne d'une noisette, quelques-uns du volume d'une noix. Ce phénomène n'abaissa la température que de 2°,5. Nous avons parlé de la fréquence de la grêle dans les montagnes de Sierra-Leone ; mais ce phénomène est extrêmement rare au Sénégal comme dans toutes les régions tropicales non montagneuses. Il est plus extraordinaire encore de le voir se manifester près du bord de la mer. Dans la matinée du 19 mars 1879 [2], on vit tomber quelques grêlons à Sor, à 1 kilomètre de Saint-Louis, à la suite d'un orage, phénomène qui est lui-même tout à fait insolite à cette époque de l'année.

CLIMAT DE MAC-CARTHY (Gambie).

Les observations faites à George-Town, dans l'île de Mac-Carthy, par le docteur Horton, en 1865 [3], montrent que cette île, située à peu près sur le méridien de Podor, à 800 kilomètres plus au sud, possède le même climat que nos possessions du Haut Sénégal.

La température moyenne annuelle (29°,9) est exactement la même que celle déterminée pour Médine. Les moyennes mensuelles diffèrent très peu de celles déterminées en 1863 (voy. le tableau ci-dessus). Il est même remarquable que les obser-

[1] Voy. A. Borius, *Observations de grêle au poste de Médine*, in *Nouvelles météorologiques*, 1865, p. 132.

[2] L. Mayène (F. Joseph), *Journal météorologique de l'Observatoire de Saint-Louis.*

[3] Horton, *Physical and medical climate and meteorology of the west coast of Africa*. Londres, 1867.

vations faites par deux personnes n'ayant entre elles aucune communication, après avoir été réduites à la même échelle centigrade, donne des résultats aussi rapprochés. Cette coïncidence est en même temps une preuve de l'exactitude des observations et de l'identité des deux climats.

La marche de la température est, à Mac-Carthy, la même qu'à Médine et à Bakel. Dans son voyage de Bakel à Mac-Carthy, fait pendant la saison sèche, Raffenel[1] ne trouva, en effet, sur sa route aucune modification climatologique à signaler; il parle seulement de l'aspect plus verdoyant des bords de la Gambie que des régions sans eau qu'il venait de traverser.

Les températures extrêmes signalées par Horton sont : un minimum de 17°,8 le 2 janvier 1865 et un maximum de 43°,3 en avril de la même année.

Les vents ont la même direction que dans les autres parties de la Sénégambie. Lorsque survient, au début de l'hivernage, la mousson du large, les vents soufflent souvent avec violence du sud-ouest au nord-ouest. Ils sont alors très froids, et les bronchites sont nombreuses dans le poste anglais.

L'hivernage débuta exactement le 22 juin en 1866; il fut précédé d'un vent violent de sud-est soulevant une énorme quantité de poussière. Le nombre total des jours de pluie a été de 60 en 1865 et de 64 en 1866. Deux ou trois seulement de ces journées pluvieuses ont été observées en dehors des hivernages.

CLIMAT DE MATAM.

Nous connaissons peu de chose sur ce point de nos possessions sénégalaises. Des observations thermométriques y ont été faites pendant les six premiers mois de l'année 1863 par le docteur Léonard. Les températures étaient prises à 6 et 10 heures du matin, 1 heures, 6 heures et 8 heures du soir. Elles étaient inscrites en nombres ronds de degrés. — Nous ignorons la qualité de l'instrument employé et son exposition. Voici les moyennes mensuelles déterminées :

[1] Raffenel, *Voyage dans l'Afrique occidentale*. Paris, 1846.

Janvier.	24°,9
Février.	26 ,5
Mars.	28 ,8
Avril.	32 ,7
Mai.	34 ,7
Juin.	34 ,1

D'après ces moyennes, la marche de la température paraît être la même qu'à Bakel.

Les extrêmes ont été : un minimum de 10 degrés le 3 février, à 6 heures du matin (quatre jours avant cette date le thermomètre était descendu à 12 degrés); le maximum le plus considérable a été de 42 degrés le 5 juin. Les premières pluies de l'hivernage ont été constatées le 31 mai.

CLIMAT DE PODOR.

Le poste de Podor se trouve placé au point le plus septentrional du cours du Sénégal, et par conséquent dan la situation la plus avancée de tous nos postes vers les régions arides du désert. Le climat de Podor mérite donc d'attirer notre attention. Nous en examinerons les qualités avec d'autant plus de soin que lors de nos premières *Recherches sur le climat du Sénégal*, les documents nous faisant défaut, nous n'avons pu nous occuper de Podor. Depuis lors, deux bonnes séries d'observations, d'une année chacune, ont été recueillies dans ce poste.

La première série comprend les observations du thermomètre, de la pluie, des vents et de leur intensité à 6 heures du matin, 2 heures et 9 heures du soir, par M. le docteur Daniel, de juin 1873 à mai 1874.

La seconde série, par M. le docteur Rigubert, a été obtenue, à l'aide des mêmes instruments, du mois de juin 1874 à mai 1875. Les observations ont été faites à six heures du matin, 11 heures 42 minutes du matin et 2 heures 30 minutes du soir. L'observation de 11 heures 42 minutes correspondait à l'observation faite simultanément dans tous les points de l'hémisphère nord, à midi 52 minutes (heure de Paris).

Les moyennes mensuelles suivantes résultent des observations faites pendant les deux années consécutives par MM. Daniel et Rigubert :

Décembre . .	23°,0	Mars.	27°,2	Juin	30°,6	Septembre. . .	30°,1
Janvier . . .	22°,7	Avril.	28°,2	Juillet	30°,8	Octobre	30°,4
Février . . .	24°,8	Mai.	31°,9	Août.	31°,2	Novembre. . .	26°,6

La moyenne annuelle est : 28°,1.

Cette température, résultant de bonnes observations faites dans le fort, au nord-ouest du bâtiment, à l'abri de l'impression directe des vents de l'est, est considérable ; elle justifie la réputation anciennement établi de Podor comme l'un des points les plus chauds du Sénégal. Cette température est d'autant plus remarquable qu'à Dagana, à une distance de seulement 100 kilomètres, la moyenne est de 25°,8.

La marche annuelle de la température se rapproche plus de celle du Haut Sénégal que de celle de Saint-Louis, et même de Dagana. Les deux années d'observations donnent des résultats concordant pour établir l'ascension brusque que la température fait au mois d'avril et de mai surtout. La température des mois du début de l'hivernage est moindre que la moyenne résultant, dans les derniers mois du printemps, de la persistance, pendant de longues heures du jour, des grands maxima causés par les vents du désert. Ces maxima ne dépassent pas ceux de Dagana ou de Saint-Louis, mais leur durée, plus grande, élève d'une manière considérable la moyenne diurne ; de sorte que, au moment où surviennent les pluies de l'hivernage, il y a un abaissement réel de la température absolument comme dans le Haut Sénégal. Cet abaissement est toutefois moins accentué ; la différence entre les températures du mois de mai et celle du mois de juillet n'est que de 1 degré, tandis qu'à Bakel et à Médine, elle dépasse 6 degrés. Par la situation, plus proche de l'Océan, le climat de Podor est donc moins continental que celui de Bakel. Nous verrons combien, à Dagana, situé plus vers l'ouest, la transition est mieux accusée qu'à Podor. Le climat de Dagana, tout en restant très chaud, ressemble plus à celui de Saint-Louis qu'à celui du Haut Sénégal.

Les courbes des moyennes mensuelles des différentes localités du Sénégal montrent parfaitement cette transformation graduelle des climats à mesure que l'on se rapproche de l'Océan (voir la planche, page 134).

Les températures extrêmes observées ont été : 15 degrés le 18 janvier 1875 et un maximum de 41°,5 le 6 mai de la même année. Ces deux extrêmes ont été observés sous l'influence des vents du nord-est, frais ou brûlants selon l'heure et l'époque.

Le régime des vents, bien observés, est celui des vents généraux de la Sénégambie, rarement, pendant la saison sèche, le vent souffle franchement du nord comme à Saint-Louis. Dans l'hivernage, les brises de l'ouest sont faibles, les calmes prolongés sont très pénibles.

Les pluies sont sensiblement les mêmes que vers le littoral. Dans l'hivernage de 1873, la quantité d'eau tombée fut un peu plus grande qu'à Saint-Louis, le contraire eut lieu dans l'hivernage de 1874. Les orages sont d'ailleurs en nombre égal dans les deux localités ; or, c'est surtout pendant les orages que les pluies tombent avec abondance.

Voici quelle a été la moyenne des pluies des deux années :

Dans la saison sèche, on ne nota de pluie que dans les mois de janvier, 1 millimètre en une fois et de février, 6 millimètres en 2 jours. Dans l'hivernage les quantités furent les suivantes :

Juin	3 mill.	en	2	jours.
Juillet	67	—	4	—
Août	253	—	12	—
Septembre	44	—	2	—
Octobre	25	—	1	—

Le total donne une couche d'eau annuelle de 425 millimètres tombée en 35 jours.

Nous avons déjà dit notre opinion sur la valeur des observations ozonométriques. M. Daniel fit avec du papier de la même provenance que celui dont nous nous servions à Saint-Louis, des observations donnant les mêmes conclusions que celles que nous obtenions. Le papier se colore fortement, quand il fait humide, dans le voisinage des marais, au-dessus des marais comme ailleurs. Il en résulte qu'à Podor, les vents secs et favorables au desséchement des marais, à la cessation des fièvres accusent une prétendue absence d'ozone. Au contraire c'est au moment où l'état sanitaire est le plus mauvais que le papier dit ozométrique présente ses colorations les plus intenses. Il est difficile de trouver une preuve plus évidente de l'inanité des théories qui se sont appuyées sur les observations faites à l'aide de ce moyen infidèle.

CLIMAT DE DAGANA.

Cette partie du Sénégal a été bien étudiée au point de vue

météorologique par MM. les docteurs Forné, Marnata, Boheas, Hébert, et enfin par nous-même. Le chapitre important que nous avons consacré au climat de Dagana dans nos *Recherches sur le climat du Sénégal*[1] et, dans une thèse spéciale[2], nous permettra de négliger l'indication des sources dans lesquelles nous avons pu puiser nos renseignements et de résumer brièvement les connaissances actuelles sur cette partie du Sénégal.

Les moyennes mensuelles de la température sont à Dagana :

Décembre. . .	26°,3	Mars.	25°,0	Juin.	27°,4	Septembre. . .	28°,1
Janvier. . . .	21°,4	Avril.	26°,1	Juillet	28°,5	Octobre. . . .	29°,5
Février. . . .	23°,3	Mai.	26°.8	Août.	28°,2	Novembre. . .	24°,4

La moyenne annuelle est de 25°,8.

La moyenne de la saison sèche est de 24 degrés, celle de l'hivernage 27°,7. Déterminées en 1862, alors que nous séjournions à Dagana, ces moyennes ne diffèrent pas sensiblement de celles trouvées par les autres observateurs.

Malgré la proximité de Podor, le climat de Dagana ressemble plus à celui de Saint-Louis qu'à celui de Podor. La marche de la température, de mois en mois, tout en étant sous l'influence immédiate de la marche apparente du soleil, ne l'est pas d'une manière aussi nette qu'à Saint-Louis. Le trimestre du printemps n'est pas, comme dans le Haut Sénégal, et même à Podor, plus chaud que le trimestre d'été ; cependant l'élévation de la température à la fin de la saison sèche, et particulièrement en avril et mai, est bien plus rapide que sur le littoral, à 120 kilomètres duquel est situé Dagana.

Les minima vont en augmentant de décembre au mois d'août de la même manière que sur la côte. Les maxima suivent la même loi que ceux de l'intérieur. C'est en mai qu'ils sont les plus considérables, ils s'abaissent avec la saison des pluies. Ce phénomène s'explique par la situation de Dagana. Les vents du désert y possèdent la même intensité que dans le Haut Sénégal, mais les séries de vents brûlants sont moins nombreuses, plus courtes et surtout, chaque jour, de moindre durée qu'à Bakel et à Podor, de sorte que le thermomètre, tout en s'élevant momentanément aussi haut qu'à Bakel, se maintient pendant un temps beaucoup plus court dans les graduations très élevées.

[1] Ouvrage cité. Voy. p, 251.

[2] *Quelques considérations médicales sur le poste de Dagana*, observations faites pendant l'année 1862 (Thèse de Montpellier, 1864).

Les plus basses températures constatées ont été 13 degrés le 11 janvier 1862 et 12 degrés le même mois en 1873 (Bohéas). La plus haute température que nous ayons constatée et bien vérifiée a été 41 degrés, deux fois en 1862, le 25 mai et le 8 juillet. M. Hébert[1] a observé en mai 1877, 42°,5. Nous avons compté, en 1862, 72 jours pendant lesquels la température a atteint ou dépassé 35 degrés, savoir : 2 jours en février, 40 dans le trimestre du printemps et 30 au commencement et à la fin de l'hivernage, au moment des transitions entre les deux saisons. L'oscillation diurne de la température est, en moyenne de 10 degrés; dans la saison sèche, elle peut atteindre 15°,5 sous l'influence des vents d'est. Dans l'hivernage, elle est de 8 degrés en moyenne. Les comparaisons que nous avons établies[2] entre ces oscillations et celles que l'on observe sous le climat de la France, nous ont servi à démontrer comme les variations diurnes de la température ne sont pas la cause de l'insalubrité du climat du Sénégal.

Les *vents* ont été bien étudiées, à Dagana, dans les observations manuscrites de M. Bohéas. Le régime est le même que dans le reste du Sénégal. Les brises de l'ouest et du sud-ouest, si rafraîchissantes et si agréables pendant l'hivernage, à Gorée et à Saint-Louis, n'arrivent, à Dagana, que faibles et attiédies par un long parcours sur des terres échauffées. Elles ont perdu leurs propriétés bienfaisantes, et c'est à peine si elles apportent, orsqu'elles ont un peu de vigueur, un léger soulagement aux accablantes chaleurs de la journée. Aussi, malgré une température moyenne très voisine de celle de la même saison à Gorée, l'hivernage est-il beaucoup plus difficile à supporter à Dagana que sur le littoral, indépendamment de la salubrité des lieux qui diffère considérablement.

Les vents d'est au nord-est ont, à Dagana, au plus haut degré, les propriétés desséchantes que nous avons décrites. A ces vents sont dus les plus bas minima comme les plus forts maxima, ils entraînent avec eux un sable fin qui recouvre tout et pénètre dans l'intérieur des maisons les mieux closes. La sécheresse de ces vents, fatale à toute végétation, est favorable au desséchement rapide des marécages si nombreux à Dagana,

[1] *Une année médicale à Dagana* (Thèse de Paris, 1880).
[2] *Recherches sur le climat du Sénégal*, p. 259.

aussi l'harmattan est-il, à juste titre, considéré comme un vent favorable à l'état sanitaire des Européens. Que penser de la prétendue observation de Lind, disant qu'un vent du désert d'une durée de quatre heures aurait suffi pour tuer une chèvre, lorsque l'on voit, à Dagana, l'époque de ces vents d'harmattan être précisément celle où les peuples pasteurs conduisent leurs troupeaux sur les rives du fleuve et établissent leurs camps dans le voisinage du poste. Ou l'observation de Lind est fausse ou bien elle a été faite dans des conditions d'expérimentation très anormales, mais il est impossible d'admettre d'autres propriétés particulières à ces vents que leur sécheresse et leur température.

Les *pluies* varient beaucoup en nombre, à Dagana, selon les années. Elles ont la même fréquence et la même abondance qu'à Saint-Louis. Nous en avons compté 35 jours dans l'année 1862; M. Bohéas, 20 jours en 1872-73; M. Hébert, 43 en 1876-77 dont 40 pendant l'hivernage 1876, alors qu'il y en avait 43 à Saint-Louis. C'est-à-dire que les averses sont dues à Dagana aux mêmes causes que sur le littoral et au passage des tornades qui traversent le pays et le couvrent de nuées orageuses.

On voit qu'en résumé le climat de Dagana sert de transition des climats continentaux de l'intérieur aux climats maritimes du littoral.

4° — *Comparaison entre les divers climats locaux de la côte d'Afrique.*

Nous venons, dans les pages précédentes, de décrire les divers climats du Sénégal et de la partie de la côte d'Afrique qui se rattache à la région comprise sous l'expression géographique de Sénégambie. Nous devons, pour rester dans les limites que nous nous sommes tracées, arrêter ici notre description.

Cependant, il nous reste à montrer quels sont les liens qui, par des transitions graduelles, rattachent les climats que nous venons d'examiner à ceux des contrées situées plus au sud. Utilisant nos propres travaux sur ces dernières régions[1], les

[1] Voy. *Recherches sur le climat de la côte septentrionale du golfe de Guinée*, in *Ann. de la Société météorologique*, 1879.
Voy. *Notice sur le climat du Gabon* (*Ann. de la Soc. météoro.*, 1881).
Voy. les articles *Sierra-Leone* et *Guinée* du *Dictionnaire encyclopédique des sciences médicales*.

documents qu'ont bien voulu nous procurer, sur le Gabon, M. le docteur Vincent et, sur les colonies portugaises, le savant directeur de l'Observatoire de l'Infant don Luiz, M. J.-B. Capello. Nous avons tracé, dans la planche ci-jointe, la marche annuelle de la température dans dix-huit localités de la côte d'Afrique placées entre le huitième parallèle sud et le dix-septième parallèle nord.

Dans cette planche les localités sont rangées de bas en haut, par latitudes croissantes à mesure que l'on s'éloigne de l'hémisphère sud.

Devant chaque nom de lieux est indiquée la latitude et, à la suite de ce nom, la température moyenne annuelle déterminée par des observations dont la durée est indiquée de l'autre côté de la figure, ainsi que l'époque à laquelle elles ont été recueillies avec les noms des observateurs ou des autorités à l'appui. Dans ce tracé graphique, les moyennes annuelles sont représentées, pour chaque lieu, par un trait horizontal, les moyennes mensuelles par une courbe oscillant autour de la moyenne annuelle selon des hauteurs qui peuvent être évaluées en degrés et dixièmes de degré, à l'aide de lignes horizontales espacées d'intervalles représentant un degré centigrade.

Les moyennes annuelles ainsi données résultent toutes d'observations directes. La valeur absolue de ces moyennes peut être discutée, souvent elles mériteraient d'être abaissées. Cependant nous avons préféré les résultats réels des observations à des courbes conventionnelles moins accidentées, à angles moins aiguës, pouvant peut-être se rapprocher plus de la vérité, mais ne résultant pas de l'observation directe. Cette planche n'est donc pas un schéma établi pour l'éclaircissement d'une théorie. Elle résume simplement ce qui a été constaté à des époques très diverses, pendant des nombres inégaux d'années, en différents points de la côte d'Afrique. Telle qu'elle est, elle suffit pour donner des conclusions importantes dont nous signalerons les plus saillantes sous forme de propositions.

I. — Le mouvement annuel de la température est d'autant moins étendu que l'on se rapproche de l'équateur.

II. — Règle générale, ce mouvement est double ; de sorte qu'il y a, chaque année, deux minima et deux maxima de la température.

MOUVEMENTS DE LA TEMPÉRATURE A LA CÔTE OCCIDENTALE D'AFRIQUE

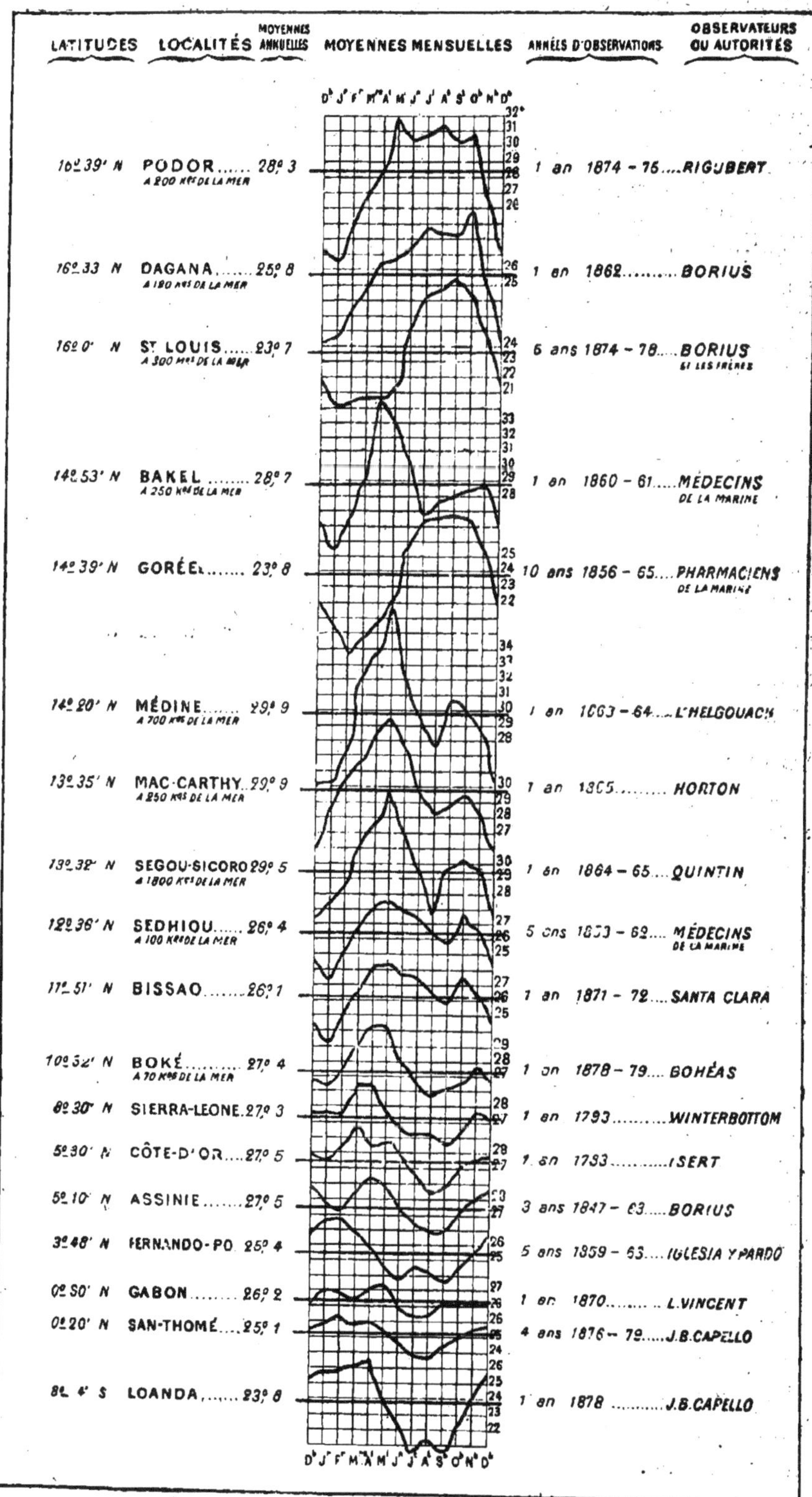

A. BORIUS.

III. — Le premier maximum correspond aux mois du printemps avril ou mai; le second, à l'un des mois du début de l'automne.

IV. — Les climats de Saint-Louis et de Gorée font une exception remarquable à cette règle. La marche de la température, de mois en mois, est en liaison simple avec la marche apparente du soleil, par rapport à l'horizon du lieu. Il n'y a qu'un seul minimum, en hiver, et un seul maximum en été.

V. — Dagana présente, mais d'une manière moins accentuée, la même marche de la température. C'est un climat de transition entre celui exceptionnel de Saint-Louis et celui de l'intérieur et de la plus grande partie de la côte d'Afrique.

VI. — Les climats ne sont pas placés symétriquement au nord et au sud de l'équateur géographique.

VII. — Le climat de Saint-Paul de Loanda, sur le huitième parallèle sud, est symétrique de celui de Gorée, sur le quatorzième parallèle nord.

VIII. — L'équateur thermique et climatérique doit atteindre la côte d'Afrique vers le dixième parallèle nord, au voisinage de Boké.

IX. — Toutes les localités situées au-dessus du onzième parallèle nord possèdent un hiver plus froid que l'été, comme dans tout l'hémisphère nord.

X. — Toutes les localités situées au-dessous du dixième parallèle nord possèdent un hiver plus chaud que l'été. Les saisons météorologiques y sont inverses de celles de l'hémisphère nord et analogues à celles de l'hémisphère sud.

XI. — Tous les rivages du golfe de Guinée sont ainsi soumis au climat de l'hémisphère sud. Le trimestre correspondant à notre hiver y est plus chaud que celui correspondant à notre été.

La planche, par sa disposition, met surtout en relief l'influence de la latitude ; cependant, elle permet encore de reconnaître l'influence non pas de la longitude, mais de l'éloignement plus ou moins grand des rives de l'Océan.

XII. — A latitude égale, la température est plus basse dans les îles que sur la côte, et plus basse sur la côte que dans l'intérieur du pays.

XIII. — Les oscillations de la température sont moins fortes sur le bord de l'Océan que dans l'intérieur des terres.

XIV. — La marche annuelle de la température est la même pour les localités situées au nord de la Sénégambie et dans l'intérieur que pour les localités plus méridionales situées au bord de la mer.

XV. — La division en climats tropicaux (climats à deux saisons, un seul hivernage) et climats équatoriaux (climats à quatre saisons, deux hivernages) parfaitement exacte, si l'on considère le phénomène des pluies seulement, ne l'est, par rapport à la marche de la température, que si l'on ne s'éloigne pas des côtes. — La marche de la température à Médine, climat tropical, est la même qu'à la Côte-d'Or, climat équatorial, tandis qu'elle diffère essentiellement de celle de Gorée, climat ropical situé sur le même parallèle.

XVI. — En rapprochant ces courbes de température de celles représentant la fréquence mensuelle des pluies dans chaque localité, on constate que l'hivernage est, selon le lieu, la saison chaude ou la saison fraîche.

XVII. — En les rapprochant de celles de la fréquence des vents de terre et des vents de l'Océan, on constate que la double oscillation annuelle de la température est sous l'influence des vents et de la marche apparente du soleil. Le premier maximum est sous l'influence des vents chauds de terre, soufflant pendant les mois d'avril et de mai surtout, dans la direction du nord-est.

Nous arrêterons là nos remarques, nous bornant à signaler des faits climatériques dont l'explication est du domaine de la météorologie générale, explication dans laquelle nous ne devons pas entrer ici. Elles suffisent, avec les descriptions que nous avons données des climats des diverses localités, pour nous permettre de rechercher quelle peut être l'influence du climat sur la constitution médicale des divers points de la côte d'Afrique.

En terminant ce chapitre, relatif à la climatologie de notre colonie, qu'il nous soit permis d'adresser nos remerciements aux nombreux collègues et amis qui, en nous communiquant leurs observations et les notes recueillies sur les lieux mêmes, nous ont servi de collaborateurs. L'exposition que nous aurons à faire des *desiderata* scientifiques de la topographie médicale du Sénégal sera la meilleure critique de la nouvelle ébauche que nous venons de tenter, en essayant de reconstituer, à l'aide de documents encore incomplets, la climatologie de cette partie de la côte d'Afrique. Nous faisons de nouveau appel à ceux de nos collègues qui séjourneront à la côte d'Afrique; seuls ils peuvent nous fournir les documents nécessaires à une nouvelle édition de nos premières *Recherches sur le climat du Sénégal.* Nous les prions de nous adresser directement leurs importantes observations ou de les déposer à la *Société météorologique de France.* Ils contribueront, par là, à une œuvre utile : leur travail et leur peine ne resteront pas stériles.

IV

La végétation et la faune.

Dans les chapitres précédents, nous avons successivement donné la description de la terre, des eaux et de l'atmosphère du Sénégal ; avant de commencer l'exposition des maladies observées dans cette contrée, il nous resterait à dire quelques mots sur la manière dont le sol est recouvert par la végétation et à parler des animaux qui vivent à côté de l'homme. La topographie médicale d'une contrée comprend forcément une partie des diverses sciences naturelles ; entreprendre cette topographie, c'est, en même temps, payer une contribution à la géographie, à la topographie proprement dite, à la géologie, à la météorologie, à la botanique, à la zoologie, enfin à l'anthropologie et à la médecine. Cependant, quelques-unes de ces sciences sont trop spéciales pour que nous ayons la prétention de traiter tout ce qui les intéresse au Sénégal. Nous laisserons donc des lacunes dans notre travail. Nous ne nous occuperons ni de botanique ni de zoologie.

La flore du Sénégal a été étudiée dans un livre [1] resté malheureusement inachevé, par Guillemin, Perrotet, Le Prieur et Richard. Ce serait rendre un service à la botanique, que de résumer, en langue vulgaire et sous un petit format, cet important ouvrage, que l'on ne peut trouver que dans les bibliothèques. Les jeunes médecins qui sont dirigés sur les postes de

[1] *Floræ Senegambiæ tentamen seu historia plantarum in diversis Senegambiæ regionibus a peregrinatoribus* Perrotet et Le Prieur. 1 vol. in-4° de 316 pages et 72 planches. Paris, 1833.

l'intérieur du Sénégal n'ont souvent que des notions encore incomplètes sur la botanique des régions tropicales ; herboriser, faire de la botanique occuperait les nombreux loisirs que leur laisse la vie des postes. Si un résumé de cette flore était répandu dans notre colonie, il donnerait à beaucoup de ceux dans les mains desquelles il tomberait le désir de connaître les noms des plantes qu'ils ont sous les yeux. La botanique ferait de nouvelles recrues, et ne tarderait pas à en tirer grand profit. Adanson n'avait que vingt et un an lorsque, le premier, il explora les richesses naturelles du Sénégal.

En répandant dans nos postes de cette colonie la traduction du livre de Kæmtz par Ch. Martins, l'inspection du service de santé de la marine a rendu un grand service à la météorologie. Il est juste de citer ici les noms de MM. Sénard, inspecteur adjoint du service de santé, et Ch. Sainte-Claire Deville ; c'est à eux surtout qu'a été due cette diffusion du Traité de Kæmtz dans nos possessions coloniales. Il serait sans doute facile de faire, pour la botanique, au Sénégal, ce qui a été fait pour la météorologie.

Nous devons citer encore la brochure de Lécard intitulée : *Notice sur les productions de la Casamance, des Sérères et du Oualo*[1]. Enfin, les observations d'Adanson, dispersées dans les diverses œuvres de ce savant voyageur.

Les pays qui bordent le cours du Sénégal présentent, au point de vue de la végétation, un aspect particulier, essentiellement différent de celui des régions situées plus au sud, ainsi que de la plupart des régions tropicales. La végétation est pauvre et misérable, sur cette frontière méridionale du Sahara. Pendant les six mois de la saison sèche, l'aspect des rives du fleuve est désolé. Les arbres perdent leur feuillage en novembre pour ne le recouvrer qu'à la fin de juin. Le pays est nu, le sol découvert. Les forêts, ou du moins ce qu'on appelle de ce nom, n'offrent pas d'ombrage au voyageur. Les acacias, aux épines fortes, courtes, crochues, y jettent leurs branches sans feuilles au milieu des étroits sentiers. La gomme, la richesse du pays, est un produit morbide qui se trouve avec d'autant plus d'abondance que le vent du désert dessèche et fait plus souffrir la végétation. Aux *acacias vereks*, *senegalensis*, et *ferru-*

[1] Imprimerie de Saint-Louis (sans date).

ginea, se joignent, dans ces forêts, des *Sidomms*, des *cactus* et quelques *baobabs* (*Adansonia digitata*). Les énormes troncs de ces derniers supportent un branchage dépourvus de feuilles pendant la moitié de l'année.

Pendant la saison sèche, les plaines sont arides et ne présentent que des herbages desséchés; dès que surviennent les pluies, les herbes poussent rapidement, atteignent une hauteur qui dépasse celle d'un homme et changent, en quelques jours, totalement l'aspect du pays. Cependant, à chaque pas, l'attention du voyageur est frappée par la pauvreté des ressources de la végétation appliquée à la nourriture de l'homme; aussi les famines sont-elles fréquentes, au Sénégal, tandis que dans l'Afrique équatoriale ce fléau est inconnu.

Lorsque l'on s'éloigne du cours du fleuve en descendant vers le sud, on voit la flore changer d'aspect. Le contraste entre les rives de la Gambie et celles du Sénégal est surtout marqué par l'apparition des palmiers et des bambous. La richesse végétale va en augmentant du nord au sud, comme l'abondance et la fréquence des pluies. Tandis qu'au sud, dans le Rio-Nunez, à Sierra-Leone, on trouve les meilleurs fruits des régions tropicales, soit qu'ils viennent spontanément dans le pays, soit que la culture en ait été introduite par les Européens; on ne trouve guère, dans les jardins de nos postes sénégalais proprement dit, que le Corosol et le Goyavier. Les fruits de ces arbres sont même assez rares sur la table des Européens pour qu'on ne puisse les accuser de jouer un rôle dans les causes des diarrhées et de la dysenterie. Les caravanes apportent à Bakel les oranges et les citrons qui poussent dans les montagnes du Fouta-Djalon. Les jardins de nos postes du fleuve sont misérables; à grand'peine peut-on y faire pousser quelques légumes; une journée de vent du désert suffit pour tout détruire complètement. Une banane, un ananas parvenus à maturité, sur les rives du Sénégal, se montrent comme des phénomènes dignes d'attirer l'admiration.

Au Cap-Vert, le bananier commence à pousser avec assez de vigueur. En Gambie, ses fruits mûrissent avec abondance. Au sud de la Gambie, les forêts deviennent fort belles, mais sont encore bien loin d'atteindre la magnificence des forêts de la côte de Guinée. Les productions végétales les plus importantes parmi celles qui servent à l'alimentation des populations sont le petit mil, le gros mil, le riz. Les productions commerciales tirées du règne végétal sont, outre les précédentes, le béref, graine oléagineuse du *citrulus*, et l'arachide. Le Sénégal ne fournit pas assez de coton pour que cette denrée soit livrée à l'exportation.

La faune présente aussi de grands contrastes entre le nord et le sud de nos possessions sénégambiennes. La girafe, l'autruche, le chameau ne s'éloignent guère dans le sud du Sénégal. Le bœuf porteur et le bœuf commun deviennent rares, lorsque l'on descend vers l'équateur. Il en est de même du lion.

Les accidents par suite de l'attaque des animaux féroces sont peu fréquents, au Sénégal, et l'homme est loin de payer, dans cette contrée, un tribut pouvant être comparé à celui qu'il paye aux carnassiers dans les provinces méridionales de l'Asie. Les morsures de serpents sont elles-mêmes assez peu communes, bien qu'il existe, au Sénégal, plusieurs représentants des familles les plus redoutables des Ophidiens.

Le cheval prospère dans le nord du pays et vit difficilement au bas de la côte. Au point de vue médical, nous n'avons guère à signaler que la présence de la sangsue de petite taille dans les marais de la colonie et la fréquence des parasites tels que le tænia et la filaire, dont nous parlerons à propos des maladies. N'oublions pas de signaler la présence d'innombrables légions de moustiques. Ces insectes jouent leur rôle dans les souffrances multiples qu'ont à supporter les Européens dans ce pays. Notons aussi le passage assez fréquent de nuées de sauterelles qui ravagent tout sur leur passage, et sont, avec les guerres, les principales causes des famines.

Nous avons vu, en 1862, le fléau des sauterelles tomber sur Dagana et y détruire en deux jours la plus belle récolte. M. Hébert observa le même fait, dans la même localité, en 1872. Ces passages de sauterelles ont souvent été cités par les auteurs, mais nous ne connaissons, pour le Sénégal, aucun travail analogue aux intéressantes recherches faites en Algérie sur le même sujet. Il serait pourtant utile d'étudier les conditions dans lesquelles le pays peut être exposé à l'envahissement de ces terribles précurseurs de famines aussi meurtrières que les plus dangereuses épidémies.

V

Les habitants.

La population de nos possessions françaises de la Sénégambie a été évaluée, en 1880, à 197 000 habitants, celle de la partie anglaise est de 14 000 habitants pour la Gambie et de 39 000 habitants pour le pays de Sierra Leone. La Sénégambie portugaise ne compte que 6000 habitants. Ces chiffres donnés par M L. Peyramont[1] sont loin d'avoir une grande exactitude. Les difficultés des recensements dans les villes complètement soumises à notre autorité, comme Saint-Louis et Gorée, ne laissent aucun doute sur la valeur des chiffres qui ont la prétention de dénombrer des populations aussi mobiles et aussi peu soumises que celles des diverses peuplades de la Sénégambie.

Si l'on considère l'étendue du terrain qu'occupe cette contrée sur la carte, on voit quelle est la faible densité de sa population. Il est vrai qu'il faut tenir compte des vastes régions qui, privées d'eau, ne sont parcourues que par de rares caravanes. Le schema suivant, emprunté à la Géographie de M. Levasseur, permet de comparer notre colonie à la France, sous le double rapport de la superficie et de la densité des populations.

Les peuplades sédentaires vivent toutes sur les bords des cours d'eau. Elles cultivent les terres que les fleuves arrosent et fertilisent de leurs inondations périodiques. Les peuples pasteurs se rapprochent des rives des fleuves au moment de la

[1] *Statistique universelle*. Paris, 1881

saison sèche, alors que l'eau manque dans la plus grande partie du pays. Ils s'enfoncent dans l'intérieur, dès que les pluies font reverdir le sol et permettent aux troupeaux de trouver leur subsistance hors des régions malsaines où se font sentir les inondations.

Comparaison entre la France et ses possessions en Sénégambie.

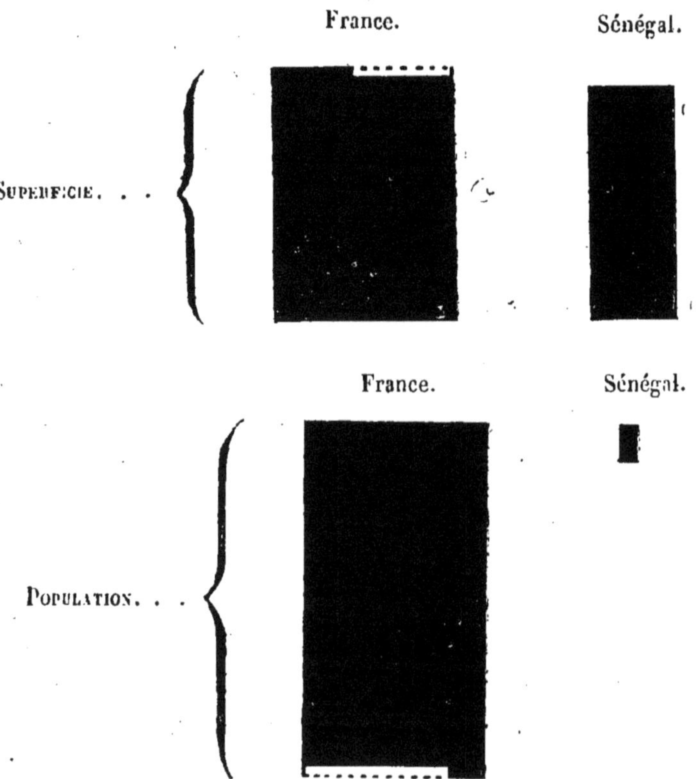

Faisant, pour l'ethnographie et l'anthropologie du Sénégal, la même réflexion que pour la flore et la faune de cette contrée, nous renverrons le lecteur aux études spéciales sur ces intéressants sujets. L'étude la plus complète que nous connaissions sur ces questions est celle de M. Bérenger-Féraud intitulée : *Les peuplades de la Sénégambie*[1]. On trouvera aussi des notes importantes sur l'anthropologie du Sénégal dans les *Mémoires de la Société d'anthropologie*[2] et dans les *Archives de médecine navale*.

[1] Un vol. in-8°. Paris, 1879.

[2] Broca, Berchon, Bérenger-Féraud, Thaly.

Nous nous bornerons à énumérer les principales races indigènes, et nous terminerons en parlant de la petite population d'Européens qui vivent dans le pays pendant un temps ordinairement fort court, sans jamais s'y établir d'une manière définitive. Nous dirons aussi quelques mots des métis des Européens.

Les peuplades qui habitent la Sénégambie sont nombreuses et présentent les caractères anthropologiques les plus divers. On peut les énumérer en les classant, d'après M. Bérenger-Féraud, de la manière suivante :

Les peuplades que l'on peut considérer comme habitant primitivement le pays, et qui sont des races nègres : les Ouolofs et les Saracolais au nord, les Feloupes ou Bagnouns au sud.

Les peuplades envahissantes : les Maures et les Peuls, qui ne sont pas de races nègres ; les Bambaras et les Mandingues, qui sont des nègres.

Les peuplades résultant du métissage des peuples primitifs par les peuples envahissants, ce sont : les Torodos, les Kassonkès, les Sérères, les Djalonkès et les Balantes.

Nous laissons de côté les discussions auxquelles peut donner lieu cette classification, ainsi que celle relative à la distribution géographique de ces peuplades, sans cesse en mouvement et souvent confondues sur le même territoire. Nous parlerons des derniers envahisseurs du pays, des Européens qui le dominent par la force et par l'intelligence, malgré leur nombre infime et l'intolérance d'un climat meurtrier.

LES EUROPÉENS.

Les Européens habitant la Sénégambie sont Français, Anglais, et Portugais. Le nombre des Anglais dans les possessions britanniques de cette partie de la côte d'Afrique est fort restreint depuis surtout que les troupes anglaises ont été remplacées par des régiments noirs recrutés dans les Antilles. Ainsi, en Gambie, d'où les Anglais ont complètement retiré leurs troupes, Horton compte seulement une moyenne annuelle de 35 Européens, en dix ans, et encore plusieurs d'entre eux étaient des Français. A Serra-Leone, les officiers et les sous-officiers sont les seuls blancs de la garnison. Les commerçants anglais sont en très petit nombre. Dans les possessions portugaises de Bissaos, on trouve peu d'individus venus directement du Portugal. La plupart des prétendus Portugais habitant cette colonie sont, à l'exception de l'état-major, des métis, ou même des gens de race noire pure.

L'étendue des possessions françaises dans cette partie de l'Afrique, le caractère belliqueux des populations que nous y dominons, obligent la France à y entretenir une garnison blanche considérable. Cette garnison n'est renforcée que d'un bataillon de tirailleurs sénégalais recrutés dans le pays, mais dont les cadres sont presque complètement remplis par des blancs, et d'un escadron de spahis, recrutés dans des conditions analogues et parmi quelques Algériens.

Les tentatives faites pour introduire au Sénégal des troupes composées d'Arabes de l'Algérie ont fourni des résultats peu favorables, au point de vue sanitaire.

La garnison du Sénégal se compose, en moyenne, de 1500 Européens. Ces hommes, qui constituent des bataillons d'infanterie ou des escadrons d'artillerie de marine, sont fournis par le recrutement ordinaire de la France, et proviennent, par conséquent, des divers départements de la mère patrie.

Les commerçants dont le nombre oscille entre 650 et 800, provenaient, du temps de Thévenot, en 1840, des divers ports de notre littoral maritime, surtout du midi de la France, de l'Espagne et de l'Italie. Le Midi donnait les trois cinquièmes de tous les commerçants Européens du Sénégal, et Marseille les trois cinquièmes des provenances de France [1]. Aujourd'hui, les proportions sont changées, et la ville de Bordeaux, qui s'est emparée de presque tout le commerce du Sénégal, lui fournit aussi le plus grand nombre de ses habitants européens, 60 pour 100.

CONDITIONS D'EXISTENCE DES EUROPÉENS AU SÉNÉGAL.

Nous devons nous arrêter un moment à considérer les conditions de l'existence des Européens dans notre colonie. L'homme trouve, en effet, dans sa manière de vivre, autant que dans les milieux qui l'entourent, les causes de ses mala-

[1] Thévenot, *ouvrage cité*, p. 146.

dies. La manière de vivre des Européens au Sénégal varie, d'ailleurs, selon les différentes classes d'individus.

Les Européens libres appartiennent au commerce, soit comme propriétaires de maisons, soit comme commis; aucun d'eux ne s'occupe d'agriculture. Ils habitent presque tous les villes de Saint-Louis, Gorée, Dakar et Rufisque. Il est rare de rencontrer des blancs faisant eux-mêmes la traite dans les comptoirs du Sénégal. Un petit nombre de commerçants négocient les échanges dans les rivières du bas de la côte et s'exposent, par suite, au danger de ces localités hautement insalubres; la vie isolée que mènent ces hommes, ordinairement jeunes, les entraîne aux excès génésiques et alcooliques.

Dans les grands centres, les commerçants, occupés de leurs intérêts, pressés d'acquérir au plus vite pour retourner dans la mère patrie, mènent une vie active, quoique sédentaire. Ils quittent peu leurs bureaux ou leurs magasins. Lorsque le déchargement des navires nécessite leur surveillance et les appelle au dehors pendant les chaleurs du jour, ils s'abritent facilement à l'aide d'un parasol, et sont par conséquent peu exposés aux influences extérieures. Nous avons cependant vu des commis atteints d'insolations en surveillant le déchargement des navires sur le quai de Gorée. En général, la régularité d'une vie laborieuse est pour les commerçants de Saint-Louis et de Gorée, une bonne condition qui les met à l'abri des excès qu'entraînent l'isolement ou l'oisiveté. Libres de leurs actions, ils peuvent fuir en France au premier signal de l'arrivée d'une épidémie.

Les femmes européennes appartiennent, pour la plupart, à la population civile; elles sont dans des conditions favorables par suite de la vie sédentaire qu'elles mènent dans un pays où les relations sociales sont fort bornées. Les femmes appartenant aux ordres religieux sont au nombre de 30 à 35 pour les deux villes de Gorée et de Saint-Louis. Leur vie retirée les met à l'abri de la plupart des causes des maladies endémiques. Mais, lorsque surviennent les épidémies de fièvre jaune, comme les médecins avec lesquels elles partagent les services hospitaliers, elles payent, les premières, un large tribut à la maladie et à la mort.

Les conditions d'existence de la garnison diffèrent considérablement de celles des commerçants. Un petit nombre d'employés et d'officiers supérieurs ne quittent guère le chef-lieu. Il en est de même des magistrats, des ecclésiastiques et des Frères des Écoles chrétiennes. L'existence régulièrement uniforme imposée à ces derniers explique en grande partie leur résistance au climat, pendant des années prolongées.

Les militaires proprement dits et un certain nombre de médecins constituent la population des petits postes de la colonie. La vie active que mènent en France les militaires, sans cesse aux exercices et aux manœuvres, n'est plus celle du soldat au Sénégal.

Au chef-lieu, sous l'œil de l'autorité, la discipline, quoique moins rigoureuse qu'en France, préserve le soldat des excès trop nombreux. Les postes militaires dans lesquels se dispersent les troupes de la garnison sont loin d'être soumis à la même discipline; la preuve en est dans l'empressement avec lequel les soldats acceptent de partir pour les postes les plus malsains. Là, plus d'exercices; la vie du soldat est presque complètement inactive; il n'est soumis à aucune gymnastique corporelle, ne peut s'éloigner du poste; par suite, pas de promenades, quelques factions à monter constituent tout le service. Inoccupé, le soldat se distrait en élevant des perruches ou des singes et cultivant mal de petits jardins. Ces inoffensives distractions ne peuvent lui suffire, il en est une à laquelle il est plus sensible : celle que lui offre le cabaret où le traitant du voisinage lui débite, sous le nom d'eau-de-vie, le mauvais alcool de traite dont il empoisonne les indigènes, puis l'absinthe et le vermouth, prétendu hygiénique. Tous les prétextes sont bons pour boire, il serait étonnant qu'on n'eût pas pris celui de l'hygiène.

Les officiers appelés à résider dans les postes quoique mieux logés ordinairement que les soldats, et surtout mieux nourris, sont, comme eux, exposés à tous les dangers de la vie inactive. Quiconque n'a pas appris à se suffire à lui-même, est fort à plaindre dans les postes. La société composée de trois ou quatre officiers, ne permet pas de choisir ses amitiés; chacun connaît à fond son voisin, et, comme malheureusement on fait plus d'attention au mal qu'au bien, il en résulte qu'on trouve très peu de personnes avec qui l'on désire entretenir des liaisons. Il faut donc se retrancher sur les jouissances qui se présentent : « le vin, le jeu, les femmes. Nos premiers bourgeois sur cette côte, dit Isert[1], s'y sont adonnés de tout cœur, et ont expié leurs excès en ce genre par une mort prématurée ». Les choses ont peu changé depuis l'année 1780, pendant laquelle Isert écrivait ses impressions à la côte d'Afrique. Les excès de table et de femmes sont fréquents pour les Européens inoccupés : « on peut plutôt sacrifier dans ce climat à Bacchus pourvu que Cérès et Vénus ne soient pas de la partie » (Isert). Hélas! trop souvent les trois divinités sont également en honneur. A Saint-Louis, à Gorée, ce n'est pas seulement dans les cafés, que l'on use largement des alcools. Le meuble indispensable de tout logement, quelque peu confortable qu'il soit, est toujours une table sur laquelle sont des verres, de l'eau fraîche dans un vase poreux, une bouteille d'absinthe et une bouteille de vermouth. Il serait impoli de ne pas offrir à boire à celui qui a bravé la chaleur pour venir vous visiter, il serait de mauvaise grâce de refuser l'offre qui vous est faite. Les occasions de boire sont ainsi partout multipliées. La thérapeutique elle-même peut-être incriminée et le quinquina au madère est devenu à la mode. La pharmacie devient une succursale de l'estaminet. Nous avons connu des alcooliques qui faisaient un usage exclusif du quinquina au vin blanc. L'abus des liqueurs d'absinthe et du vermouth est d'autant plus dangereux que ces liqueurs sont ordinairement de qualités inférieures. Les marques de fabrique que portent les bouteilles sont sans valeur. Ces marques et les bouchons estampillés sont vendus, par des contrefacteurs sans doute, et les flacons sont remplis dans la colonie même par les débitants. S'il faut en croire les médecins anglais, les excès alcooliques sont encore plus fréquents chez les Européens de leur nation. Ces médecins parlent même de la sobriété fréquente des Français, à la côte d'Afrique. M. Mitchinson[2] reconnaît lui aussi, dans un récent ouvrage, la sobriété des Français plus grande que celle des Anglais en Sénégambie. Il est certain que loin d'augmenter, les habitudes d'intempérance semblent devenir plus rares dans notre colonie.

L'alimentation des Européens est, au Sénégal, la même qu'en Europe ; ils ne changent rien à leur régime. Le vêtement

[1] *Voyage en Guinée*, traduit de l'allemand. Paris, 1793.
[2] *A narrative of travel in Senegambia*. London, in-8°, 269 pages, with map., 1881.

est à peu près le même que dans les parties méridionales de la France. Le costume des Européens n'est pas du tout, au Sénégal, le costume léger des habitants de l'Inde et des Antilles. Les vêtements de toile ou de coton dont les nouveaux arrivés de France se sont fournis au départ ne peuvent guère servir qu'au milieu de la journée, moment où l'on évite presque toujours de sortir. Le matin et le soir, les vêtements de drap sont nécessaires pour résister aux refroidissements que causeront l'intensité du vent et l'extrême humidité. L'usage de la flanelle est général et les vêtements les plus portés sont ceux dits en France de demi-saison. Les chapeaux de paille à larges bords ou les feutres recouverts de toile blanche préservent assez mal contre l'ardeur du soleil, les casques semblables à ceux des Anglais dans l'Inde commencent à être assez employés, l'usage du parasol est très répandu.

Les maisons des Européens, au Sénégal, ressemblent assez à celles des villes du Maroc; elles sont en briques, à toits horizontaux formant des terrasses dites argamasses. Des fenêtres vitrées, comme en Europe, préservent l'intérieur de l'habitation des vents brûlants du désert et des vents humides et frais du large. Il serait impossible de vivre, au Sénégal, dans des habitations à fenêtres closes seulement de persiennes et dépourvues de vitres comme le sont la plupart des habitations des Européens aux Antilles.

Dans les établissements anciennement créés, la garnison se trouve ordinairement logée dans de bonnes conditions, excepté à Gorée, où les troupes habitent des casemates dont les conditions défectueuses ont, depuis longtemps, éveillé l'attention. Il est vrai que le mauvais effet de cette habitation antihygiénique est compensé, au delà, par la salubrité de Gorée, relativement si supérieure à celle de tous les points de la colonie.

Les postes militaires de l'intérieur du pays peuvent se diviser en deux catégories. Les postes permanents, tels que Dagana, Podor, Bakel, dans lesquels de bonnes et spacieuses casernes bâties en pierres, permettent au soldat d'habiter des chambres situées au premier étage; les postes provisoires ceux que l'on crée accidentellement dans le but d'action militaire, de protection momentanée d'un point ou dans celui de l'agrandissement de nos possessions, tels sont ceux qui se construisent en ce moment pour relier par un chemin de fer la vallée du Sénégal à celle du Niger. Dans ces postes, à la tente de campement, succède ordinairement le blockaus en bois dans lequel officiers et soldats, vivres et munitions, sont obligés de s'entasser dans un espace trop étroit pour que cette situation puisse durer longtemps.

Des cases en paille, puis en planches, quelquefois des masures en pierres recouvertes de chaume, ne tardent pas à s'élever sur le sol, à diminuer l'encombrement tout en fournissant des abris contre les intempéries atmosphériques : rayonnement ardent du soleil dans le jour, humidité et froid pendant la nuit. Ces constructions provisoires restent en permanence pendant le temps, quelquefois fort long, pendant lequel l'abandon de la localité ou son habitation définitive par nos forces militaires restent en questions. Pendant tout ce temps, les troupes se trouvent dans des conditions hygiéniques qui seraient considérées comme très désavantageuses, même en France, précisément au moment où se font les travaux les plus pénibles où les terres du voisinage sont défrichées ou déboisées. Le paludisme étant l'ennemi le plus redoutable, l'habitation au ras du sol est alors des plus dangereuse.

La manière de vivre des Européens ne comporte pas dans leurs habitations les avantages que les indigènes, dans leurs misérables huttes, trouvent dans la présence du feu qui toute la nuit brûle dans l'intérieur de la case et modifie favorablement, au moins au point de vue de la malaria, l'air qui les entoure. Aussi les postes en voie de formation sont-ils toujours réputés très malsains. Ce n'est que lorsque de véritables constructions définitives, en pierre avec étage, et protection du soleil par des galeries couvertes se sont élevées que les postes deviennent habitables. Ceux dans lesquels la garnison tout entière loge au premier sont dans les conditions les moins désavantageuses.

Les marins de la flotille du Sénégal sont plus exposés encore que les soldats. Un an après l'arrivée d'un aviso à vapeur de France au Sénégal, l'équipage a forcément été renouvelé par des indigènes, au grand avantage de l'hygiène et aussi du service. Un seul voyage dans le fleuve suffit pour imprégner fortement de paludisme un équipage européen. Si le navire prend la mer, la santé revient à tous ; mais les navires de la station ne prennent ordinairement le large que pour visiter les fleuves du sud, dont les rives sont plus insalubres encore que celles du Sénégal.

LES MÉTIS

Nous ne parlerons que des mulâtres, c'est-à-dire des métis résultant du croisement des Européens avec les indigènes. On pourrait croire que les trois siècles pendant lesquels les Européens, Portugais, Français et Anglais n'ont pas cessé de posséder d'importants établissements en Sénégambie, ont suffi à la création d'une race métisse comparable, par son importance, à celles que l'on trouve dans nos autres colonies tropicales; il n'en est rien. Malgré la résistanee plus grande des mulâtres aux influences morbides endémiques, malgré le privilège dont jouissent les gens de couleur d'échapper presque d'une manière absolue aux ravages des épidémies de fièvre jaune, les mulâtres se sont peu multipliés au Sénégal et ne sont pas arrivés à y former une population stable, soumise aux lois de progression constante des races indigènes, et sur laquelle on puisse compter pour l'avenir de notre colonie. Le nombre des mulâtres semble avoir toujours été en proportion de celui des Européens ayant passé dans le pays peu de temps auparavant, Il s'élève et s'abaisse avec lui au lieu d'augmenter progressivement, comme cela a eu lieu dans nos autres colonies. Ce phénomène est assez difficile à expliquer, puisque les deux mêmes races d'hommes mises en présence ont donné, ailleurs qu'au Sénégal, des résultats essentiellement différents. De ce fait particulier nous ne croyons pas que l'on soit en droit de conclure à une infécondité relative des mulâtres comme l'a fait l'opinion que nous allons citer plus loin. Nous croyons plutôt à l'influence des mœurs et des usages qu'à une influence biologique.

Il existait autrefois à la côte d'Afrique ce que l'on appelait les mariages à la mode du pays, unions temporaires que faisaient les Européens avec les femmes nées dans le pays, négresses ou métisses. Dans certaines localités, ces unions étaient soumises à des lois et protégées par des règlements, sous la surveillance de l'autorité. Les Portugais nomment ces sortes de mariage *cassares* (mot dérivé du portugais, *faire sa maison*).

Isert raconte comment ces unions se contractaient à la côte occidentale d'Afrique, et comment elles étaient favorisées par les gouverneurs. Au Sénégal, il n'existait aucune loi écrite relative à ces mariages, mais ils étaient soumis à des coutumes respectées, réglant les questions d'apport d'argent, de dot, ordinairement payée par l'homme, enfin le sort futur des enfants résultant de ces unions, qu'un départ définitif pour l'Europe rompait seul. Le contrat blanc se faisait verbalement, comme pour les mariages des indigènes entre eux, devant des témoins notables. La restitution ou la perte de la dot servait de caution à la fidélité des deux personnes ainsi unies. Bien entendu, aucune consécration civile ou religieuse n'intervenait. En se plaçant au point de vue des mœurs des indigènes, chez lesquels les mariages légitimes eux-mêmes se font et se défont avec la plus grande facilité, ces unions étaient quasi-légitimes. Elles étaient fort fécondes. Les mères, prenant, sous ce rapport, l'habitude européenne, donnaient à leurs enfants le nom et la religion du père. Lorsque ces mariages à la mode du pays, comme on les nomme encore à Saint-Louis, étaient dans les mœurs, la prostitution était peu répandue, l'existence des métis issus de ces unions était assurée. Les hommes recevaient une éducation européenne, souvent allaient en France acquérir une instruction supérieure. Les filles restaient, le plus souvent, dans le pays, et étaient généralement moins bien partagées, sous le rapport de l'éducation. Elles finissaient par s'établir de la même façon que leurs mères. Comme à la Martinique[1], le nombre des femmes de couleur est plus grand que celui des hommes. Le mot *signare* (féminin de *signor*), désigne ces femmes alors qu'aucun nom particulier n'est employé dans le pays pour désigner les mulâtres. Les unions légales passées devant la loi française étaient alors fort rares.

Sous l'influence d'une pression morale très active, ces mariages ont peu à peu disparu des mœurs de la population de notre colonie. Quelques unions de ce genre se font encore, de loin en loin ouvertement; elles sont considérées comme un scandale. Malheureusement, la bonne intention qui avait guidé ceux qui s'opposaient aux mariages à la mode du pays n'a pas

[1] Voy. Rey, *Étude sur la Martinique* (*Revue maritime et coloniale*, 1881).

été couronnée de succès. Les mariages légitimes ont à peine augmenté en nombre [1], mais la prostitution s'est accrue ; et, rien n'est stérile comme la prostitution. Les jeunes filles ne se marient plus ; il ne naît plus de mulâtres. Doit-on croire que les relations sexuelles entre les Européens et les négresses ou les femmes de couleur sont moins fréquentes ? Cela est peu probable. Pour une cause ou pour l'autre, ce qui est positif, c'est qu'on enregistre de moins en moins de naissances de mulâtres. Autrefois, lorsqu'une négresse donnait le jour à un mulâtre, c'était une fête. La couleur même de l'enfant était un sujet d'orgueil, une preuve de fidélité de la mère envers celui qui l'avait choisie. Aujourd'hui, hors du mariage légal, la naissance d'un métis est un scandale. Or, le scandale s'évite, la faute se cache par tous les moyens possibles. Le préjugé européen contre l'enfant naturel a été introduit dans la colonie. Les conséquences sont déplorables. Il est certaines parties de Saint-Louis et de sa banlieue où, malgré de nombreux rapports entre les personnes de races diverses, on ne voit jamais naître un métis. Les causes de cette absence de naissance de métis se traduisent par les reproches que s'adressent mutuellement les négresses de deux parties opposées de la ville : « Vous avez commerce avec les blancs, disait l'une, vous avez des enfants mulâtres. — L'autre répondait : Et vous, vous n'oseriez pas dire pourquoi vous n'en avez pas. » Les statistiques judiciaires n'accusent en rien ce qui se passe, mais le médecin peut savoir ce qu'ignore le magistrat.

Telle est, pour nous, la cause principale du faible chiffre auquel s'élève, au Sénégal, la population métisse. Une autre opinion a été soutenue par M. Bérenger-Féraud [2]. D'après cet auteur, les mulâtres du Sénégal ne se multiplient pas parce qu'ils sont plus ou moins inféconds. Pour soutenir sa thèse, le savant médecin en chef de notre colonie s'appuie sur un certain nombre de faits observés par lui et par M. le président Pierre. M. Bérenger-Féraud donne un tableau dressé d'après les registres de l'état civil de Gorée. Ce tableau montre d'une ma-

[1] En 1869, l'état civil n'enregistrait, à Saint-Louis, Gorée et dans les faubourgs, que 19 mariages sur une population qui, la même année, a fait inscrire sur les mêmes registres 478 naissances et 1036 décès.

[2] *Note sur la fécondité des mulâtres au Sénégal* (*Revue d'anthropologie* 16 octobre 1879).

nière frappante les particularités relatives à la reproduction dans deux familles métisses observées, l'une, pendant six générations, l'autre, pendant quatre.

En examinant cette dernière famille, on voit un blanc et une négresse procréer quatre enfants, deux filles et deux garçons, très vigoureusement constitués, et, vivant longtemps, ce furent les représentants de la première génération.

Des quatre enfants deux s'unirent avec des Européens. Leurs produits, cinq garçons et deux filles furent déjà moins beaux de venue, de vigueur et de santé. Une des deux filles fut inféconde.

Les deux enfants de la première génération, qui s'unirent à des mulâtres, eurent, de leur côté, neuf enfants, et déjà, chez ceux-ci, il y avait une grande disproportion entre les garçons et les filles (deux garçons et sept filles). Ces enfants furent moins vigoureux que leurs parents.

Les individus de la seconde génération qui épousèrent des blancs sont au nombre de quatre, et eurent six enfants, cinq filles et un garçon. Ceux qui épousèrent des mulâtres furent au nombre de dix, et eurent vingt-trois enfants, dix-sept filles et six garçons. La prédominance des filles fut donc très accusée. Sous le rapport de la vigueur de la santé, la dégradation fut plus apparente encore que précédemment.

Un individu de cette génération mourut avant la puberté; l'autre fut infécond.

Les individus de la troisième génération sont moins bien partagés que leurs ascendants sous le rapport de la vitalité. Tandis que, dans la seconde génération, on enregistra 1 décès en bas-âge sur 16 individus; dans celle-ci, on en compta 3 sur 30. Tandis que précédemment il y avait une femme inféconde sur neuf, nous en trouvons douze sur vingt et une. La plupart des femmes de cette troisième génération ont avorté assez fréquemment pour qu'on puisse penser que les fausses couches sont, chez elles, plus nombreuses que les gestations heureuses.

Les individus de la troisième génération, au nombre de trente, ne produisirent que huit enfants.

Dans cette quatrième génération, on constate une déchéance de santé des plus marquée. Les uns meurent en bas-âge, les autres n'arrivent à la puberté que pour être atteints de phthisie. Un de ces produits se maria et n'avait pas d'enfants après la troisième année d'union. Les autres sont trop jeunes pour que des conclusions puissent être tirées de leur examen.

En résumé, conclue M. Bérenger-Féraud :

1° L'union du blanc avec la négresse produit, au Sénégal, des enfants ayant l'apparence d'une santé robuste;

2° Lorsqu'il n'y a pas d'intrusion du sang blanc ou noir dans la descendance, les arrière-petits-enfants du premier croisement sont le plus souvent, sinon toujours, inféconds;

3° Lorsqu'il y a nouvelle addition de sang blanc, les individus de la génération suivante sont moins vigoureux que leurs ancêtres. Le nombre des filles est plus grand que celui des garçons, ces filles sont fréquemment inféconds et ont une propension très accusée à l'avortement lorsqu'elles conçoivent.

Quelle qu'en soit de l'explication, un fait reste constaté, c'est que, dans des conditions d'aisance et de bien-être relatif, la population mulâtre du Sénégal ne se multiplie pas suffisamment, ce qui, pour la prospérité de notre colonie, est fâcheux. Si l'on pouvait compter sur l'établissement d'une forte race de métis au Sénégal, la puissance de notre colonie s'accroîtrait considérablement, et l'impossibilité de l'acclimatement des Européens dans ce pays trouverait une compensation dans la multiplication de leur descendance de race croisée.

VI

Les maladies.

Les maladies observées en Sénégambie ont fait l'objet de très importantes études. Il suffit de rappeler ici les noms de Lind, Winterbottom, Thévenot, Dutroulau, Horton, Bérenger-Féraud. Ces noms doivent être cités à chaque instant dès qu'il s'agit des maladies de la côte occidentale d'Afrique, et surtout du Sénégal. De nombreuses thèses ont été soutenues par les médecins de la marine sur les maladies observées dans cette colonie ou sur la topographie médicale de certaines localités particulières. Les maladies des Européens font le plus souvent le sujet presque exclusif de ces travaux. Les maladies des indigènes ne sont étudiées, ordinairement, que d'une manière tout à fait accessoire, et presque toujours, sans qu'il soit tenu compte des distinctions de races, cependant si profondément dissemblables entre elles, soit au point de vue anthropologique, soit au point de vue des mœurs et des usages.

N'ayant pas à entrer dans les descriptions des maladies, mais seulement à les énumérer et à chercher les relations qu'elles ont au Sénégal, avec les conditions de temps et de lieu, nous n'aurons à mettre en évidence que quelques particularités étiologiques relatives à ces maladies. « Ne l'oublions pas, toute la thérapeutique est dans l'étiologie » (Chauffard) ; or, l'étude des causes des maladies est, malgré l'antiquité des premiers travaux qui en font mention, l'une des parties les moins avancées de la pathologie ; c'est la moins appuyée sur des faits positifs.

Le *Traité des maladies des Européens au Sénégal*, de M. Bérenger-Féraud, contient une statistique très détaillée et très complète des maladies qui ont régné pendant vingt ans dans les hôpitaux de la colonie. Nous aurons de fréquents et importants emprunts à faire à cette statistique, et les observations médicales contenues dans les deux volumes de ce savant ouvrage nous fourniront la base principale sur laquelle nous nous appuierons.

Les statistiques de M. Bérenger-Féraud résultent surtout du dépouillement des feuilles de clinique des hôpitaux de la colonie.

« Les hôpitaux, dit Hirsch [1], ne représentent pas la vraie physionomie de la pathologie d'un pays. » Cette proposition est peut-être plus vraie au Sénégal qu'en Europe. La population qui fournit les entrées dans les hôpitaux de notre colonie se compose surtout de militaires et de marins. Si l'on se rapporte à ce que nous avons dit de la population européenne du Sénégal, au petit nombre de femmes et d'enfants que compte cette population, au chiffre peu élevé de l'élément civil, on reconnaîtra que la statistique des hôpitaux doit donner, non pas l'aspect de la pathologie du Sénégal, mais celui des maladies des Européens qui séjournent ordinairement dans cette contrée.

Les quelques noirs de provenances très diverses qui, engagés dans nos troupes, fournissent des malades à nos hôpitaux, ne laissent à la statistique qui les concerne qu'une valeur très restreinte. Cette statistique est loin de représenter la physionomie de la pathologie du pays telle qu'elle le serait, s'il était possible de compter les maladies et les morts d'un grand village indigène. L'Européen est l'exception dans le pays ; c'est cette exception que nous connaissons le mieux. Tant qu'aux vrais habitants, ils sont soumis à des lois de morbidité et de mortalité essentiellement différentes de celles des Européens, et il n'est pas actuellement possible de donner avec une exactitude complète l'état de leur pathologie. A Dagana, nous avons vu la population du village indigène rudement éprouvée par la dysenterie, puis par de nombreux cas de rhumatismes articulaires, alors que les statistiques que nous fournissait la

[1] *Handbuch der historisch-geographischen Pathologie*, introduction.

garnison noire du poste ne donnaient aucune idée de ces constitutions médicales régnantes. Nous ne comptions pas un seul phthisique dans la garnison indigène, alors que des cas assez fréquents de cette maladie passaient sous nos yeux dans les consultations que nous donnions aux gens du village.

Nous suivrons, dans l'énumération des maladies qui méritent d'arrêter le plus l'attention au Sénégal, la division en maladies endémiques, épidémiques et sporadiques.

MALADIES ENDÉMIQUES.

Il est peu de régions où la malaria produise des effets plus désastreux qu'au Sénégal. « La clef de la pathologie, dans cette contrée, est, dit Thévenot[1], toute dans l'étude des fièvres intermittentes. » Sur toute la côte de l'Afrique occidentale, la fièvre occupe la plus large part du cadre pathologique.

Sur 66 491 entrées dans les deux hôpitaux de Saint-Louis et de Gorée, en vingt ans, on a compté 26 413 entrées pour fièvres paludéennes de toutes formes, soit 39,6 pour 100 de la totalité des maladies. A l'hôpital de la ville de Rochefort, les entrées pour fièvres intermittentes, sont de 26,5 pour 100 des entrées totales[2].

La fièvre est la principale et la plus évidente manifestation de l'empoisonnement par la malaria. Il est, cependant, admis que, sous l'influence de ce miasme, se développent un certain nombre d'affections non fébriles, faisant cependant partie des maladies paludéennes. C'est ainsi qu'il est incontestable qu'au Sénégal, quelques individus arrivent rapidement à un état profond d'anémie et de cachexie paludéenne, avec hypertrophie de la rate, sans qu'aucun accès de fièvre se soit manifesté chez eux. L'insolation est, comme nous le verrons plus loin, considérée par beaucoup de médecins comme liée à la présence de la malaria. Les embarras gastriques, causes si fréquentes d'entrées des Européens dans les hôpitaux de la colonie, sont considérés, par M. Bérenger-Féraud, comme presque toujours d'o-

[1] Thévenot, *Traité des maladies des Européens dans les pays chauds, et spécialement au Sénégal*, p. 244. Paris.

[2] Maher, *Statistique médicale de Rochefort*. Paris, 1874.

rigine paludique. On sait que la même opinion est soutenue par M. L. Colin.

La dysenterie et l'hépatite ont elles-mêmes été classées, par beaucoup de médecins, comme de nature paludique. Cette opinion est facile à réfuter. « Une tendance à laquelle obéissent la plupart des esprits, dit M. Gestin [1], consiste à attribuer aux émanations paludeennes, l'origine de toutes les maladies dans les pays chauds. » Il est nécessaire de réagir contre cette tendance, qui entraîne à une thérapeutique souvent mauvaise.

Nous ne nous occuperons d'abord que des affections dont la nature est incontestablement paludique, de celles qui nécessitent la médication par les quinquinas, c'est-à-dire des fièvres.

Depuis l'accès légitime jusqu'à l'accès pernicieux, si souvent mortel, les fièvres de malaria ne présentent entre elles que des différences de forme ou de gravité, selon l'intensité de l'empoisonnement; c'est toujours la même maladie, dont les manifestations symptomatiques seuls varient. Pour la facilité de l'étude, il faut nécessairement admettre des divisions, et nous aurons à parler des fièvres intermittentes, des fièvres pernicieuses, enfin des fièvres bilieuses mélanuriques.

FIÈVRES INTERMITTENTES.

La description topographique que nous avons donnée des diverses localités du Sénégal, celle de la nature du sol, suffisent pour faire pressentir la fréquence des fièvres intermittentes dans nos possessions. Dans toutes les localités que nous avons décrites, on trouve réunis tous les éléments les plus communément admis comme favorables à la production de la malaria et cela joint à l'influence d'une température élevée. Partout on voit des terresincultes, alternativement sèches ou inondées par les eaux des fleuves ou par celles que les pluies versent brusquement en abondance, à des intervalles irréguliers.

La chaleur et l'humidité sont les deux conditions nécessaires pour la formation du miasme malarien. Là où l'humidité fait défaut, malgré la chaleur extrême, dans le Sahara, il n'y a de fièvre que dans les oasis. Au Sénégal on trouve des alternati-

[1] *De l'influence des climats chauds sur l'Européen* (Thèse de Paris, 1857).

ves de sécheresse et d'humidité, des niveaux d'eaux s'abaissant et s'élevant fréquemment dans le voisinage des embouchures des fleuves. Le mélange des eaux douces et des eaux salées favorise la malaria.

Nous trouvons donc presque partout le marécage persistant ou momentané. Si l'on examine pour chaque localité quelle est la situation des lieux habités par rapport à ces marécages ou à ces terrains inondés, on constate des différences considérables dans les expositions locales, différences qui sont loin d'être en rapport avec l'état sanitaire des lieux. Si l'on admettait le marécage comme seule cause productive de la malaria, il serait fort difficile d'expliquer ces inégalités ou même d'expliquer la présence des fièvres intermittentes dans certaines localités. M. L. Colin[1] a prouvé que le marécage proprement dit n'était pas nécessaire à la production de la malaria. « L'élément le plus certain dans la genèse de la malaria, dit-il, c'est la puissance végétative du sol, quand cette puissance n'est pas épuisée par un rendement suffisant. » Le terme d'intoxication *tellurique* est donc préférable à celui d'intoxication palustre qui ne rappelle qu'une condition moins essentielle de la genèse morbifique » (Colin). Partout au Sénégal, si ce n'est dans l'île de Gorée, nous trouvons la terre végétale non cultivée ou mal cultivée et presque partout cette terre recouvre un sous-sol argilo-ferrugineux imperméable. Il n'est donc pas étonnant que, dès que les pluies donnent au sol l'humidité nécessaire, le miasme fébrigène s'en élève avec abondance. On peut dire qu'alors le marécage est partout : dans le jardin, dans la cour de l'habitation, dans le sentier à peine tracé qui conduit à la maison voisine. Nous ne connaissons guère que Gorée dont le sol imperméable dès la surface et fortement incliné est incapable d'engendrer la fièvre intermittente, aussi les fièvres sont-elles à peu près inconnues des personnes qui ne quittent jamais l'île et les fébricitants qui peuplent son hôpital viennent-ils tous du dehors, c'est-à-dire de l'arrondissement dont Gorée est le chef-lieu.

La nature du miasme tellurique a fait l'objet des recherches importantes au Sénégal. Le résultat de ces recherches a été comme partout négatif.

[1] *Traité des fièvres intermittentes.* Paris, 1870, J.-B. Baillière et fils.

Les fièvres paludéennes simples se présentent, au Sénégal, sous les formes classiques. Les trois stades de l'accès sont ordinairement bien marqués. Très souvent ces fièvres sont compliquées d'un embarras gastrique qu'il est nécessaire de combattre pendant l'accès même, pour faciliter l'absorption du sulfate de quinine.

La fièvre à type quotidien est la plus commune chez les Européens. Le type tierce s'observe, au contraire, le plus souvent chez les indigènes. On sait que le type quotidien est celui qu'affectent les fièvres intermittentes chez les nouveaux arrivés dans les pays paludéens; aussi n'est-il pas étonnant que ce type soit le plus fréquent chez les Européens, qui, ordinairement, sont des jeunes gens ne restant dans le pays que deux ou trois ans au plus. J'ai trouvé le type tierce fréquemment indiqué dans quelques anciens rapports, surtout à l'époque où la frayeur de la gastro-entérite faisait recommander aux médecins des postes, par le médecin en chef de la colonie, une extrême réserve dans l'emploi du quinquina, et même, parfois, proscrire complètement ce médicament. Il est vrai qu'à cette époque le temps de séjour des troupes à la colonie était beaucoup plus prolongé qu'aujourd'hui, et qu'un certain nombre d'Européens possédaient le pseudo-acclimatement qui les plaçait dans des conditions analogues à celles des habitants du pays. Nous croyons cependant que l'usage habituel que les fébricitants font du sulfate de quinine doit être pour quelque chose dans la rareté des types tierce et surtout quarte.

Le type rémittent est propre aux fièvres paludéennes graves.

Un type très fréquent, au Sénégal, est le type septane. Ce n'est pas, à proprement parler, un type normal; nous ignorons si la maladie prendrait ce type si elle était laissée sans traitement, expérimentation que nous n'avons jamais osé faire, la crainte des accidents pernicieux devant être sans cesse présente à l'esprit du médecin. La récidive des accès quotidiens a lieu, le plus ordinairement, au septième ou au quatorzième jour. C'est ce qu'on observe lorsque les sujets atteints de fièvres quotidiennes sont traités seulement par deux ou trois doses quotidiennes de sulfate de quinine après le dernier accès. Depuis de longues années, il est un usage que se transmettent les médecins de l'hôpital de Saint-Louis. Cet usage consiste lorsqu'un fébricitant a été traité par le sulfate de quinine, et que des accès ont disparu, à attendre le septième jour après le dernier accès pour signer l'*exeat* du malade et lui faire administrer en même temps une dernière dose de sulfate de quinine. Frappé de cet usage, nous avons voulu voir s'il était réellement fondé. Nous avons donc cru intéressant de rechercher quelle pouvait être la fréquence des rechutes par septenaire à Dagana, que nous habitions.

Je ferai remarquer que, dans un hôpital, on ne peut conserver les hommes assez longtemps pour compter de nombreuses rechutes. Dans les infirmeries régimentaires et dans la pratique civile, le malade échappe à la surveillance du médecin, et les longues intermittences ne peuvent être étudiées qu'avec peu d'exactitude. Il n'en est pas de même dans un poste comme Dagana. Là cinquante hommes vivent à côté du médecin, qui n'a qu'une porte à ouvrir pour passer de sa chambre dans celle des soldats. Le contact est continuel, personne ne peut échapper à une observation attentive. Dès qu'un homme se jetait sur son lit à une heure inaccoutumée, nous étions immédiatement prévenu.

A chaque homme nous avions consacré une page d'un cahier sur lequel la moindre indisposition était notée. Par ce moyen, il nous a été facile de compter non seulement les accès de fièvre, mais d'inscrire l'heure de leur début et le nombre de jours entre les accès chez les mêmes hommes. De cette manière, nous avons obtenu les nombres suivants :

Sur 412 entrées à l'infirmerie pour fièvre, 226 fois les intermittences ont pu être observées exactement et nous avons trouvé :

Intermittente de 7 jours	18
— de 14 —	68
— de 21 —	33
— de 28 —	9
Total des intermittences régulières.	128
Intermittences irrégulières de moins de 30 jours.	98

Les intermittences de sept jours ont été quelquefois allongées jusqu'au huitième, souvent alors, la veille, à l'heure de l'accès attendu, le sujet avait ressenti ce léger malaise que les Européens connaissent si bien comme annonçant un accès.

Les intermittences de 14 jours sont, on le voit, les plus fréquentes ; elles n'ont jamais été allongées ; souvent, au contraire, l'accès attendu le quatorzième jour revenait à la fin du treizième, devançant ainsi de 12 heures le moment où il devait apparaître.

Les intermittences de 21 jours ont été remarquables par l'exactitude avec laquelle l'accès est revenu.

Celles de 28 jours ont été observées presque toutes chez des hommes qui avaient été préservés des rechutes au septième, quatorzième et vingt et unième jour par le sulfate de quinine donné comme prophylactique.

Les intermittences irrégulières ont été de 9 à 10 jours et souvent de 16 à 20. Celles qui ont dépassé 30 jours n'ont pas été comptées.

De ces données nous avons cru pouvoir, conclure[1] qu'au Sénégal, la fièvre qui, chez les Européens, affecte ordinairement le type quotidien, revêt, lorsque les accès sont interrompus par la médication quinique, les types septane, biseptane. L'expérience ne nous a pas démontré ce que deviennent ces fièvres lorsqu'elles sont livrées à elles-mêmes pendant un long temps; nous pensons qu'alors que les accidents ne sont pas devenus pernicieux, le type tierce doit avoir des chances de s'établir comme sont à le faire penser la fréquence de ce type, alors que le quinquina était administré avec la plus grande parcimonie.

Morbidité. — Nous avons dit au début de cet article que, dans les deux grands hôpitaux de la colonie, 39,6 pour 100 des malades étaient atteints de fièvres paludéennes, 37,5 pour 100 étaient des fièvres simples ou peu compliquées. Mais ces nombres sont insuffisants pour faire connaître l'état sanitaire de la colonie. La morbidité est le rapport du nombre des malades ou chiffre de l'effectif qui a fourni ces malades. L'effectif réel n'est bien connu, au Sénégal, que pour un certain nombre de troupes. A Saint-Louis, en 20 ans, 16 366 hommes ont fourni 13 245 fièvres intermittentes, cela donne une morbidité de 80,8 pour 100. A Gorée, dans la même période, 7012 soldats d'infanterie, d'artillerie ou des compagnies de discipline, ont fourni 5827 fièvres intermittentes simples, soit une morbidité de 83,1 pour 100. Dans son résumé de la *Statistique médicale de Rochefort*, M. Maher a trouvé,

[1] Voy. *Quelques considérations sur le poste de Dagana*, Thèse, 1862.

pour les troupes de cette ville, une morbidité de 10,5 pour 100.

On remarquera que la morbidite de Gorée est plus élevée que celle de Saint-Louis. Ce qui tendrait à faire considérer Gorée comme plus insalubre que Saint-Louis, fait démenti par tout ce que nous avons dit précédemment et rappelle que les statistiques médicales n'ont de valeur que lorsque les chiffres sont interprétés par la critique.

La morbidité des hôpitaux de ces deux villes n'exprime pas, en effet, l'état sanitaire des villes dans lesquelles ils sont situés, elle exprime, en partie seulement, la morbidité des localités voisines. Le sol de Gorée ne peut-être la cause d'aucune fièvre intermittente mais, dans cette île, rentrent chaque année les soldats provenant des postes si malsains du Bas de la côte et de la presqu'île du Cap-Vert. De plus, un grand nombre des malades les plus profondément atteints par l'influence paludéenne dans les postes des rives du Sénégal, après un court séjour à l'hôpital de Saint-Louis, sont évacués sur Gorée, soit pour profiter du climat favorable de cette île, soit pour y attendre leur embarquement pour la France. Quoi qu'il en soit, on voit que, dans les deux hôpitaux où viennent aboutir tous les malades de la colonie du Sénégal, les quatre cinquièmes des soldats de la garnison passent pour fièvre intermittente. La morbidité particulière des petits postes de l'intérieur de nos possessions est beaucoup plus considérable, malgré le court séjour qu'y font nos soldats.

Influence des localités. — Sur cent malades entrant à l'hôpital, dans l'année, le nombre des fièvres intermittentes varie, selon les localités, dans les proportions suivantes[1] :

Saint-Louis.	Bas Sénégal.	Haut Sénégal.	Gorée.	Bas de la côte.
33	48	72	61	87

L'influence de la localité sur les manifestations simples du paludisme est très variable. A mesure que l'on pénètre de plus en plus dans l'intérieur sur les rives du Sénégal, la proportion des fébricitants aux autres malades va en augmentant. Si nous rapprochons les chiffres ci-dessus de ceux exprimant les températures moyennes annuelles des localités correspondantes, nous reconnaîtrons que ce qui paraît être une influence de

[1] Voy. Bérenger-Féraud, Ier vol., p. 88, tableau 10.

localité est plutôt une influence météorique, et que le nombre des fébricitants va en augmentant avec les températures moyennes annuelles. Ces températures sont :

Saint-Louis.	Dagana.	Bakel.	Gorée.	Sedhion.
25°,7	25°,8	28°,7	25°,8	26°,4

Les causes d'infection tellurique sont tellement communes aux environs de tous nos postes, que les effets de la malaria sembleraient devoir atteindre partout le maximum possible. On voit que cependant, le rôle de la température est tellement prépondérant, que l'on peut accepter comme une règle générale la formule suivante :

L'ordre dans lequel se rangent les divers postes, relativement à leur insalubrité, est celui dans lequel se rangent les températures moyennes annuelles de ces postes.

La proposition est encore vraie, si nous considérons les postes du Bas de la côte. La température va en augmentant, comme l'insalubrité, à mesure que l'on descend vers le sud. Il faut ajouter que la durée plus longue de l'hivernage, à mesure que l'on se rapproche de l'Équateur, rend également compte du nombre des fiévreux croissant lorsque l'on descend vers le sud.

L'influence météorique, tout en masquant, par son énergie, les influences telluriques locales, n'empêche pas ces dernières d'exister. La lecture des rapports des médecins des différents postes permet de constater que, malgré l'insuffisance des ressources dont peuvent disposer ces postes, l'assainissement de leur voisinage immédiat, par les moyens hygiéniques convenables, a souvent eu des résultats très satisfaisants. C'est ainsi que les fièvres diminuent à mesure que les troupes sont plus confortablement logées, quittent les barraquements pour des maisons en pierres, et le rez-de-chaussée de ces maisons pour le premier étage. Lorsqu'un poste est abandonné, puis longtemps après réoccupé, comme l'a été Richard-Toll, par exemple, on constate une progression inverse, et l'on voit le désavantage qu'il y a à loger des troupes dans des bâtiments longtemps déserts, incomplètement restaurés, et entourés de cultures ou de jardins abandonnés.

Les chiffres donnés plus haut, comme exprimant les proportions des entrées aux hôpitaux ou infirmeries pour fièvre intermittente, n'expriment pas parfaitement, il faut le faire remarquer, la valeur sanitaire des diverses localités. Nous avons déjà dit la valeur toute relative de ceux fournis par les hôpitaux de Saint-Louis et de Gorée, sur lesquels s'évacuent en dernier lieu, les malades de toute la colonie. Les postes du haut du fleuve voient aussi augmenter les chiffres de leurs malades par suite de l'impossibilité des évacuations sur le chef-lieu pendant six mois de l'année, tandis que les postes de Dagana et de Podor se débarassent facilement des fiévreux les plus graves, précisément de ceux dont les entrées successives à l'infirmerie grossissent les chiffres de la morbidité. En interprétant ainsi les chiffres de la statistique que nous empruntons à M. Bérenger-Féraud, on arrive à constater des faits dont par eux-mêmes ils ne pourraient donner une idée parfaitement exacte.

Les statistiques relatives aux Européens que donne le savant ouvrage du docteur Horton à propos des fièvres de la Gambie et de Sierra-Leone, s'appuient sur des effectifs beaucoup trop faibles pour pouvoir être utilisées dans une comparaison sous le rapport des fièvres intermittentes entre les possessions anglaises et les nôtres.

Il est une influence notée par tous les auteurs, et qui s'accuse au Sénégal d'une façon extrêmement nette, c'est celle du changement de localité sur la réapparition des accès et sur l'augmentation de leur gravité. Les mutations fréquentes auxquelles sont soumises les troupes mettent cette influence en évidence. On peut la formuler avec M. Bérenger-Féraud de la façon suivante :

Les hommes qui passent d'un milieu dans un autre sont sous l'imminence de la fièvre, même alors qu'ils vont d'un milieu malsain dans un endroit plus favorable. Cette loi est peut-être encore plus vraie relativement aux indigènes que relativement aux Européens. Les voyages sont donc une occasion de fièvre, indépendamment du danger que présente par elle-même la navigation sur un fleuve entouré de marécages, sur des navires ordinairement tellement encombrés, que les passagers se tiennent, la plus grande partie de la nuit, sur le pont. Les navires qui montent à Bakel et en redescendent au milieu de l'hivernage, au moment de l'inondation, voient tous les hommes de leurs équipages atteints de fièvres souvent des formes les plus graves. Les équipages des navires de la station de Gorée jouissent d'une bonne santé tant que les navires restent en rade ou prennent le large. Dès qu'ils pénètrent dans les rivières de la Casamance et du Rio-Nunez pour ravitailler les postes, ils sont, à leur retour, forcés d'envoyer la plus grande partie de leurs hommes à l'hôpital de Gorée ; aussi verrons-nous bientôt que les matelots fournissent un plus grand contingent à la fièvre que les soldats.

Influences individuelles. — Cette influence est très nettement accusée au Sénégal sous le rapport des races. Les noirs sont, il est vrai, sujets à la fièvre intermittente, mais d'une façon tellement différente de celle des Européens, que l'observateur superficiel peut affirmer que les noirs n'ont guère à craindre la malaria. Cela est loin d'être vrai. Les enfants indigènes sont très sujets aux fièvres intermittentes, c'est même probablement à la fièvre que l'on doit, en grande partie, attribuer la mortalité considérable des enfants du pays. En étudiant les lois de la mortalité selon les âges dans la colonie anglaise de la Gambie, nous aurons à signaler l'influence considérable de la malaria sur la mortalité des premiers âges.

Les nègres adultes sont souvent atteints de fièvres tierces. Ceux qui vivent dans l'intimité de nos maisons savent fort bien venir nous demander des doses de sulfate de quinine. A Dagana, un grand nombre d'indigènes venaient à notre consultation publique pour fièvres intermittentes. C'est surtout lorsque l'indigène change de localité qu'il est atteint de fièvre. Les noirs de Saint-Louis redoutent beaucoup, pour ce motif, les voyages du fleuve, et, s'ils veulent bien s'y exposer, ils se gardent d'emmener avec eux leurs femmes et leurs enfants.

Les mulâtres de Saint-Louis craignent également de quitter cette localité ; en effet dans les différents comptoirs du fleuve, et plus encore dans ceux du Bas de la côte, on peut constater combien les traitants mulâtres de Saint-Louis et de Gorée sont atteints par les fièvres intermittentes.

Les Maures, qui viennent apporter la gomme à Podor et à Dagana, sont souvent pris d'accès de fièvre ; nous en avons vus grelottant de fièvre chez les traitants auxquels ils apportaient leur marchandise. Les Maures redoutent, autant pour eux que pour leurs animaux domestiques, les séjours prolongés sur les rives du Sénégal.

Il serait fort intéressant d'étudier l'influence des diverses races qui peuplent le Sénégal sur les chances individuelles de fièvre intermittente. Il y a, par exemple, de si profondes dissemblances de races et de mœurs entre les Ouolofs sédentaires et agriculteurs et les peuples pasteurs, comme les Peuls qui vivent dans la même région, qu'il serait curieux de connaître exactement les effets de la malaria sur ces différents individus. Cette observation est encore actuellement très difficile au médecin européen.

D'après M. Chassaniol, les femmes jouissent d'une certaine immunité en ce qui concernent la plupart des affections coloniales. Nous croyons qu'il y a là bien plus une influence de mœurs et de manière de vivre qu'une influence sexuelle.

Les statistiques de Thévenot, celles de M. Bérenger-Féraud montrent que les Européens des différents corps de troupes sont inégalement atteints par la fièvre intermittente. La morbidité (rapport des malades à l'effectif) est pour fièvre, à Saint-Louis, selon les différents corps de troupes[1] : Infanterie 71,9 pour 100; cavalerie 73,0, artillerie 80,7, marine de l'État 103,3, compagnie de discipline 146,4. La morbidité générale étant, avons-nous dit, de 80,8 à Saint-Louis Ces différences, selon les professions, s'expliquent surtout par les différences d'utilisation de ces diverses troupes. Nous avons dit combien les marins étaient exposés par les voyages périodiques des avisos de l'État dans les fleuves. La morbidité des soldats disciplinaires, double de celle de l'infanterie de marine, s'explique par la vie que mènent ces hommes, travaillant en plein air, souvent exposés au soleil, soumis à des punitions parfois rigoureuses, enfin d'une inconduite habituelle, expliquant la situation dans laquelle se trouvent ces soldats désarmés, plutôt prisonniers que soldats. Les disciplinaires devant terminer, au Sénégal, le temps du service qu'ils avaient commencé en France, ne sont pas rapatriés au bout de la troisième année, comme l'était autrefois les autres militaires, et encore moins au bout de la seconde année, comme le sont actuellement les autres troupes de la colonie.

La durée du séjour individuel dans le pays a, en effet, une influence marquée sur la fréquence des accès de fièvre. Dès

[1] Bérenger-Féraud, *Ouvrage cité*, 1er vol., p. 242, tableau 61.

le premier mois de séjour, les accès de fièvre sont déjà fréquents. Ils deviennent plus rares les mois suivants, sans doute parce que les hommes, prévenus par les premiers accès, se soumettent à la médication antipériodique. Dès la seconde année, les fièvres intermittentes deviennent plus nombreuses et surtout plus graves. Cette augmentation du danger est fort bien accusée par l'intensité des accès, ainsi que nous le verrons en parlant des formes graves de l'infection palustre. Il n'y a pas d'acclimatement contre la malaria pour les Européens au Sénégal. « On a vu des Européens attaqués de fièvre pour la première fois après dix et douze ans de séjour, dit M. Gestin, et, pour avoir subi trois ou quatre hivernages sans accident, on n'est pas sûr de ne pas périr l'année suivante. » Plus un Européen reste de temps dans le pays, plus il est exposé à l'infection, et c'est précisément la présence du poison malarien qui rend le véritable acclimatement des Européens impossible à la côte d'Afrique.

Influences météoriques. — Les agents météoriques généraux, la chaleur surtout, jouent un rôle si considérable dans l'étiologie de la fièvre, que cette affection paraît dépendre plus des météores que du sol. L'insuffisance de la chaleur à produire à elle seule la fièvre n'est plus à démontrer. La malaria dépend essentiellement du sol. Mais son action est si puissamment soumise aux agents météoriques qu'il est nécessaire d'étudier avec soin le rôle de ces derniers; et qu'il est indispensable, dans ces régions insalubres, d'étudier la météorologie avec toute la précision que comporte aujourd'hui cette science. Il est nécessaire de remplacer les assertions vagues résultant d'appréciations superficielles, par des données positives, aussi a-t-on pu constater le soin tout particulier que nous avons donné à cette partie importante de la topographie médicale du Sénégal.

La relation entre la chaleur et les fièvres intermittentes se présente, au Sénégal, sous une forme très simple, et peut être formulée en quelques mots. Pour chercher cette relation, nous prendrons, d'une part, les statistiques du livre de M. Bérenger-Féraud, d'autre part, les résultats de nos recherches personnelles sur la climatologie des diverses parties du pays. Du rapprochement de ces documents provenant de deux sources différentes et ne pouvant par conséquent être accusés d'avoir été recueillis avec une idée préconçue, nous tirerons nos conclusions en nous rappelant que la statistique, selon l'expression de M. Bertillon, doit servir à trouver bien plus qu'à prouver.

Avant de mettre en regard des nombres exprimant la morbidité par fièvre intermittente, selon les époques et selon les lieux, ceux exprimant la manière d'être de l'élément chaleur dans les mêmes conditions, il faut bien définir les expressions dont nous nous servons.

Le mot chaleur donne lieu à des confusions qui ont souvent été la cause d'appréciations erronées. Il représente en même temps, pour beaucoup de personnes, et la sensation produite sur le corps humain par les agents atmosphériques et l'intensité du calorique atmosphérique mesurée à l'aide du thermomètre. Il y a cependant une différence considérable entre ces deux choses. C'est ainsi que la température atmosphérique restant la même, l'appréciation physiologique de l'intensité de la chaleur peut être très variable. Par exemple, dans une chambre close où l'air est dans un calme parfait, il suffit d'agiter eet air au moyen d'un éventail pour remplacer la sensation de chaleur par celle d'une agréable fraîcheur. Cependant, la température, mesurée à l'aide du thermomètre, n'a pas varié. La chaleur accusée par l'organisme peut donc varier alors que la température reste la même. C'est que la sensation de chaleur n'est pas seulement une appréciation de la dilatation des solides et des liquides, c'est un phénomène beaucoup plus complexe. Si l'on veut comparer le corps humain au thermomètre (le seul instrument servant à mesurer l'intensité du calorique atmosphérique), ce n'est pas un thermomètre sec qu'il faut choisir mais un thermomètre mouillé comme celui de l'hygromètre. Sans être encore exacte, la comparaison serait plus juste. Cela revient à dire que la chaleur, telle que nous l'apprécions, est autant le résultat de l'état hgyrométrique de l'air et de son agitation plus ou moins grande que de la température. Nous éviterons donc, autant que possible, l'emploi du mot chaleur, et nous nous servirons de l'expression température, expression bien définie. La température de l'air n'a pu, avons-nous dit déjà, être étudiée jusqu'ici exactement qu'à l'ombre, et aucun moyen n'existe de mesurer la température au soleil. L'effet produit par l'accumulation du calorique solaire dans un corps varie avec une foule de conditions, de sorte qu'il est impossible d'obtenir des observations comparables les unes aux autres dès qu'il s'agit de l'exposition au soleil. Quand nous parlerons de la température, il ne sera donc question que de la température de l'air libre, à l'ombre, dans les conditions où se placent ordinairement les météorologistes pour en déterminer la valeur.

Dans ses rapports avec les maladies, la température peut être examinée sous quatre points de vue différents : les températures moyennes, les températures extrêmes, minima et maxima, les oscillations de la température.

La température moyenne est le rapport de la somme des températures observées un certain nombre de fois à ce même nombre. Les moyennes sont donc proportionnelles aux quantités totales de calorique contenu dans l'air du lieu des observations. Elles représentent donc parfaitement l'influence continue du calorique libre de l'atmosphère.

Les températures extrêmes sont seulement des accidents, des phénomènes tout momentanés ; elles ont, par suite, beaucoup moins d'importance que les moyennes. Lorsque les maxima exagérés se maintiennent pendant de longues heures, la persistance de ces hautes températures se traduit par une élévation des moyennes diurnes; aussi voyons-nous, dans les localités à maxima considérables et persistants, comme Bakel, l'effet de ces maxima accusé par l'élévation des moyennes du printemps, alors qu'à Saint-Louis des maxima aussi considérables, mais tout momentanés, élèvent fort peu les moyennes diurnes de la même saison.

Les oscillations nycthémérales de la température, comme les températures extrêmes sous l'influence desquelles elles se trouvent, jouent plutôt un rôle dans les cas particuliers de maladies. Elles agissent comme causes occasionnelles, mais n'ont pas d'influences générales. Les oscillations de la température atmosphérique sont d'ailleurs très inférieures à celles qu'éprouvent le corps humain par suite des changements de milieu auquel il est à chaque instant exposé par le passage du soleil à l'ombre, de l'air confiné à l'air libre, de l'extrême sécheresse à l'extrême humidité, du voisinage à l'éloignement des foyers de chaleur que l'homme crée artificiellement, du calme à l'agitation de l'air, comme dans le cas de courants d'air.

Ce sont ces variations accidentelles qui jouent le principal rôle comme causes déterminantes des affections sporadiques. Elles ont aussi une action très marquée sur la production des accès de fièvre, elles ne causent pas l'infection, mais elles hâtent souvent l'apparition des accès chez les hommes atteints d'infection palustre et parfois augmentent la gravité de cette manifestation symptomatique momentanée d'un état pathologique persistant.

Pour rapprocher les nombres exprimant la fréquence des fièvres intermittentes selon les époques, des influences météoriques régnant aux mêmes moments, nous diviserons successivement l'année en fractions de plus en plus faibles, de manière à descendre des faits les plus généraux aux faits particuliers.

Prenons d'abord la division en deux semestres correspondant aux deux grandes saisons tropicales. Voici comment, dans chaque localité, se répartissent 20 fièvres, sur ces deux saisons :

	Saint-Louis	Gorée	Bas-Sénégal	Haut-Sénégal	Cayor	Bas de la côte	Sénégal en général
Saison sèche (déc. à mai).	6	6	7	11	5	8	7
Hivernage (juin à nov.). .	14	14	13	9	15	12	13

On voit que l'hivernage est l'époque des fièvres intermittentes. Les accès y sont, selon les localités, de deux à trois fois plus fréquents que pendant la saison sèche. Le Haut Sénégal fait seul exception à cette règle.

Les conditions climatériques de l'hivernage sont : une température moyenne élevée, presque constante, un état hygrométrique très prononcé, des pluies abondantes, des orages, des inondations, des vents humides peu énergiques alternant avec des calmes prolongés.

Reportons-nous aux températures moyennes indiquées pour les deux saisons, dans chacune des localités des diverses parties de la Sénégambie. On constate d'abord que les régions où la différence entre les deux saisons est moindre, les rivières du bas de la côte, sont celles où la différence entre le nombre des fièvres de chaque saison est la plus faible.

Dans le Haut Sénégal, à Bakel et à Médine, la température moyenne de l'hivernage est plus faible que celle de la saison sèche, tout en en différant très peu, et nous trouvons une plus grande quantité de fièvres dans le semestre de la saison sèche que dans celui de l'hivernage. La différence, sous ce rapport, entre les nombres des fièvres, d'une saison à l'autre, est moins marquée que partout ailleurs.

Au contraste que nous avons signalé entre le climat de l'intérieur du pays et celui du littoral, correspond donc un contraste dans la répartition des fièvres intermittentes et, comme la température joue le principal rôle dans cette divergence, nous devons penser que le rôle de la chaleur sur les fièvres est prépondérant, puisque dans le Haut comme dans le Bas Sénégal, comme sur le littoral, les pluies et les inondations ont lieu dans le même moment. La conclusion de ce premier aperçu est l'influence prépondérante des températures moyennes élevées sur la production des accès de fièvres.

Poursuivant l'analyse, divisons l'année en quatre trimestres correspondant aux saisons météorologiques et comparons la répartition des fièvres aux propriétés climatériques de ces trimestres.

Répartition, dans chaque localité, de 40 fièvres sur 4 saisons

	Saint-Louis	Gorée	Bas-Sénégal	Haut-Sénégal	Cayor	Bas de la côte	Sénégal en général
Hiver (déc., janv., fév.). .	8	8	9	12	7	10	9
Printemps (mars, avr. mai),	4	5	5	10	4	7	6
Été (juin, juillet, août). .	11	7	9	8	11	11	9
Automne (sept. oct. nov.).	17	20	17	10	12	12	16
	40	40	40	40	40	40	40

Nous avons, dans ce tableau, partagé le nombre 40 en parties proportionnelles aux nombres réels des fièvres observées dans chacune des quatre saisons. La moyenne du nombre des fièvres étant, de la sorte, toujours 10, dans n'importe quelle saison, on peut rapidement constater si le nombre des fièvres d'une saison est au-dessus ou au-dessous de la moyenne. Les données de ce tableau sont ainsi facilement comparables à celles du précédent et à celles des tableaux que nous donnerons plus loin, sous la même forme, en conservant toujours le nombre 10 comme moyenne de la fréquence des fièvres dans une période quelconque.

D'après ce tableau, dans la colonie considérée dans sa totalité, les fièvres sont légèrement au-dessous de la moyenne pendant l'hiver, diminuent au printemps de manière à tomber à près de la moitié de cette moyenne. Dans l'été, elles sont aussi fréquentes qu'en hiver; à l'automne, elles deviennent deux fois plus nombreuses que dans l'été. Au Sénégal, comme en Europe, l'automne est donc la saison pendant laquelle la malaria manifeste sa présence par le plus grand nombre de fièvres intermittentes.

Nous avons, dans l'un des chapitres précédents, fait ressortir le contraste existant entre le climat de l'intérieur du pays et celui du bord de la mer. Nous devons nous attendre, si les fièvres sont soumises à des influences météoriques, à trouver ce changement de climat accusé par une modification dans les rapports des nombres de fièvres intermittentes comptées dans chaque saison.

C'est ce que l'on constate, en effet. Pendant que, sur la côte, à Saint-Louis et à Gorée, les fièvres sont au-dessous de la moyenne en hiver, sont plus rares au printemps, dépassent la moyenne en été, puis deviennent très nombreuses en automne; dans le Haut Sénégal, à Bakel et à Médine, le trimestre d'hiver présente un nombre de fièvres au-dessus de la moyenne. Au printemps, les fièvres atteignent la moyenne. En été, elles diminuent encore et sont au-dessous de la moyenne qu'elles atteignent de nouveau en automne. Le contraste est donc très évident, sous le rapport de la fréquence des fièvres, entre le littoral et l'intérieur du pays.

Dans toutes les localités du littoral et aussi dans celles du Bas Sénégal, comme Podor et Dagana, la fréquence relative des fièvres selon les saisons diffère peu de ce qu'elle est à Saint-Louis. On peut dire qu'il y a, dans ces localités, une bonne saison, une époque pendant laquelle les nouveaux arrivants contractent peu la fièvre, et pendant laquelle les individus antérieurement impaludés sont surtout ceux qui entrent dans les infirmeries et les hôpitaux pour accès de fièvre. A Bakel, il n'en est pas de même; il n'y a guère de bonne saison, et le nombre des fébricitants diffère peu d'un moment à l'autre. Ceci indique une permanence dans les causes morbides. Les différences peu accentuées, existant d'une saison à l'autre, ne sont plus dans le même sens que pour les localités du littoral. On peut expliquer en partie les résultats fournis par les statistiques, en disant que les fièvres de l'hiver portent sur les malades de l'hivernage précédent. Pendant la saison sèche. les communications sont, en effet, interrompues et le personnel n'est renouvelé qu'au milieu de l'hivernage, au moment de la crue du fleuve.

Si l'augmentation du chiffre des entrées pour fièvres intermittentes dans le haut du fleuve, pendant le trimestre d'hiver, était due à une intensité plus grande de la malaria, et non au séjour prolongé des hommes qui ont subi l'hivernage; à l'augmentation des cas de fièvres devrait correspondre un accroissement dans le nombre des accès pernicieux. Or, c'est dans l'hiver et au printemps que ces manifestations graves de l'impaludation sont les plus rares.

Comme les trimestres d'été et d'automne sont, non seulement les plus chauds, mais aussi ceux des pluies et des inondations; ces deux derniers facteurs doivent jouer un rôle important dans la genèse des fièvres. Pour bien nous rendre compte du rôle de l'humidité, divisons l'année en périodes trimestrielles différentes de celles des saisons météorologiques et en rapport avec les phénomènes des pluies et des inondations.

Répartition, dans chaque localité, de 40 fièvres sur 4 trimestres

	Saint-Louis	Gorée	Bas-Sénégal	Haut-Sénégal	Cayor	Bas de la côte	Sénégal en général
1° Aridité du sol (février, mars, avril).	4	5	6	11	5	8	6
2° Premières pluies et crue (mai, juin, juillet). . .	5	6	6	8	4	10	6
3° Pluies et inondations (août, septemb., octob.).	23	17	18	9	12	12	18
4° Décrue des eaux, cessation des pluies (novembre, décembre, janvier).	8	12	10	12	9	10	10
	40	40	40	40	40	40	40

Dans le premier trimestre, le sol est complètement desséché.

Dans le second, l'aridité cesse, la végétation se montre un peu avant l'arrivée des pluies. Elle prend son essor aux premières pluies qui tombent à la fin de juin et en juillet.

Dans le troisième, les parties de la Sénégambie, arrosées par des fleuves, sont inondées par la crue qui est à son maximum. Les pluies sont abondantes.

Dans le quatrième trimestre, les pluies ont complètement cessé, l'évaporation est active, les eaux se retirent des terrains inondés.

Partout, excepté dans le haut du fleuve, le troisième trimestre, celui du maximum de l'inondation et du maximum des pluies est celui où les fièvres sont de beaucoup les plus nombreuses. On peut donc attribuer la présence de ces fièvres aux pluies, aux inondations et aux températures élevées qui coïncident avec elles. Rien ne contredit ce que nous avons dit plus haut relativement à l'influence de l'élévation des moyennes de la température.

Il reste à se demander si les inondations ont un rôle aussi important que celui des pluies.

A Saint-Louis, située près de l'embouchure, les effets de l'inondation sont moins considérables que dans le Bas Sénégal (à Dagana et à Podor). Gorée, île maritime, et la presqu'île du Cap-Vert qui lui fournit ses malades ne sont pas inondées par les eaux des fleuves. Cependant, l'accroissement considérable du nombre des fiévreux y est aussi sensible que pour les pays inondés comme les rives du Sénégal et des rivières du bas de la côte. Ce ne sont donc pas les inondations, mais les pluies abondantes, tombant en ce moment, qui viennent se joindre à l'élévation thermique pour produire les fièvres.

Théoriquement, le moment du maximum de la crue ne devrait d'ailleurs pas être celui du maximum des fièvres : ce devrait être au moment de la décrue, au quatrième trimestre, en novembre surtout que devraient se multiplier les fièvres. Nous trouvons, au contraire, dans toutes les localités, excepté dans le Haut Sénégal, une diminution très accentuée des fièvres pendant ce quatrième trimestre. La baisse des eaux, laissant à nu de vastes étendues de terrains livrés à une active évaporation, loin de causer une augmentation des fièvres, coïncide avec une diminution de leur nombre. Les choses se passent à Gorée non soumise aux inondations, comme dans les autres parties du Sénégal. De 17, les fièvres tombent à 12, à Gorée, pendant qu'à Saint-Louis elles tombent de 28 à 8, et à Dagana, entouré de terres qui viennent d'être inondées, de 18 à 10.

La disparition des pluies, coïncidant avec une baisse de la température, semble jouer là le rôle principal. En résumé, les deux seules causes météoriques qui paraissent liées à l'apparition des fièvres fréquentes, sont de hautes températures moyennes et des pluies abondantes. L'inondation complète des terrains n'arrête pas la production des fièvres ; la décrue, loin d'augmenter le nombre des fièvres, coïncide avec sa diminution.

Les causes des fièvres n'ont pas besoin d'être cherchées au loin. Ce ne sont pas les grands marécages dont l'action se fait le plus souvent sentir. La marre d'eau que la pluie forme en quelques instants au seuil d'une habitation et qui disparaît lentement, par évaporation, lorsqu'après la pluie le soleil brille avec ardeur, est plus à redouter que le marécage situé à quelques centaines de mètres.

Quelle que soit la manière dont on divise l'année, nous trouvons toujours la fréquence des fièvres coïncidant avec la chaleur humide. Si l'on divise l'année en trois périodes ou quadrimestres, on obtient les résultats suivants :

Répartition, dans chaque localité, de 30 fièvres sur 3 quadrimestres

	Saint-Louis	Gorée	Bas-Sénégal	Haut-Sénégal	Cayor	Bas de la côte	Sénégal en général
1° Période : chaleur humide (juillet à fin octobre). .	18	18	15	9	18	15	15
2° Période : fraicheur (novembre à fin février). .	8	10	10	12	8	13	10
3° Période : chaleur sèche (mars à fin juin). . . .	4	5	5	9	4	7	5
	30	30	30	30	30	30	30

Cette nouvelle répartition donne lieu aux mêmes conclusions que les précédentes. Elle montre que la chaleur humide est la cause de la production des accès de fièvre. Dans la période qui s'étend de novembre à la fin de février, la fraîcheur relative, produite par les grandes brises du nord, abaisse le nombre des fièvres Les chaleurs qui règnent de mars à la fin de juin, époque où soufflent les vents du désert, coïncident avec le minimum des fièvres.

On peut pousser plus loin l'analyse et rapprocher des tableaux que nous avons donnés, comme exprimant les températures moyennes mensuelles des localités, ceux que les statistiques de M. Bérenger-Féraud donnent comme exprimant les proportions des entrées pour fièvres intermittentes, selon les mois, dans chacune de ces localités. On constate alors que sur le littoral, à Saint-Louis, à Gorée, Mhidjem et même à Dagana, les fièvres intermittentes vont en augmentant ou en diminuant de fréquence à mesure que les températures mensuelles augmentent ou diminuent.

L'influence de la température sur la fréquence des fièvres est surtout évidente pour les villes de Gorée et de Saint-Louis.

Nous avons pu, dans un autre ouvrage [1], tracer, au-dessous des courbes représentant les moyennes mensuelles de ces deux villes, à Gorée pour dix ans, à Saint-Louis pour une seule année, les courbes de la fréquence des maladies endémiques dont les chiffres sont surtout fournis par les fièvres intermittentes. Le parallélisme des courbes météorologiques et des courbes de morbidité est très remarquable.

On peut donc dire que, dans ces villes, où de grands centres hospitaliers permettent de comparer des chiffres nombreux de malades à ceux exprimant l'état météorologique, *l'insalubrité est proportionnelle à la température moyenne mensuelle.* Cette règle générale est encore confirmée par l'examen des faits à Mbidjem. Elle est encore vraie, mais moins évidente, à Dagana et à Podor.

A Bakel et à Médine, les nombres fournis par les statistiques ne donnent plus les mêmes résultats. Il y a, au contraire, aux mois les plus froids de l'année, en décembre, janvier et février, un maximum de fièvres intermittentes, et les grandes chaleurs d'avril et de mai, dues aux vents du désert, sont loin de coïncider avec une augmentation des fièvres. Quoique s'appuyant sur des nombres absolus d'entrées moindres que ceux fournis par les hôpitaux de Saint-Louis et de Gorée, les chiffres, relatifs à Bakel, ont cependant une assez grande exactitude pour qu'il ne soit pas permis d'affirmer que la proposition soulignée plus haut soit applicable aux régions du Haut Sénégal.

On peut expliquer cela par la cause toute particulière de l'élévation des températures moyennes du printemps. A Bakel et à Médine, ces températures sont complètement sous l'influence de l'harmattan, ou vent du désert, vent dont les propriétés d'extrême sécheresse ont une action bienfaisante au point de vue de la malaria. Le maximum des fièvres, aux mois de décembre et janvier, s'expliquerait, comme nous l'avons dit plus haut, par le maintien dans le pays des hommes malades pendant l'hivernage précédent.

Influence des températures extrêmes et des variations thermométriques. — Il n'y a aucune relation évidente entre

[1] *Recherches sur le climat du Sénégal* (voy. les planches VI et XIII, p. 129 et 209).

les températures extrêmes et la fréquence des accès de fièvre. La saison sèche, celle des grands maxima et des minima très prononcés, dans toutes les parties du Sénégal, est la saison où les accès de fièvre sont les plus rares. Cependant, les extrêmes et les variations qui en sont la conséquence agissent souvent comme causes occasionnelles d'accès de fièvre. Il suffit, au Sénégal, d'une longue course, au milieu de la journée. pour déterminer un accès chez un individu dont les accès sont suspendus depuis quelque temps. Des cas très multipliés de cette action s'observent lorsqu'on est forcé de faire marcher les troupes au moment le plus chaud de la journée, même alors que le ciel nuageux ne permet pas d'accuser l'insolation directe.

Les basses températures produisent le même résultat. Indépendamment du danger bien connu d'infection maremmatique après le coucher du soleil, les factions de nuit sont souvent la cause manifeste de l'apparition d'accès de fièvre chez les soldats. Il est vrai que, dans ce cas, on peut aussi bien dire que c'est le refroidissement éprouvé que l'action d'une basse température qui agit. Cependant, les variations atmosphériques de la température n'ont pas en général, par elles-mêmes, une assez grande étendue pour amener ce résultat. Ces variations ont leur moins grande amplitude précisément à l'époque de l'année où les fièvres sont les plus nombreuses, pendant l'hivernage; tandis qu'au contraire, pendant la saison sèche, alors que les variations atmosphériques diurnes ont leur plus grande amplitude, les accès de fièvre deviennent rares.

Mais, si à la variation atmosphérique se joignent certaines autres conditions capables de produire un refroidissement considérable du corps humain, l'homme atteint d'infection malarienne ne tarde pas à trouver, dans ces conditions, la cause déterminante d'un accès de fièvre. A Dagana, un homme est placé en faction dans un corridor au milieu d'un fort courant d'air froid : au bout de peu de temps, il est pris d'un accès de fièvre, nous le faisons relever ; son successeur est bientôt pris lui-même d'un frisson, enfin, un troisième factionnaire, placé dans le même lieu, est forcé de s'aliter comme les deux premiers. Nous fîmes supprimer ce poste dangereux. Il suffit d'être mouillé par les pluies pour voir survenir un accès de fièvre.

L'hydrothérapie est une des meilleures pratiques médicales sous un climat où l'anémie est si fréquente et si à redouter. Cependant, dans le poste où nous faisions l'observation précédente, nous avons pu constater combien l'usage mal compris des bains froids est dangereux. Les bains de rivière sont considérés généralement, au Sénégal, comme causes d'accès de fièvre. Ce qui fait que ces bains occasionnent souvent des accès, c'est qu'il est peu de personnes qui veuillent en user avec modération. Le bien-être éprouvé fait prolonger le plaisir du bain pendant des heures entières. Il est évident que l'effet de ce long séjour dans l'eau ne peut être le même que celui du simple bain hygiénique. L'usage quotidien d'un bain de rivière de quelques minutes nous a paru d'un excellent effet sur les personnes qui savaient user avec modération de ce puissant tonique. Les noirs, qui viennent de ramer pendant de longues heures dans une embarcation, et sont couverts de sueur, se jettent impunément à l'eau en arrivant au but de leur course. Ils sortent de l'eau, il est vrai, presque de suite après s'y être plongés. Ils font, en cela, ce que recommandent tous ceux qui ont préconisé l'hydrothérapie. Mais le refroidissement des bains prolongés est aussi à redouter que celui des courants d'air, et son effet le plus évident, au Sénégal, est celui de la production d'accès de fièvres.

En résumé, les températures extrêmes et les variations atmosphériques qui en résultent n'ont qu'un rôle très secondaire dans les causes des accès de fièvre intermittente, tandis que les refroidissements dus aux variations atmosphériques, sous la dépendance des autres agents extérieurs auxquels l'économie peut être soumise, sont à redouter.

L'*influence des vents* est trop bien connue pour que nous ayons besoin d'ajouter de nouveaux faits à ceux partout signalés. L'exposition au vent ou sous le vent d'un marécage influe d'une manière des plus évidentes sur les navires qui fréquentent la côte d'Afrique. M. Nielly[1] cite une observation caractéristique qui montre aussi comment l'intoxication palustre est parfois rapide et peut se produire après un séjour de quelques heures sur cette côte. Cette observation fut faite, en 1855, par M. Nielly, à bord de *la Recherche* : « 27 hommes de cette cor-

[1] *Éléments de pathologie exotique*. Un vol. in-8°. Paris. 1881.

vette furent pris ensemble de fièvres palustres. Le navire avait passé une nuit, quarante-huit heures auparavant, en rade de Sainte-Marie-Bathurst. Aucun des hommes n'avait eu antérieurement la fièvre. »

Tel vent réputé salubre peut, par suite de dispositions locales, devenir très malsain. C'est ainsi que les vents du large, si favorables à l'état sanitaire du littoral, perd sa qualité dès que l'on pénètre dans l'intérieur du pays. L'état hygrométrique des masses d'air entraînées de l'Océan sur les terres, favorise le développement de la malaria. Le vent de nord-est, l'harmattan, doit à son extrême siccité les propriétés qui lui ont valu sa bonne réputation. Dans certaines parties de la Sénégambie, il mérite bien le nom de vent-docteur que lui donne Mongo-Park.

Quelles que soient les propriétés, pour ainsi dire, intimes du vent, selon la partie de l'horizon d'où il souffle, ses effets physiques peuvent être défavorables à la santé. Ainsi, à Saint-Louis, rien n'est plus agréable que d'aller, le soir, respirer sur la plage de Guet-N'dar la brise de la mer; cependant il faut, pour cette promenade, être chaudement vêtu de drap, sous peine d'y trouver une cause de refroidissement bientôt suivi d'un accès de fièvre.

Le peu d'importance que nous accordons aux variations de la température comme causes étiologiques n'est en contradiction que d'une manière apparente avec ce qu'ont dit d'autres auteurs donnant au mot température un sens qu'il n'a pas.

L'observation méthodique des sensations éprouvées par l'organisme accompagnerait, avec grand avantage, au point de vue médical, les observations instrumentales faites dans le but d'étudier la climatologie des localités. Les résultats de cette observation pourraient facilement être exprimés par des chiffres et soumis ainsi à la statistique. Il suffirait d'établir une échelle numérique des sensations. Par exemple, zéro exprimerait une sensation de très grand froid, 5 l'état indifférent, 10 une sensation d'extrême chaleur. Les sensations pourraient être étudiées aussi sous le rapport du mal ou du bien-être. Zéro exprimerait l'état de maladie, 5 l'état négatif, 10 la sensation de santé dans toute sa plénitude, les chiffres intermédiaires, les états intermédiaires correspondants. Les observations se feraient à des heures régulières : le matin, au réveil, au milieu du jour, et, le soir, au moment du coucher. Elles seraient curieuses à rapprocher des observations météorologiques, et l'on verrait souvent des journées dites fraîches succéder à des journées dites chaudes alors que le thermomètre serait resté invariable. Alors, sans doute, l'état hygrométrique aurait subi des variations ou bien les vents se seraient modifiés dans leur direction ou leur intensité. On pourrait tracer la courbe de l'état de santé d'un individu, celle de ses sensations, auprès des courbes du météorologiste. On chercherait ainsi les relations entre l'état atmosphérique et l'état physiologique sans préjudice des observations plus précises qui pourraient être faites sur les variations possibles de la température du corps, sur les modifications des diverses sécrétions, etc.

Les appréciations sensorielles, variant avec les individus, seraient toutes entachées de ce que l'on nomme l'erreur individuelle. Mais cette erreur serait constante. Si deux personnes observaient simultanément et ne se communiquaient leurs notes qu'au bout d'un certain temps, les rapprochements seraient des plus intéressants. Il est probable qu'à mesure que le temps de séjour dans la colonie se prolongerait, des modifications dans la manière d'apprécier les sensations se feraient sentir et trahiraient la modification qu'a éprouvée la santé générale de l'individu. La simplicité des lois météorologiques, au voisinage de l'équateur, donnerait à ces recherches un intérêt plus grand au Sénégal que dans nos climats tempérés.

FIÈVRES PERNICIEUSES.

Toutes les formes connues des fièvres pernicieuses s'observent au Sénégal. Il est donc inutile d'en faire ici l'énumération. Nous renverrons le lecteur aux livres de Morehade, Dutrouleau, L. Colin, Nielly, Bérenger-Féraud. Ce dernier auteur donne le tableau de la fréquence proportionnelle des accès pernicieux relativement aux fièvres simples dans les hôpitaux de Saint-Louis et de Gorée[1].

On compte, en moyenne, 4,1 accès pernicieux pour 100 accès de fièvre ordinaire. Mais le chiffre varie considérablement selon les époques de l'année, puisque, abaissé à 0,9

[1] *Ouvrage cité*, Ier vol., p. 144.

pour 100 en juin, il atteint au mois de septembre 6,3 pour 100.

Les chances de voir un fébricitant atteint des redoutables accidents qui constituent l'accès pernicieux sont donc assez considérables et dans la saison d'hivernage surtout, cette crainte doit constamment tenir en éveil l'attention du médecin. L'accès pernicieux est une menace toujours en suspend sur la tête de l'Européen, au Sénégal. C'est, dit avec juste raison M. Ricard[1], la maladie à laquelle succombent ordinairement les personnes qui ont vécu longtemps en santé au Sénégal. Il est rare que les sujets soient atteints d'emblée d'accès pernicieux; ordinairement, plusieurs accès simples ont précédé l'accès pernicieux.

Morbidité. — Sur 16 366 hommes appartenant aux corps de troupes dont l'effectif a pu être exactement connu, dans une période de vingt années (1863-1872), on a compté à Saint-Louis 600 entrées à l'hôpital pour accès pernicieux[2], soit 3,6 accès pernicieux pour 100 hommes de la garnison.

La morbidité varie selon les différents corps de troupe. Elle est de 3,0 pour les hommes de la cavalerie, de 3,1 pour l'infanterie, de 5,3 pour les marins, et atteint 8,3 pour les soldats disciplinaires. Les causes de cette différence, dans la morbidité des troupes, sont les mêmes que celles que nous avons indiquées en parlant des fièvres intermittentes simples.

Dans la garnison de Gorée, la morbidité générale, par accès pernicieux, ne s'est élevée qu'à 2,1 pour 100 des hommes de la garnison.

L'influence du temps de séjour dans la colonie sur les chances d'accès pernicieux est très nettement accusée. Dans le premier mois de séjour ou sur les hommes de passage, le danger des accès pernicieux est considérable, puisque 14,8 pour 100 des accès pernicieux observés à Gorée l'ont été sur des hommes ayant moins d'un mois de séjour dans la colonie. Ce danger mérite d'être signalé aux équipages des navires qui relâchent sur ces côtes. Les chances d'accès pernicieux diminuent considérablement après le premier mois. Sans doute à cause des précautions prises par les hommes qui ont l'habitude du pays. Mais, lorsque le séjour dans la colonie se prolonge, le danger

[1] *Hygiène des entreprises à la partie intertropicale des côtes occidentales d'Afrique* (Thèse de Paris, 1834).

[2] Bérenger-Féraud, tabl. 59 et 61 du IIe vol.

reparaît, et 18,5 pour 100 des entrées pour fièvres pernicieuses portent sur des hommes ayant 30 à 36 mois de séjour dans la colonie; c'est-à-dire que la statistique confirme l'opinion de M. Ricard citée plus haut.

La *gravité* des accès pernicieux est telle qu'un tiers au moins des accès enlèvent le malade. La mortalité par accès pernicieux a varié dans l'hôpital de Saint-Louis, de 17 à 62 pour 100 des atteints, selon les mois. Le nombre des décès par cette maladie varie, selon les mois, dans ce même hôpital, de 2 à 38 pour 100 de la totalité des décès.

Les fièvres pernicieuses ne fournissent pas dans les petits postes du Sénégal, des chiffres absolus d'entrées et de décès assez considérables pour que les statistiques qui s'appuient sur ces chiffres aient une signification permettant de reconnaître l'influence des localités sur la fréquence des accès pernicieux.

Mortalité. — La mortalité générale des troupes dont l'effectif est connu, a été à Saint-Louis, en 20 ans, par accès pernicieux, de 233 décès sur 16366 hommes ou de 1,4 pour 100.

L'*influence météorique* ressort des tableaux suivants dressés de la même manière que ceux que nous avons donnés relativement aux fièvres intermittentes. La moyenne des fièvres, à une époque quelconque, est toujours de 10.

Répartition, dans chaque localité, de 40 fièvres pernicieuses sur 4 saisons

	Saint-Louis	Gorée	Bas-Sénégal	Haut-Sénégal	Bas de la côte	Sénégal en général
Hiver	3	8	3	6	6	5
Printemps	0	4	2	8	3	3
Été	16	7	11	16	15	13
Automne	21	21	24	10	16	19
	40	40	40	40	40	40

Répartition de 20 fièvres pernicieuses, sur 2 saisons

	Saint-Louis	Gorée	Bas-Sénégal	Haut-Sénégal	Bas de la côte	Sénégal en général
Saison sèche	1	6	2	7	7	4
Hivernage	19	14	18	14	16	16
	20	20	20	20	20	20

A Saint-Louis, comme à Bakel, les accès pernicieux, rares dans la saison sèche, s'observent dans l'hivernage; surtout du mois de juillet à la fin d'octobre.

La fréquence des accès pernicieux exprime mieux encore que celle des accès simples, l'intensité de la malaria. On voit que les conditions météoriques nécessaires au développement du poison fébrigène, dans toute son intensité, se montrent sur tous les points du Sénégal, au milieu et à la fin de l'hivernage. Les fortes températures ne suffisent pas à elles seules pour augmenter la fréquence des accès pernicieux dans le Haut Sénégal. Pour que les conditions les plus favorables de l'empoisonnement malarien se trouvent réunies, il faut que l'humidité se joigne à la chaleur, même lorsqu'elle abaisse celle-ci

La forme la plus fréquente d'accès pernicieux est, au Sénégal, la forme comateuse. Les fièvres délirantes et algides viennent en second lieu avec une fréquence égale. Les pernicieuses d'autres formes sont rares. Les pernicieuses dysentériques, cholériques, pneumoniques sont extrêmement rares, au Sénégal. On voit souvent le type de l'accès se modifier dans le courant de la même maladie.

Influences individuelles. — En donnant les chiffres de la morbidité, nous avons indiqué quelle était l'influence de la profession. L'influence de la race est plus accentuée encore que pour les fièvres intermittentes. Les accès pernicieux sont rares chez le noir adulte. Cependant, on en trouve des observations dans quelques thèses. M. Berville[1] cite un cas de fièvre pernicieuse, à forme comateuse, observée sur un noir indigène, pendant un voyage dans le fleuve.

FIÈVRE BILIEUSE MÉLANURIQUE.

Un grand nombre d'accès de fièvre intermittente et, à certaines époques, presque tous les accès sont compliqués, au Sénégal, d'accidents bilieux. La transition entre les différentes formes de fièvres, de l'accès simple, légitime à l'accès bilieux à urines noires (couleur vin de Malaga) est parfois nettement accusée.

En 1861, au poste de Dabou, à la côte de Guinée, nous avons vu, sous l'influence d'un vent qui souffla d'une manière persistante, au commencement de janvier, des régions boisées et marécageuses, toute la garnison blanche tomber malade le même jour. Deux Européens, sur onze, furent

[1] *Remarques sur les maladies du Sénégal* (Thèse de Paris, 1857).

seuls épargnés : un homme atteint de dysenterie et nous-même. Nous eûmes alors à constater un fait caractéristique. Sous l'influence de la même cause, ces accès de fièvre développés simultanément offraient des degrés de gravité allant croissant d'un cas à l'autre. Le plus simple était un accès légitime sans aucune complication. Les autres étaient compliqués d'accidents gastriques dans lesquels, d'un malade à l'autre, les symptômes bilieux allaient en augmentant de gravité. Enfin, les trois cas les plus graves étaient des fièvres bilieuses à urines noires qui mirent en danger la vie des malades. Nous avions sous les yeux, dans cette chambrée de soldats, convertie tout à coup en salle d'hôpital, une échelle vraiment remarquable de la gravité de l'empoisonnement par la malaria. Le premier échelon était l'accès simple, légitime, le dernier la fièvre bilieuse mélanurique.

Le nom, qui nous paraissait alors le mieux convenir à cette maladie, était celui de fièvre rémittente bilieuse, employé par les médecins anglais pour désigner l'une des formes de l'empoisonnement malarien sur la côte d'Afrique.

L'année suivante, en 1862, nous étions au poste de Dagana. Nous eûmes à observer deux cas de la même maladie sous sa forme la plus grave. Nous avons publié dans notre thèse[1] l'observation de l'un de ces cas sous le titre de fièvre bilieuse ou ictéro-hémorrhagique. A la suite de cette observation, nous disions : « Le nom de fièvre rémittente bilieuse nous a paru le mieux choisi comme exprimant la double nature de la maladie. »

Nous avons revu cette fièvre bilieuse, l'année suivante, à l'hôpital de Saint-Louis où nous remplissions les fonctions de prévôt. Nous avons alors cherché inutilement la présence du sang dans les urines à l'aide du microscope. En faisant passer des quantités considérables d'urine sous l'objectif du microscope nous n'avons pu voir un seul globule sanguin.

En 1868, nous avons retrouvé la même maladie à Sainte-Marie de Madagascar où elle est connue sous le nom d'accès jaune. Nous en avons observé cinq cas, dont un seul en dehors de l'hôpital. N'ayant pas de microscope, nous n'avons pu

[1] *Quelques considérations médicales sur le poste de Dagana (Sénégal).* Montpellier, 1864.

faire de recherches sur la nature des urines. Elles présentaient l'aspect, couleur malaga, comme à la côte occidentale d'Afrique. Les injections hypodermiques de sulfate de quinine nous ont donné des succès dans le traitement de cette affection[1].

De 1871 à 1874, nous avons observé de nouveau la fièvre bilieuse à urines noires, à Dakar, à Saint-Louis et à Gorée, et toutes les fois que nous avons cherché des globules de sang dans les urines, nous n'en avons pas trouvé, ou nous n'avons aperçu que des globules déformés et tellement rares que leur présence ne pouvait expliquer la coloration des urines.

Que la coloration de ces urines soit due aux principes colorant de la bile ou à celui du sang, qu'elle soit due, comme nous le croyons volontiers avec M. Corre[2], à une hémoglobinurie et même à une hémoglobinurie paroxystique, la maladie nous a toujours semblé identique à elle-même : à la côte de Guinée, dans l'intérieur du Sénégal, à Sainte-Marie de Madagascar, à Dakar, à Saint-Louis et à Gorée. La description de la fièvre bilieuse mélanurique, faite en 1874, par M. Bérenger-Féraud[3] lui est applicable et la dénomination choisie par cet auteur, présentant l'avantage de ne rien présumer sur la cause de la coloration des urines, nous paraît excellente.

La fièvre bilieuse mélanurique est l'expression la plus élevée de l'empoisonnement paludéen dans les climats chauds. Depuis l'observation que nous avons faite, en 1861, au poste de Dabou, nous n'avons jamais eu de doute sur la nature de la fièvre mélanurique et sur l'indication formelle, dans son traitement, du sulfate de quinine à hautes doses. Indication qui, à l'époque où nous faisions cette observation, était mise en question par quelques médecins de nos collègues à la côte d'Afrique. La fièvre bilieuse mélanurique est, disons-nous, le plus haut degré de l'empoisonnement par la malaria. L'accès pernicieux n'est lui, qu'un accident imprévu dans le cours de l'impaludation. « C'est, dit M. L. Colin, un accès de fièvre dont les manifestations habituelles sont accompagnées ou rem-

[1] Voy. notre article *Des injections hypodermiques de sulfate de quinine dans le traitement des fièvres paludéennes graves de Sainte-Marie de Madagascar* (in *Arch. de méd. nav.*, t. XII, p. 241).

[2] *De l'hémoglobinurie paroxystique et de la fièvre bilieuse mélanurique ou hématurique des pays chauds* (*Archives de médecine navale*, t. XXXV, p. 161).

[3] *De la fièvre bilieuse mélanurique des pays chauds*; in-8°, 434 pages. Paris, 1874.

placées par des accidents très graves et souvent mortels. »

Il est difficile de savoir si l'on doit considérer comme des fièvres bilieuses mélanuriques, les rémittentes bilieuses dont parlent les médecins anglais de Sierra-Leone. Nous ne reconnaissons pas la fièvre mélanurique dans la courte description que Morehead donne de la fièvre rémittente avec ictère, observée dans l'Inde. « Cette forme qui a été nommée fièvre rémittente bilieuse est spéciale, dit Morehead[1], aux constitutions robustes. » Or les fièvres bilieuses mélanuriques sévissent au contraire de préférence sur les hommes profondément débilités.

Beaucoup de médecins anglais considèrent encore la fièvre jaune comme la plus haute expression de l'empoisonnement maremmatique. Cette opinion, autrefois exprimée par Lind, ne résiste pas à la discussion; elle a augmenté la confusion relative aux fièvres bilieuses observées dans les points de la côte d'Afrique où la fièvre jaune est devenue endémique.

Les récents travaux de MM. Bérenger-Féraud[2], Burot[3], Delessard[4] montrent qu'il existe dans les pays tropicaux comme la Martinique et Cayenne, où la fièvre jaune fait de fréquentes apparitions, une maladie dite *fièvre bilieuse inflammatoire* qui présente un lien étroit de parenté avec le typhus amaril. Nous nous demandons si cette fièvre (qui n'est pas une fièvre malarienne et dans laquelle le sulfate de quinine est contre-indiquée) n'existe pas dans le sud de la Sénégambie, à côté de la fièvre bilieuse mélanurique et ne serait pas la cause de la confusion qui règne dans la pathologie des fièvres de cette partie de la côte d'Afrique.

La maladie la plus commune à Sierra-Leone, dit Stormont, est une fièvre qui règne endémiquement dans les temps pluvieux et ne s'observe que rarement dans la saison sèche. « Elle suit les pluies comme l'ombre les corps, se manifeste, se multiplie, s'augmente et diminue avec elle[5]. » Les médecins an-

[1] *Clinical researches on the disease in India*, 2e édition. Londres, 1860 page 73.

[2] *De la fièvre dite inflammatoire aux Antilles et dans l'Amérique tropicale*. Un vol. in-8°. Paris, 1878.

[3] *De la fièvre dite bilieuse inflammatoire à la Guyane*, in-8°. Paris, 1880.

[4] *De la fièvre dite bilieuse inflammatoire des Antilles* (Thèse de Nancy, 1880).

[5] *Essai sur la topographie médicale de la côte occidentale d'Afrique, et*

glais l'appellent fièvre rémittente bilieuse ou endémique. Stormont différencie cette affection de la fièvre jaune dont il décrit d'une manière très nette les symptômes; mais le manque de précision dans la description des symptômes de cette fièvre rémittente ne permet pas de reconnaître s'il s'agit de la fièvre bilieuse mélanurique ou de la fièvre dite bilieuse inflammatoire.

Cette dernière maladie n'existe pas au Sénégal. Jamais nous n'avons rien vu dans ce pays qui pût répondre aux descriptions des auteurs que nous avons cités.

Cependant, si nous avons constaté l'absence de cette maladie dans le nord de la Sénégambie, cela ne prouve pas que, sous l'influence des épidémies de fièvre jaune qui viennent de frapper si rudement notre colonie du Sénégal, la constitution médicale particulière qui préside à la fièvre dite bilieuse inflammatoire, cette sorte de contrefaçon de la fièvre jaune, ne pourrait s'y établir. Nous ne pouvons qu'appeler sur ce sujet l'attention des médecins de notre colonie, surtout de ceux qui observent au bas de la côte, dans le voisinage de Sierra-Leone et à Sierra-Leone même.

Nous bornant à signaler ce point d'étude et n'ayant pas à entrer ici dans la pathologie proprement dite, nous indiquerons pour la fièvre bilieuse mélanurique, celle qui est devenue classique depuis les descriptions de M. Bérenger-Féraud, quelles sont les conditions de sa fréquence et de la mortalité qu'elle entraîne.

Morbidité. — La morbidité par fièvre bilieuse mélanurique est, en moyenne, pour les troupes européennes, de 1,59 pour 100 des Européens de toutes armes. Cette maladie ne frappe jamais que des sujets habitant le pays depuis assez longtemps et ayant eu de nombreux accès de fièvre. Sur 100 atteintes de fièvre bilieuse mélanurique, il y en a, la première année de séjour, 5,4; la deuxième, 22,5; la troisième, 42,5; la quatrième, 20,0; la cinquième, 4,8; au delà 4,8. La fréquence des accès va donc en augmentant pendant la durée des trois années qui forment la période autrefois réglementaire du séjour dans la colonie. Les quelques personnes dont le séjour

particulièrement sur celle de la colonie de Sierra-Leone, par Ch. Stormont Écossais (Thèse de Paris, 1822).

dépasse cette durée, sont trop peu nombreuses pour que les chiffres, exprimant leurs chances d'être atteintes par cette fièvre, aient une valeur significative. Les récidives ne sont pas rares. Nous en avons observé des exemples très remarquables à Dabou, à Sainte-Marie de Madagascar et à Dakar.

L'arrivée des convois de troupes venant de France n'augmente jamais le nombre des fièvres mélanuriques. Circonstance très importante à signaler et manifestement opposée à ce qui a lieu pour la fièvre jaune et pour la fièvre dite bilieuse inflammatoire.

Gravité. — La gravité de la maladie est exprimée par les nombres suivants : Sur 268 cas de fièvres bilieuses mélanuriques, il y a eu 66 morts, c'est-à-dire 22 pour 100 des malades (Bérenger-Féraud). Sous certaines influences la gravité de cette affection peut être bien plus considérable. Dans le quatrième trimestre de l'année 1873, nous avons observé, à Gorée, une bouffée épidémique de fièvres bilieuses mélanuriques; sur 9 malades, nous en avons perdu 8. Jamais nous n'avions constaté nulle part une pareille impuissance de la médication. Le traitement était cependant resté celui de notre pratique habituelle, c'était celui qui, l'année précédente, avait donné à notre prédécesseur à l'hôpital de Gorée, M. Bourgarel, 18 succès sur 18 cas graves de la même maladie. Inquiet de cette effrayante mortalité, nous nous tenions en correspondance quotidienne avec le regretté M. Bourgarel, médecin en chef de la colonie et nous nous inspirions de ses conseils. Les autopsies et les observations insérées dans notre rapport trimestriel ne laissaient aucun doute sur le diagnostic. Enfin, dans quelques-uns des derniers cas, M. Bérenger-Féraud, alors de passage à Gorée, nous avait aidé de sa grande expérience.

Après avoir, pendant près de six années à la côte d'Afrique, traité ou vu traiter un grand nombre de fièvres bilieuses mélanuriques, nous croyions pouvoir considérer le chiffre de 22 décès pour 100, fourni par les statistiques, comme étant à peu près celui des insuccès sur lesquels on devait compter. Le quatrième trimestre de l'année 1873 nous montra combien, sous l'influence de certaines constitutions médicales, cette moyenne pouvait être dépassée, et la haute gravité que revêt parfois la fièvre bilieuse mélanurique. En 1871, dans le même hôpital de Gorée, 31 cas de fièvres bilieuses mélanuriques avaient donné 9 morts, soit 29 pour 100[1].

Mortalité. — La mortalité par fièvre bilieuse mélanurique est, dans les troupes européennes de la colonie, de 0,46 pour 100 hommes de l'effectif. Ainsi, à la gravité que nous venons de signaler, ne correspond heureusement pas un chiffre élevé des chances individuelles de la maladie.

Influence des localités. — Dans son *Traité de la fièvre bilieuse mélanurique*, M. Bérenger-Féraud donne le tableau de la fréquence proportionnelle de cette fièvre dans les diverses possessions françaises de la côte occidentale d'Afrique. Au Gabon et à la Côte-d'Or, la fièvre mélanurique atteint 38 à 50 pour 100 des Européens. Dans le Haut Sénégal, la proportion est de 20 pour 100; elle est de 20 pour 100 dans les rivières de la Casamance et du Rio-Nunez; de 8 pour 100 dans le Cayor. Enfin, dans les villes de Saint-Louis et de Gorée de 1 à 3 pour 100. La conclusion est bien en rapport avec la nature paludéenne de la maladie et en est une nouvelle démonstration : les pays les plus paludéens sont les plus féconds en fièvres bilieuses mélanuriques.

Le changement de localité agit comme cause de ces fièvres aussi bien que comme cause des fièvres intermittentes simples. Les exemples de cette influence sont nombreux.

Influences individuelles. — L'influence de la race est bien marquée. Ce sont ordinairement des Européens qui fournissent les observations de cette maladie. Cependant les indigènes peuvent être atteints. En 1864, M. Vilette, médecin en chef du Sénégal, observa un cas de fièvre bilieuse mélanurique suivi de mort chez un noir natif du Haut-Pays. M. Bérenger-Féraud donne l'observation d'une fièvre mélanurique chez un mulâtre de Gorée en 1871.

Sur cinq des cas de fièvre bilieuse mélanurique que nous avons observés à Sainte-Marie Madagascar, et dans lesquelles nous avons fait nos premières expériences sur les injections de sulfate de quinine, nous trouvons dans nos notes une observation de cette maladie sur un mulâtre créole de la Réunion employé comme menuisier, un cas sur un Chinois employé comme

[1] Defaut, *Histoire clinique de l'hôpital de Gorée pendant l'année* 1871 (Thèse de Paris. 1877).

maçon. Ce Chinois était un ivrogne, depuis trois ans qu'il habitait Sainte-Marie, il avait déjà eu deux atteintes de fièvre bilieuse mélanurique. Les trois autres observations concernent des Européens : deux hommes et une petite fille de 3 ans.

Le docteur Horton parle de nombreux cas de fièvres rémittentes bilieuses dans la population indigène de Sainte-Marie de Gambie. Mais c'était en 1866, au moment où la fièvre jaune régnait sur les Européens, et le diagnostic n'est pas discuté par le docteur Horton qui considère la fièvre jaune comme une fièvre de malaria.

L'influence de la profession est mise en évidence par les tableaux statistiques dressés par M. Bérenger-Féraud sur la morbidité des différents corps de troupe. La morbidité par fièvre mélanurique varie, selon les troupes, de la même manière que la morbidité par fièvre intermittente et par fièvre pernicieuse. La plus faible morbidité, celle de la cavalerie, est de 0,62 pour 100; la plus forte, celle des disciplinaires, est de 4,84 pour 100.

Influences météoriques. — Faisant, pour la fièvre bilieuse mélanurique, ce que nous avons fait pour les fièvres intermittentes, nous avons réparti, proportionnellement aux nombres réels des entrées pour fièvres bilieuses mélanuriques dans chaque localité, 40 de ces fièvres sur les quatre saisons météorologiques et 20 sur les deux saisons tropicales.

Répartition, dans chaque localité, de 40 fièvres bilieuses mélanuriques, sur 2 saisons

	Saint-Louis	Gorée	Bas-Sénégal	Haut-Sénégal	Cayor	Bas de la côte	Sénégal en général
Hiver	7	12	8	10	11	9	10
Printemps	12	10	7	6	4	2	5
Été	13	4	8	9	8	12	9
Automne	18	14	17	15	17	17	16
	40	40	40	40	40	40	40

Répartition de 20 fièvres bilieuses mélanuriques, sur 4 saisons

	Saint-Louis	Gorée	Bas-Sénégal	Haut-Sénégal	Cayor	Bas de la côte	Sénégal en général
Saison sèche	4	11	7	8	7	5	7
Hivernage	16	9	13	12	13	13	13
	20	20	21	20	20	20	20

D'après cette statistique, l'hivernage compte environ deux

fois plus de fièvres mélanuriques que la saison sèche. Le rapport de 13 à 7 est exactement le même qne celui représentant la fréquence relative des fièvres intermittentes d'une saison à l'autre. Il est moins élevé que celui des fièvres pernicieuses, qui sont 4 fois plus nombreuses dans l'hivernage que dans la saison sèche, comme 16 est à 4.

Si l'on rapproche les uns des autres les résultats généraux que fournit la statistique sur la répartition, selon les saisons, des trois principales formes des fièvres de malaria, on arrive à un résultat très significatif.

Répartition sur les 4 saisons de :

	Hiver	Printemps	Été	Automne
40 fièvres intermittentes.	9	6	9	16
40 fièvres pernicieuses.	5	3	13	19
40 fièvres bilieuses mélanuriques.	10	5	9	16

Pour ces trois formes de manifestations de l'influence malarienne, le printemps est la bonne saison ; les entrées, augmentant avec l'été, sont à leur maximum en automne, puis s'abaissent en hiver. La fièvre bilieuse mélanurique, en suivant la même marche de fréquence que les autres fièvres, démontre son origine paludéenne. C'est toujours l'automne, c'est-à-dire la fin de l'hivernage, qui est le moment le plus à redouter. Il existe, cependant, une différence notable entre les résultats obtenus à Saint-Louis et à Gorée. Dans cette dernière localité, l'hiver compte un nombre de fièvres bilieuses mélanuriques au-dessus de la moyenne. Le fait est assez difficile à expliquer. Nous ne croyons pas qu'il y ait là un effet de hasard. En effet, dans le Cayor, on compte aussi, dans l'hiver, un nombre de fièvres bilieuses mélanuriques dépassant la moyenne, et l'on ne peut, pour cette région, expliquer le fait par des évacuations de malades provenant du bas de la côte.

Les chiffres absolus des observations de fièvres mélanuriques est trop faible, dans chaque localité, pour que la répartition par mois puisse avoir une signification réelle ; aussi n'est-il pas possible de pousser plus loin l'analyse.

INSOLATIONS.

L'influence de l'exposition au soleil sur le développement de certaines maladies est un fait bien connu de tous ceux qui ont habité le Sénégal. Rien, dans la vie habituelle, n'est plus redouté des Européens, dans ce pays, que les courses un peu prolongées en plein soleil; aussi l'usage du parasol et des chapeaux à larges bords est-il habituel. Ces précautions sont toujours prises par les blancs habitant depuis quelque temps la colonie. Les nouveaux débarqués, les marins, qui ne font que passer quelques jours dans le pays, négligent, parfois, d'écouter le conseil, qui leur est donné de craindre le soleil, et payent leur imprudence par le développement rapide d'une impaludation dans laquelle l'insolation a joué un rôle incontestable; quelquefois même par une mort presque foudroyante. A notre premier débarquement au Sénégal, nous fûmes accueilli par un officier de marine qui, arrivé quinze jours avant nous, prétendait ne pas devoir s'inquiéter du soleil, et se promenait, en plein midi, avec une simple casquette; il raillait ceux qui ne l'imitaient pas. Un mois plus tard, cet imprudent entrait à l'hôpital pour un accès pernicieux, suite d'insolation, et il fallut l'envoyer en convalescence, en France, — après qu'il eut couru le plus grand danger.

Un double conseil devrait être donné à tout Européen débarquant au Sénégal : évitez les rayons du soleil, évitez les boissons alcooliques. L'obéissance à cet avis diminuerait d'une manière notable la morbidité et la mortalité dans notre colonie. L'usage abusif des liqueurs alcooliques joue dans la santé des Européens un rôle funeste que les statistiques hospitalières ne peuvent mettre en évidence, le danger de l'exposition aux rayons directs du soleil ne se trahit, dans les relevés des maladies, que par un nombre assez limité d'insolations. Il est vrai que l'extrême gravité de ces derniers accidents frappe l'attention et sert d'enseignement.

Quelques exceptions, tellement remarquables qu'elles sont citées par tout le monde, viennent parfois confirmer la règle. De même que l'on voit certains alcooliques braver impunément, au Sénégal, pendant un an ou deux, toutes les prescriptions de l'hygiène, on voit certains individus qui s'exposent aux rayons ardents du soleil la tête à peine protégée. Nous avons vu, à Dakar, des disciplinaires braver impunément le soleil, en travaillant tête nue et torse nu. Nous avons, aux îles du Salut, à la Guyane, observé un fait analogue sur quelques condamnés à la déportation. Mais que d'imprudents imitateurs succombent ou reçoivent promptement une leçon qui les ramène au bon sens !

On doit, en grande partie, attribuer à la vie sédentaire des femmes, qui les expose bien rarement aux rayons du soleil, leur plus grande résistance aux maladies. Le long séjour qu'ont pu faire au Sénégal un certain nombre des Sœurs de nos hôpitaux militaires trouve son explication dans une vie régulière, sobre, et toujours à l'ombre.

Le conseil d'éviter les rayons solaires ne doit pas être pris d'une manière trop absolue. Les personnes qui se garantissent trop deviennent incapables de faire la moindre course au milieu du jour. Il est évident que le soldat, appelé à marcher à un moment donné, dans de pénibles expéditions, doit avoir une certaine accoutumance aux chaleurs du jour; mais cette assuétude ne doit être cherchée que dans des conditions de protection de la tête par des coiffures convenables pouvant être d'un usage permanent.

L'insolation étant une maladie brusque, à dénouement ordinairement rapide, les seuls cas d'insolations fournissant des entrées aux hôpitaux de Saint-Louis et de Gorée sont ceux qui ont lieu dans la localité même, c'est-à-dire précisément là où il y a moins d'occasions de s'exposer aux rayons du soleil. Les cas les plus fréquents d'insolations s'observent sur les chasseurs, sur les marins, particulièrement sur ceux du commerce.

C'est surtout dans les expéditions militaires, au Sénégal comme en Europe, qu'on observe des cas d'insolations multiples. Ces cas ne sont pas portés sur les statistiques; ce sont cependant les plus nombreux. Il n'est pas nécessaire que la marche des troupes ait lieu au moment où le soleil est près du méridien. Le soleil est encore très à redouter le soir, au voisinage de l'horizon. C'est ainsi qu'une colonne, développée en tirailleurs, dans un combat livré dans les environs de Dagana le 18 septembre 1862, entre quatre et cinq heures du soir, perdit 13 hommes foudroyés par le soleil. Nous croyons devoir reproduire ici l'observation que nous avons faite ce jour-là sur un certain nombre d'Européens du poste de Dagana. Cette observation présente un double intérêt. Elle montre combien il est dangereux de faire marcher les troupes européennes sous le soleil de l'hivernage, et met en évidence la relation intime qui existe, au Sénégal, entre l'insolation et la fièvre pernicieuse.

Observation. — Le 28 septembre 1862, à une heure vingt-cinq minutes du soir, un détachement de 20 hommes, choisis parmi les plus valides du poste, part pour aller rejoindre une colonne expéditionnaire qui agissait à quelques lieues de Dagana. J'avais fait observer qu'il était probable que ces hommes ne pourraient pas rejoindre leur destination à pareille heure. Mais il y avait urgence. Le commandant de ce petit corps se mit à sa tête et partit, me laissant au poste, où me retenait un double service. Cinq heures après, ces hommes rentraient, la plupart sur des chevaux ou portés par des noirs. Voici ce qui était arrivé :

Après une heure de marche sous le soleil, l'officier qui commandait le détachement, M. C..., tombe de cheval, pris d'éblouissements; il remonte aussitôt, continue sa marche, et, cinq minutes après, se laisse choir de nouveau. Il reprend ses sens, se couvre la tête d'un linge mouillé, et essaie de continuer sa route; mais, peu d'instants plus tard, on est obligé de le porter sans connaissance sous un arbre.

4 hommes, dans le même moment, tombent successivement, terrassés par le soleil. Leurs camarades les portent sous des arbres, et s'y couchent eux-mêmes, épuisés et démoralisés. Ce n'est qu'après un long repos à l'ombre que ces hommes purent rentrer au poste, nous avons dit comment. Sur 20 hommes, 2 avaient pu continuer leur route en prenant des chevaux et avaient rejoint la colonne expéditionnaire, qui perdait elle-même 13 hommes foudroyés par le soleil pendant un combat de trois quarts d'heures entre quatre et cinq heures du soir. Sur les 18 hommes partis de Dagana, 8 hommes avaient seulement une forte céphalalgie, les 10 autres étaient comme ivres. A quelques-uns, je fis appliquer des sangsues aux mastoïdes. J'administrai à tous une dose de quinine, etc.

M. C... avait un délire violent. C'était un homme robuste, sanguin, arrivé depuis peu de France, n'ayant eu encore qu'un seul accès de fièvre dix jours auparavant. Sous l'influence des émissions sanguines locales, la congestion disparut; mais, pendant vingt-quatre heures, la fièvre persista. Des sueurs copieuses suivirent enfin l'accès, qui, malgré les fortes doses de quinine administrées, reparut le troisième jour, précédé d'un frisson. Ce nouvel accès n'eut aucune gravité.

Chez les quatre hommes qui étaient tombés sous le soleil, les mêmes symptômes se présentèrent, mais avec moins d'énergie, et, sous l'influence du même traitement, la fièvre ne revint pas.

D..., soldat d'infanterie de marine, avait subi, comme les autres, l'influence du soleil, mais il n'était pas tombé. Au moment de son arrivée au poste, je le forçai à prendre 1 gramme de sulfate de quinine. Le lendemain, matin, à huit heures, j'examinais les divers hommes de ce détachement. D... ne se présentant pas à la visite, je le fis appeler. Il vient, dit ne rien éprouver, et retourne à sa chambre. Quelques instants après, causant avec ses camarades, D... tombe brusquement par terre dans de violentes convulsions, qui font place à un délire furieux, et, au bout de quelques minutes, à un coma profond. Les sangsues qui me restaient étant épuisées, je fis une saignée de 120 grammes. Sous l'influence de cette émission sanguine, le malade reprend ses sens : il reste un léger délire, la fièvre est forte, le pouls dur et vibrant, la peau sèche et brûlante, la céphalalgie intense (2 grammes de quinine par la bouche, 4 grammes en lavement, etc.). Six heures après le début de cet accès, le malade est pris de sueurs abondantes, la faiblesse est excessive, les sueurs deviennent froides; lipothymie... (vin de Madère, frictions excitantes, etc.). Les forces reviennent, et, le soir, le malade était hors de danger. Le lendemain, apyrexie complète.

Sur les 18 hommes qui étaient rentrés au poste, 2 seulement n'eurent pas de fièvre; les autres furent atteints d'accès le lendemain ou le surlendemain, malgré la quinine que j'avais eu soin de leur administrer.

Cette observation montre la liaison intime qui existe entre l'insolation et le paludisme. Les hommes qui échappent aux effets rapides des congestions cérébrales produites par le soleil trouvent, dans le trouble apporté à l'organisme par cette cause énergique, une cause occasionnelle d'un accès de fièvre qui souvent revêt la forme pernicieuse. Nous avons cité, dans notre thèse, un autre exemple de cet effet de l'insolation. Il s'agit d'un homme ayant eu des fièvres fréquentes, et qui, pour provoquer un accès et obtenir son évacuation sur le chef-lieu, s'était promené tête nue, au soleil, pendant dix minutes; il ne tarda pas à être pris d'un violent frisson, et succomba rapidement à un accès pernicieux algide.

Ce sont souvent les hommes les plus robustes, ou, pour parler plus exactement, les hommes les plus énergiques, chez lesquels les insolations présentent le plus de gravité. Au début de l'insolation, l'homme qui va être frappé ressemble à un homme ivre; il chancèle en titubant. Si c'est un homme faible, il ne peut continuer sa marche, se laisse tomber, et reçoit des soins qui le sauvent. Si c'est une nature énergique, si la conscience du devoir à remplir fait lutter contre la souffrance (ainsi que cela est arrivé à certains officiers dans l'expédition dont nous avons parlé), la gravité de l'insolation est promptement mortelle.

Le début de l'insolation ressemble tellement à l'ivresse alcoolique que, parfois, on a accusé d'ivresse les malheureux soldats frappés par le soleil, et les médecins ont dû rendre témoignage de l'erreur commise par d'autres que par eux. Nous avons connu des exemples très remarquables du contraste existant entre le danger de l'insolation, frappant en même temps différents individus d'énergies très différentes : le brave et le fort succombent là où les moins énergiques ou les plus faibles peuvent être sauvés.

D'après ce que nous venons de dire, la *morbidité* par insolations, au Sénégal, ne peut s'exprimer par un chiffre de quelque valeur.

Nous n'avons jamais vu, dans cette colonie, d'exemple de ces *coups de chaleur* dont nous avons pu observer un cas dans la mer Rouge, la nuit, dans la cabine d'un paquebot. Au Sénégal, c'est toujours l'exposition directe au soleil qui est la cause de ces morts foudroyantes. Les effrayantes chaleurs du vent d'Harmattan ne tuent pas. Le vent du désert est toujours sec, au Sénégal, tandis que, dans la mer Rouge, il s'empare d'une quantité d'eau suffisante pour joindre à sa haute température un état hygrométrique très prononcé.

Ce ne sont pas les hautes températures accidentelles de la saison sèche qui accompagnent l'insolation, c'est, au contraire, dans l'hivernage, sous l'influence de maxima bien au-dessous de ceux de la saison sèche, alors que le ciel, souvent voilé, cache incomplètement les rayons solaires, qu'ont lieu ces accidents redoutables.

Nous ne connaissons pas de morts par insolation sous l'influence du vent d'est. Cela ne veut pas dire que la chose soit impossible. En renouvelant l'expérience de Lind, en attachant des chèvres au soleil, sous le souffle ardent de l'harmattan, il est évident que l'on pourra déterminer la mort de ces animaux. Des hommes immobiles, placés dans des conditions analogues, succomberont très probablement; mais ce sont des conditions d'expérimentations tout à fait exceptionnelles.

La *gravité* de l'insolation est considérable. Sur 144 cas, on a enregistré au Sénégal 46 décès, soit 31,9 pour 100 des malades. Il a fallu renvoyer en France 16 des survivants, soit 11 pour 100 des malades.

De même que la rareté des insolations près des grands centres hospitaliers ne permet pas de donner un chiffre exact de la morbidité des troupes pour cette cause, la *mortalité* par insolation ne peut être représentée par un chiffre d'une valeur bien significative. Celui fourni par les statistiques de vingt années indique l'insolation comme cause de 2 décès sur 1000 hommes de l'effectif connu.

L'*influence des localités* ne peut pas non plus être mise en évidence. Si l'insolation s'observe, le plus souvent, dans des courses faites sur des terrains paludéens, dans les marches militaires, dans les chasses; la nature du sol ne doit pas être incriminée, puisque les cas d'insolations s'observent sur les appontements de bois des quais de Gorée et sur le pont des navires en rade.

Comme *influence individuelle*, il faut signaler l'accoutumance et la question de race qui paraît distincte de l'accoutumance. Les enfants noirs nouveau-nés, posés sur le dos de leurs mères, bravent, tête nue et rasée, les rayons du soleil le plus ardent.

L'*influence météorique* peut, d'après ce que nous avons dit plus haut, se résumer ainsi : chaleur élevée, — moment voisin de celui du maximum de la température, que ce maximum ait lieu à l'heure habituelle, vers une heure du soir, ou soit transporté, comme cela arrive souvent, vers quatre ou cinq heures du soir ; — état hygrométrique voisin du point de saturation, — ciel nébuleux, répercutant avec intensité la lumière et la chaleur ; — calme ou vent très faible soufflant de la région maritime. Ces conditions se rencontrent surtout dans l'hivernage. Rien de particulier, n'a été constaté relativement à l'état électrique de l'atmosphère, état qui n'a d'ailleurs jamais été bien étudié au Sénégal.

HÉPATITE.

« Au Sénégal, dit M. Gestin [1], il n'est pour ainsi dire pas un blanc qui ne souffre plus ou moins de l'hypochondre droit ». La congestion du foie est fréquente dans cette colonie, comme dans tous les pays paludéens. L'hépatite n'est constituée que lorsqu'il y a inflammation, ou au moins commencement d'inflammation de l'organe. Dutroulau [2] a divisé l'hépatite en

[1] *De l'influence des climats chauds sur l'Européen.* Paris, 1857.
[2] *Traité des maladies des Européens dans les pays chauds.*

colonie, est un fort argument contre la possibilité de l'acclimatement. Un créole, un homme des régions tropicales qui s'acclimate en Europe, voit au contraire, à mesure que son séjour dans les régions tempérées se prolonge, diminuer la susceptibilité de ses organes thoraciques aux causes multiples de maladies qu'il rencontre dans la climatologie des pays tempérés.

Mortalité. — La durée souvent longue de l'affection, lorsqu'elle doit entraîner la mort, permet d'évacuer sur la France un grand nombre des hommes atteints d'hépatites avec ou sans menace d'abcès du foie. Il y a là, on le comprend, une cause diminuant le chiffre de la mortalité par cette maladie, ou du moins celui qui la représente dans la statistique des hôpitaux. 16,366 hommes ont fourni à Saint-Louis 51 décès pour hépatite, soit une mortalité de 0,31 pour 100. A Gorée, la mortalité a atteint 0,35 pour 100. La mortalité générale par hépatite est, au Sénégal, de 0,3 pour 100; mais il faut ajouter que le chiffre des évacuations sur la France, pour cette cause, s'élève à 1,1 pour 100 des hommes de l'effectif. Alors que dans l'hôpital de Saint-Louis le nombre des décès par hépatite s'est élevé, en vingt ans, à 51, nous comptions, en France, à l'hôpital maritime de la ville de Brest, 26 décès pour hépatites dans une période de dix années[1]. Il meurt donc autant d'hommes succombant aux suites de l'hépatite à l'hôpital de Brest que dans celui de Saint-Louis.

Toutes les hépatites traitées à Brest ne viennent pas du Sénégal, mais Brest est loin de recevoir, en totalité, les malades évacués de cette colonie. Nous pensons que la mortalité réelle par hépatites contractées au Sénégal, doit être au moins double de celle indiquée par une statistique forcément incomplète.

Nous verrons un fait analogue influer sur le chiffre de la mortalité par dysenterie, tandis que le chiffre de la mortalité par fièvre pernicieuse et celui relatif aux fièvres bilieuses mélanuriques, ne subissent pas d'atténuation. L'acuité de ces dernières maladies ne permet l'évacuation sur la France que lorsque la convalescence réelle est établie.

[1] A. Borius, *Le Climat de Brest et ses rapports avec l'état sanitaire*, 1 vol. in-8° de 384 pages. Paris, 1879, chez J.-B. Baillière et fils.

Influences des localités. — Le tableau de la fréquence proportionnelle des maladies et des morts suivant l'effectif dans les divers points de la colonie, fourni par la riche statistique de M. Bérenger-Féraud, montre que les hépatites sont plus fréquentes dans le Haut Sénégal que dans toutes les autres parties de la colonie. Cependant, la durée assez longue de l'hépatite, permet d'évacuer les malades, avec assez de facilité, d'un point sur un autre, et ôte aux chiffres fournis par ce tableau la plus grande partie de leur signification. Un seul point reste évident, c'est l'influence funeste des localités de l'intérieur du pays, comme Médine et Bakel. Ce sont, il faut en faire la remarque, celles où les températures moyennes et extrêmes sont les plus élevées. L'influence des hautes températures sur la production des maladies du foie est bien connue. Elle est confirmée, au Sénégal, par l'observation.

Influences individuelles. — Sur 100 malades européens, on compte en moyenne, dans les hôpitaux de Saint-Louis et de Gorée, 3 entrées pour hépatite, alors que 100 noirs malades ne comptent que 2 entrées pour cette maladie. L'hépatite est donc assez fréquente chez les noirs faisant partie de nos troupes.

Les Maures sont souvent atteint d'hépatite; leurs médecins sont mêmes assez habiles dans le traitement de cette maladie. A Dagana, on voit des Maures porteurs de cicatrices qui dénotent l'emploi du feu comme moyen curatif mis en usage pour obtenir la résolution des engorgements du foie. D'autres sont porteurs de cicatrices d'incisions linéaires faites pour évacuer le pus d'abcès du foie. Le docteur Berville[1] a vu un médecin maure opérer un abcès du foie à l'aide d'un instrument tranchant. M. Cerf-Mayer[2] n'a vu les médecins maures opérer au Sénégal, dans des circonstances analogues, que lorsque la fluctuation de l'abcès était devenue très évidente. Nous avons vu un assez grand nombre de mulâtres atteints d'hépatites et nous avons observé chez eux, assez souvent, des abcès du foie, pour affirmer que le mulâtre, est, au Sénégal, aussi exposé à cette maladie que l'Européen.

L'influence de l'alcoolisme nous a paru bien accusée comme

[1] *Remarques sur les maladies du Sénégal* (Thèse de Paris, 1857).
[2] *Deux années de séjour à Alexandrie d'Egypte* (Thèse de Paris, 1869).

cause au moins prédisposante de l'hépatite, dans un certain nombre de cas. Nous avons dit, plus haut, que les différents corps de troupes étaient fort inégalement exposés à cette affection, la solde plus ou moins élevée qui permet plus ou moins d'habitudes d'intempérance est certainement la principale cause de ces inégalités.

Influences météoriques. — Pour constater l'action des divers météores sur la production des hépatites, il faudrait faire une distinction entre les entrées pour première atteinte de cette maladie et les entrées pour rechutes ; il faudrait aussi distinguer l'hépatite spontanée de celle qui survient si souvent comme complication de la dysenterie. L'hépatite qui sévit dans des régions où il y a impossibilité de développement de l'élément paludéen, sur la durée et sur la marche de laquelle le sulfate de quinine n'a nulle action, ne présente aucun lien commun avec les maladies paludéennes. C'est bien au Sénégal, selon l'opinion de MM. Chassaniol, Berg[1], Bérenger-Féraud, une maladie climatérique. Cependant, les statistiques que nous trouvons dans l'ouvrage de ce dernier auteur sont loin de mettre en évidence d'une manière nette ces influences climatériques. Quand on groupe les entrées pour hépatites, dans les différentes localités, par semestres, par trimestres ou par mois, on n'arrive à aucun résultat caractéristique. La distribution par trimestres correspondants aux saisons météorologiques, celle par mois, donnent des résultats contradictoires. A Saint-Louis, le printemps présente un nombre d'entrées pour hépatites, inférieur à la moyenne, tandis qu'à Gorée le printemps est le moment du maximun des entrées. L'été donne un maximum d'hépatites, à Saint-Louis, tandis que, dans les autres points du Sénégal, c'est tantôt l'hiver, tantôt l'automne. Dans ces statistiques, en confondant les divers degrés de l'hépatite, on a ajouté entre elles des unités qui n'étaient pas de même nature. De là le peu de valeurs des résultats obtenus.

L'expérience clinique nous a appris que l'hépatite aiguë franche est susceptible de se montrer, au Sénégal, à toutes les époques de l'année (comme la pneumonie en France); mais c'est surtout une maladie de la saison sèche. Les causes déterminantes

[1] *Étude sur l'étiologie de l'hépatite observée au Sénégal* (Thèse de Paris, 1860).

les plus ordinaires de l'hépatite aiguë sont les refroidissements, qu'ils ont plus de chances de se produire dans la saison sèche. C'est encore dans cette saison que s'observent les maxima considérables de la température agissant comme causes prédisposantes. Thévenot a peint, par une expression très juste, cette étiologie de l'hépatite : « L'Européen s'enrhume du foie, au Sénégal, dans les circonstances où il s'enrhume du poumon en Europe. »

Les mois de décembre et janvier sont, à Saint-Louis, ceux pendant lesquels l'hépatite aiguë se montre de préférence pour la première fois. Horton[1] indique aussi ces deux mois comme ceux de la plus grande prédisposition à l'hépatite, sur les rives de la Gambie.

DYSENTERIE ET DIARRHÉE.

Maladie ubiquitaire, la dysenterie est commune dans toutes les régions de l'Afrique. Elle est, au Sénégal, la plus grande cause de mort. Elle revêt parfois la forme épidémique, et ravage alors les populations indigènes comme les groupes d'Européens. « Les partisans de l'identité du miasme paludéen et de la cause spécifique de la dysenterie deviennent de moins en moins nombreux[2]. » Il suffit qu'on ait constaté la présence de la dysenterie dans certains pays non paludéens pour qu'il ne reste aucun doute à cet égard. Cependant, l'intensité du paludisme, au Sénégal, est bien faite pour favoriser cette confusion.

« La diarrhée et la dysenterie ne peuvent être séparées dans leur étude. Ces deux affections sont unies par des liens étroits; elles ont les mêmes causes, se manifestent aux mêmes époques, alternent dans leur cours, et passent d'une forme à l'autre. Il est impossible, à un moment donné, de savoir si l'on a affaire à une dysenterie ou à une diarrhée[3]. » Les nombreuses divisions établies par les auteurs entre les dysenteries et les diarrhées rendent elles-mêmes impossible la distinction de ses deux maladies dans une statistique nosocomiale.

[1] Ouvrage cité, p. 306.
[2] Nielly, *Considérations relatives à l'étiologie et au traitement de la dysenterie des pays chauds* (Thèse de Paris, 1864).
[3] Gestin, Thèse citée.

Morbidité. — A Saint-Louis, 16,366 hommes appartenant aux corps dont l'effectif est exactement connu, ont fourni, en vingt ans, 5093 entrées à l'hôpital pour dysenterie ou diarrhée. La morbidité a donc été de 31,1 pour 100 hommes de l'effectif. A Gorée, elle n'a été que de 26,8, Il y a d'ailleurs de grandes variations dans cette morbidité, selon les différents corps de troupes. Elle a été, à Saint-Louis, pour l'infanterie, de 31,7 ; pour l'artillerie, 32,6 ; pour la cavalerie, 18,3 ; pour les soldats disciplinaires, 50,9 ; pour la marine, 23,0. Près d'un tiers de la garnison, 31 pour 100, passe dans l'année à l'hôpital pour dysenterie ou diarrhée. Dans certains corps de troupes comme celui des disciplinaires, plus de la moitié des hommes entrent à l'hôpital pour l'une ou l'autre de ces maladies. Il faut, toutefois, remarquer que la dysenterie affectant le plus souvent une marche chronique, des entrées multipliées sont fournies par les mêmes hommes ; par conséquent, il n'est pas parfaitement exact de dire que 31 hommes pour 100 sont atteints. On peut plus exactement formuler le résultat de cette statistique, qui n'a pu tenir compte des rechutes, en disant que l'effectif donne en réalité 31 pour 100 de ses hommes à l'hôpital pour cette cause. La durée du séjour à l'hôpital étant en moyenne de 18 jours pour dysenterie, on voit combien cette affection diminue en réalité nos forces militaires. Il est vrai qu'à certain moment, au Sénégal, tout le monde étant plus ou moins malade, soit de diarrhée, soit de fièvre, les troupes n'en marchent pas moins, et cette armée de valétudinaires combat presque toujours avec avantage les armées indigènes braves et aguerries, il est vrai, et d'une grande supériorité numérique, mais privée de tout ce que donne d'avantages la civilisation sur la barbarie. C'est ainsi qu'une poignée d'hommes plus ou moins malades peuvent maintenir dans le respect une population considérable.

A Sierra-Leone, la dysenterie et la diarrhée sévissent sur la population indigène et sur la garnison, la morbidité ne serait cependant, d'après Horton, que 2 pour 100 pour ces causes.

Gravité. — Dans les deux hôpitaux réunis de Saint-Louis et de Gorée, il y a eu, en vingt ans, 10,033 entrées pour dysenterie ou diarrhée, entrées qui ont fourni 737 décès et ont nécessité le rapatriement de 878 malades. En prenant pour expression de la gravité de la maladie le rapport du nombre des décès à celui des entrées, on trouve que 7,3 pour 100 des malades ont succombé. On ignore le nombre de décès fournis par les 8,7 pour 100 des malades qu'il a fallu évacuer sur la France. Les hôpitaux de nos ports maritimes sont pleins de ces prétendus convalescents de dysenteries et de diarrhées provenant de diverses colonies, parmi lesquelles le Sénégal fournit sa large part.

Par la mortalité nosocomiale qu'elle fournit par sa durée, par ses rechutes nombreuses, par ses complications, parmi lesquelles il faut compter l'hépatite, par la nécessité si fréquente du rapatriement en France comme dernier moyen d'obtenir la guérison, la dysenterie est la plus grave des maladies endémiques du Sénégal.

Cette maladie paraît être la plus redoutable cause des décès chez les indigènes. Souvent elle revêt la forme épidémique M. Berville[1] a vu le village de Bakel, qui contenait alors 7000 âmes, perdre, en 26 jours, 39 de ses habitants, dont 18 par dysenterie et 21 par des maladies diverses.

Horton a vu, à l'hôpital de Kyssey, à Sierra-Leone, hôpital qui reçoit les esclaves libérés, la dysenterie enlever 76 pour 100 des malades, en 1846, et 73 pour 100, en 1848.

La mortalité pour dysenterie et diarrhée est, à l'hôpital de Saint-Louis, de 1.91 pour 100 hommes de l'effectif, elle est, à Gorée, de 1.86.

Ces chiffres sont au-dessous de la vérité, à cause des évacuations d'un nombre considérable des malades les plus gravement atteints sur les hôpitaux de France. Tant qu'en France nous n'imiterons pas ce que fait l'Angleterre, qui publie annuellement la statistique de la mortalité de ses troupes coloniales, nous ne pourrons guère obtenir que des approximations résultant de ce qui se passe dans l'intérieur de nos hôpitaux coloniaux.

Influences des localités. — La fréquence de la dysenterie va en augmentant à mesure que l'on considère l'état sanitaire des localités de plus en plus avancées dans l'intérieur du pays. Tel est, du moins, le résultat des statistiques. D'après ce que nous avons pu constater, la fréquence de la dysenterie augmente en descendant le long de la côte occidentale d'Afrique. La dysenterie est plus à redouter à la côte de Guinée qu'au Sénégal.

[1] Thèse citée.

A la côte septentrionale du golfe de Guinée, elle ravage les populations indigènes. Il y a, d'ailleurs, des variations très sensibles, d'une année à l'autre, dans la fréquence et dans la gravité de la dysenterie, ce qui provient sans doute, de la forme épidémique que revêt parfois cette maladie.

Influences individuelles. — Nos troupes européennes sont plus éprouvées par la dysenterie que les troupes indigènes, mais les diarrhées et les dysenteries enlèvent parmi les habitants indigènes une trop grande quantité d'enfants, et atteignent trop souvent les adultes, pour que l'on puisse admettre qu'il y ait une réelle inégalité entre les deux races devant ces maladies. Si la malaria jouait, dans l'étiologie de la dysenterie, le rôle qu'on lui a attribué, il n'en serait certainement pas ainsi. L'influence des conditions hygiéniques dans lesquelles sont placés les individus est bien plus prononcée que celle de la race. Nous avons dit, plus haut, combien étaient variables les conditions de morbidité par dysenterie, selon les différents corps de troupes.

Influences météoriques. — Empruntons à la statistique du *Traité des maladies des Européens au Sénégal*, les documents relatifs aux dysenteries et diarrhées, et cherchons à présenter ces documents sous une forme simple, comme nous l'avons déjà fait pour les fièvres.

Répartition de 40 dysenteries ou diarrhées sur 4 saisons.

	Saint-Louis.	Gorée.	Bas-Sénégal.	Haut-Sénégal.	Sénégal en général.
Hiver. . . .	10	12	10	12	9
Printemps. .	5	8	8	9	8
Été.	11	10	10	7	10
Automne. . .	14	10	12	12	13
	40	40	40	40	40

Répartition de 20 dysenteries ou diarrhées sur 2 saisons.

	Saint-Louis.	Gorée.	Bas-Sénégal.	Haut-Sénégal.	Sénégal en général.
Saison sèche.	7	10	9	10	9
Hivernage. .	13	10	11	10	11
	20	20	20	20	20

Dans n'importe quel groupe, divisant l'année, la moyenne des malades est toujours 10. On constate d'abord le peu de différence entre les nombres des entrées dans la saison sèche et dans l'hivernage. L'influence de l'hivernage se fait cependant sentir pour la dysenterie comme pour les fièvres paludéennes mais d'une manière beaucoup moins prononcée. La répartition par saisons météorologiques montre que le printemps est l'époque du plus petit nombre de dysenteries ; vient ensuite l'hiver. En été, la moyenne est atteinte; elle est dépassée en automne. La répartition n'est pas la même selon les localités : dans le Haut-Sénégal, l'été, moment du renouvellement des troupes, fournit moins de dysenteries que l'hiver et même que le printemps.

A Saint-Louis, le grand nombre des entrées à l'hôpital donne à leur répartition, selon les mois, une importante signification. Le minimum des dysenteries se présente en avril. Le nombre des entrées croît très régulièrement d'avril à décembre, moment du maximum, puis décroît assez rapidement en janvier, février et mars. Ainsi, la dysenterie est une maladie de l'hivernage ; elle augmente pendant toute la durée de cette saison et même jusque dans les premiers mois de la saison suivante.

Si les variations de température ont une action sur la production des dysenteries, cette action est loin d'être mise en évidence, puisque le mois d'avril, mois des plus grandes oscillations diurnes de la température, se trouve être précisément celui où les dysenteries sont rares, tandis que les dysenteries croissent rapidement en nombre, pendant les mois de l'hivernage, où les oscillations de la température sont si faibles. Le refroidissement joue certainement un rôle dans l'étiologie de la dysenterie ; nous avons pu le constater à Dagana et à Dakar; mais ce rôle est secondaire, et l'examen de la fréquence de la maladie, sur tout le Sénégal, pendant une longue suite d'années, vient contredire les conclusions que nous avions antérieurement tirées d'un nombre restreint d'observations faites dans des localités particulières, pendant un temps très limité.

ANÉMIE.

Dans un pays où les Européens souffrent tous de l'atteinte de quelque maladie, et forment, en quelque sorte, une population de valétudinaires et de convalescents, l'anémie imprime son cachet sur tous les visages. Le nouveau débarqué fait seul une exception qui accuse fortement, par le contraste qu'elle produit, l'état de santé de la population blanche du Sénégal.

Pouvant résulter de maladies diverses, fièvres graves, paludisme, dysenterie, etc., l'anémie suit les convalescences de ces maladies, ou se produit lentement sous l'influence débilitante du climat; plus souvent encore, sous celle des atteintes du paludisme. On voit, parfois, des hommes tomber dans un état de chloro-anémie très profond après avoir eu seulement trois ou quatre accès de fièvre. A Dagana, nous en avons vu des exemples sur des hommes arrivant de France, et n'ayant que deux mois de séjour au poste.

D'après ce que nous venons de dire de la généralité de l'anémie sur tous les Européens du Sénégal, on comprend que les entrées à l'hôpital n'ont lieu, pour anémie, que lorsque cette maladie a amené un état de débilité très grande. Le diagnostic anémie n'est porté que lorsque aucun cortège symptomatique ne permet d'en établir un autre.

Ceci posé, nous trouvons que la *morbidité* pour anémie, prise dans ce sens restreint est, au Sénégal, de 11,3 sur 100 hommes de la garnison. — La *mortalité* est de 0,2 pour 100 hommes de la garnison. — Enfin la *gravité* de la maladie est représentée par 2,7 décès pour 100 malades, et 17 rapatriements. Ces chiffres n'ont qu'une valeur très limitée. Il est évident que la marche ordinairement lente de l'affection permet le renvoi fréquent en France, ou laisse survenir quelque maladie sur le compte de laquelle le décès est porté.

La gravité de la maladie augmente avec la localité, et l'éloignement de cette localité qui rend plus difficile le rapatriement. Rien n'est triste comme la mort par anémie dans les postes isolés et lointains de nos possessions Sénégalaises, Le malade s'éteint lentement, meurt pour ainsi dire debout. Les hallucinations de la nostalgie finissent par remplacer, pour lui, la vie réelle. S'asseyant chaque jour à votre table, il vous parle de sa famille, de la promenade qu'il vient de faire sur la place publique de sa ville natale ; il répond aux paroles que lui adressent des êtres imaginaires ou des personnes aimées dont sa mémoire lui fait passer l'image sous les yeux. Lorsqu'il sort de son état de douce folie, d'hallucinations mélancoliques, c'est pour reconnaître l'affreuse réalité des choses, prendre le calendrier, y biffer un des jours qui le séparent du moment de l'arrivée du navire qui doit apporter son remplaçant, arrivée qui souvent a lieu trop tard. Nous avons vu se dérouler ce triste tableau sous nos yeux. Cette vision de la patrie absente, triste et poétique rêve du mourant dans l'exil, attriste et console la fin de l'anémique Ces hallucinations mériteraient aussi bien que celles de l'alcoolique d'occuper la plume du réaliste.

Il est triste de voir un médecin plein d'avenir et de jeunesse, arriver de France, se plonger au milieu d'une épidémie de fièvre jaune, y contracter la maladie et succomber en emportant les vifs regrets et le respect des témoins de son dévouement, ainsi que nous l'apprenions il y a quelques jours pour l'un de nos meilleurs élèves. Mais que penser de la mort par anémie du médecin dans un poste du Haut Sénégal? Il a pu, au dernier moment, évacuer tous ses malades sur le chef-lieu ; mais il est seul, et, seul, il n'a pas le droit d'abandonner ce poste où des Européens ont encore besoin de lui. La porte du retour en France se ferme au départ du dernier navire qui descend le fleuve ; il faut que lentement, sans bruit, ignoré, il meurt à son poste ; il y meurt.

COLIQUES SÈCHES.

Un certain nombre des coliques sèches, observées au Sénégal, ont pour origine un empoisonnement saturnin. Ces coliques, et les graves complications qui en sont la suite, s'observent chez les individus exposés à cet empoisonnement par leur profession ou par quelques conditions spéciales de leur manière de vivre.

Un nombre assez considérable de coliques sèches, fournissant des entrées dans les hôpitaux du Sénégal, ne sont pas des empoisonnements saturnins. Ces coliques ne doivent pas non plus être rattachées à une origine paludéenne. Elles ne subissent pas la moindre influence avantageuse de la part de la quinine L'appareil symptomatique qui les accompagne est limité aux organes abdominaux : il peut succéder à des troubles nerveux divers mais n'en est généralement pas suivi et ces troubles sont peu graves. Ces coliques règnent surtout à la fin de l'hivernage et au commencement de la saison sèche.

Nous avions, en 1864, soutenu, dans notre thèse, l'idée de la non-identité de toutes les coliques sèches observées au

Sénégal et de la colique de plomb. Depuis lors, des nouveaux séjours dans les colonies n'ont apporté aucune modification à notre manière de voir, notre opinion s'appuyait sur deux observations.

La première peut se résumer ainsi : A la suite d'une angine diphthéritique grave, au début de la convalescence, survint une névralgie frontale opiniâtre continue. A cette névralgie succèdent des troubles amaurotiques de la vision qui durent cinq jours. Ces phénonèmes nerveux disparaissent, et, dix jours après, sous l'influence d'une température très élevée, en rade de Tunis, survient, chez ce malade, une attaque de colique sèche qui dura sept jours et se termina par des selles abondantes succédant à une constipation de neuf jours. Puis tous les accidents cessèrent. Cette observation, dont nous fûmes le sujet, eut lieu à bord de *l'Arcole*, vaisseau de l'escadre de la Méditerranée, en 1857. Aucun autre cas de coliques sèches ne fut observé à bord de *l'Arcole* où l'on ne vit ni coliques de plomb ni fièvres intermittentes.

La seconde observation est également rapportée dans notre thèse ; elle fut faite en 1862, au poste de Dagana, sur un sergent nommé Cler. C'est une observation de fièvre pernicieuse à forme délirante. Vers la fin de la maladie nous observâmes sur ce sujet, de curieux phénomènes nerveux. Ce fut d'abord une hyperesthésie cutanée qui dura 4 jours. A cette hyperesthésie succéda, pendant 24 heures, une névralgie douloureuse des muscles antérieurs de l'abdomen. Puis survinrent des douleurs suivant les trajets des nerfs principaux des membres, ces douleurs arrachaient des cris au malade, elles cessèrent et firent place à une sciatique double qui persista pendant cinq jours et disparut. Le malade fut alors pris de violentes coliques ; à l'hôpital de Saint-Louis, sur lequel nous avions évacué ce sergent, le diagnostic porté fut : coliques sèches. Le malade finit par guérir sans autres complications.

Dans ce cas, comme dans la première observation, la colique sèche n'a été qu'une forme particulière des troubles nerveux multiples qui avaient accompagné la maladie, puis l'avaient suivie. Peut-on attribuer à un empoisonnement saturnin les troubles divers qui constituaient l'hyperesthésie cutanée, la sciatique double, la névralgie des muscles antérieurs de l'abdomen, pendant et à la suite de cet accès pernicieux, ou, dans le premier cas, les troubles amaurotiques, la névralgie faciale? La colique sèche n'est-elle pas, dans ces cas, une des formes de ces névralgies multiples?

Depuis lors, des études ont été faites sur les accidents de paralysies et de névralgies diverses succédant aux atteintes profondes de l'organisme par la diphthérie, et par d'autres maladies aiguës graves. Ces observations sont venues fortifier notre conviction. La colique sèche, non saturnine, ne s'observe que sur des individus très anémiés, soit à la suite de maladies aiguës, soit après un séjour prolongé dans les pays chauds. Ces individus sont tout à fait dans les conditions où se trouvent les malades ayant subi de graves atteintes aiguës ayant modifié profondément leur organisme. Le paludisme place souvent les Européens de nos colonies dans cette situation; il n'est pas étonnant que ce soit ordinairement à la suite de l'infection malarienne que s'observent les cas de coliques sèches, mais cette infection n'est pas nécessaire.

Quelles qu'en soient les causes, la *morbidité* par coliques sèches, est représentée, dans les statistiques de M. Bérenger-Féraud, par le chiffre de 1,4 entrées sur 100 hommes de la garnison. La *gravité* est exprimée par 1 décès sur 100 entrées à l'hôpital. Enfin, la *mortalité*, par 0,1 décès sur 100 hommes de la garnison.

Ce sont, le plus souvent, des Européens qu'atteignent les coliques sèches. Cependant M. Hébert a observé cette maladie sur un mulâtre à Dagana [1]. M. Jubelin l'a constatée, à la côte de Guinée, sur un noir Sénagalais [2]. Nous ignorons si, dans ces deux cas, il y avait eu ou non empoisonnement saturnin.

En résumé, à côté de l'empoisonnement par le plomb, qui se montre, à la côte d'Afrique comme partout ailleurs, nous admettons, avec M. Chassaniol père, avec M. Chassaniol fils [3], Defaut, Bérenger-Féraud, qu'il existe des coliques sèches d'origine non saturnine; mais nous ne croyons pas à l'origine paludéenne de cette affection. La symptomatologie est beaucoup moins grave que celle de l'empoisonnement saturnin, et ses suites ont des conséquences beaucoup moins sérieuses.

[1] *Une année médicale à Dagana* (Thèse de Paris, 1880).

[2] *Topographie médicale du pays d'Aouemi* (Côte-d'Or), Thèse de Montpellier, 1866.

[3] *De la colique sèche dans les pays chauds* (Thèse de Paris, 1872).

MALADIES SPORADIQUES.

Les hôpitaux du Sénégal sont tellement encombrés par les maladies endémiques que nous venons d'énumérer, que l'attention s'est peu portée sur les maladies sporadiques régnant, le plus habituellement dans la population indigène. Le petit nombre d'Européens perdus dans cette grande population a toujours attiré l'attention du médecin. La classification adoptée par l'usage, en maladies endémiques et sporadiques, est, pour le Sénégal, beaucoup plus applicable aux Européens qu'aux indigènes.

Sans discuter sur la valeur d'une classification dans laquelle l'arbitraire entrera toujours pour une grande part, nous allons énumérer les maladies autres que celles dont nous avons parlé, plus haut, et qui méritent d'être signalées par leur fréquence ou par quelques particularités intéressantes.

Disons d'abord notre opinion sur la pathologie des nègres. Il n'y a pas, en réalité, de pathologie spéciale à cette race d'hommes. Au Sénégal, les maladies sont, en général, les mêmes que partout ailleurs, seule l'intensité du paludisme imprime un caractère particulier à la pathologie du pays Si l'on sort de l'hôpital, si l'on ouvre un cabinet de consultations où les noirs viennent gratuitement et librement; si l'on entre dans leurs villages, et pénètre dans l'intérieur de leurs maisons, on ne tarde pas à reconnaître que la physionomie particulière que l'on croyait trouver à la pathologie du Sénégal, et qui paraissait si essentiellement différente de ce que l'on voit en Europe, n'est autre que celle de nos pays marécageux. En s'éloignant de cette population blanche anormalement transportée loin de ses habitudes et du climat qui lui convient, le médecin voit s'élargir le cadre de la pathologie. Il retrouve toutes les maladies qu'il observait en Europe. Nous n'avons donc qu'à passer en revue quelques-uns des groupes les plus intéressants de la pathologie.

Les **bronchites** légères sont très fréquentes chez l'indigène comme chez l'Européen. Elles règnent surtout pendant la saison sèche, ce qui s'explique par les refroidissements faciles sous l'influence des grands vents de cette saison. A Dagana, en 1862, nous avons vu, pendant la saison sèche, un grand nombre de coryzas et de bronchites légères dans la population indigène et sur les Européens. Ces affections bénignes ne laissent pas de traces dans les statistiques des hôpitaux dans lesquels elles ne nécessitent pas d'entrées. A Dakar, en décembre et janvier, nous avons vu presque tous les soldats disciplinaires atteints de bronchites, ayant pour cause les refroidissements auxquels un casernement défectueux, sur un plateau balayé par des vents énergiques, exposait ces hommes, pendant la nuit. Les indigènes du village de Dakar, les enfants surtout, étaient à ce moment sujets à des rhumes.

Bien que la bronchite nous ait paru avoir, au Sénégal, une durée moindre qu'en France, elle nécessite assez souvent l'entrée à l'hôpital des malades de nos garnisons indigènes ou blanches. Dans la statistique de vingt années, la bronchite a fourni 3,5 pour 100 des entrées à l'hôpital. La *morbidité* par bronchite est de 5,1 pour 100 hommes de la garnison.

La **pneumonie** et la **pleurésie** s'observent assez rarement chez l'Européen; mais nous avons pu compter dans une salle d'indigènes, à l'hôpital de Saint-Louis, jusqu'à 19 pneumonies dans le même moment. C'était pendant la saison sèche de 1863. Les salles des noirs étaient encombrées précisément à l'époque où les salles réservées aux blancs étaient à peu près vides. Dans le village de Dagana, nous avions observé un grand nombre de pneumonies et quelques pleurésies pendant la saison sèche précédente. Il y a, à cette époque de l'année, un contraste remarquable entre la santé des indigènes et celle des Européens composant nos troupes. Il ne faut pas oublier qu'il ne s'agit que de la garnison, c'est-à-dire des adultes encore jeunes. Nous verrons qu'on aurait tort de conclure de ce qui s'observe dans l'hôpital à ce qui se passe dans toute la population. Si la mortalité des adultes noirs est alors à son maximum, cette loi n'est plus applicable à la mortalité des enfants ni à la mortalité générale.

La *morbidité* par pneumonie et pleurésie a été, en vingt ans, de 0,8 pour 100 hommes de la garnison. — La *gravité* de ces maladies est représentée par 18,6 décès sur 100 maladies. La *mortalité* a été de 0,1 pour 100 hommes de la garnison.

A Sierra-Leone, la morbidité pour le groupe des affections thoraciques réunies est de 6,7 pour 100 hommes de la garnison. La gravité est accusée par 7,3 décès pour 100 malades. La mortalité est de 0,5 pour 100 hommes de la garnison. Ces nombres sont plus considérables que ceux fournis par les statistiques de Sénégal. Les différences proviennent de la composition des troupes, dans lesquelles les Européens dominent au Sénégal, tandis qu'à Sierra-Leone les troupes ne sont composées que d'indigènes. Les différences sont donc dues non à des influences locales mais à des influences de race.

Phthisie pulmonaire. — Ces condition de fréquence de la phthisie pulmonaire au Sénégal présentent un intérêt qui s'étend au delà d'une étude locale. Résumons les documents relatifs à cette maladie dans notre colonie.

Voici d'abord les chiffres réels des entrées, des décès et des convalescences, c'est-à-dire des évacuations sur la France, pour phthisie pulmonaire, dans les deux grands hôpitaux du Sénégal. Nous les rapprochons des nombres correspondants s'appliquant à toutes les maladies observées dans ces hôpitaux.

Nombres absolues des entrées, des décès et des convalescences pendant une période de 20 ans (1852-1873) dans les hôpitaux de Saint-Louis et de Gorée.

	POUR PHTHISIE PULMONAIRE.			POUR TOUTES SORTES DE MALADIES		
	Entrées.	Décès.	Convalescences.	Entrées.	Décès.	Convalescences.
Saint-Louis	207	95	98	42.685	2.034	2.873
Gorée	260	83	75	23.806	1.164	1.402
Deux hôpitaux	467	178	173	66.491	3.196	4.275

De ces nombres absolus, on peut tirer les rapports suivants, qui permettent d'apprécier : la fréquence de la phthisie dans l'intérieur des hôpitaux, relativement aux autres maladies, sa gravité sous le rapport de la mortalité immédiate et sous le rapport des renvois en France, c'est-à dire des pertes pour la colonie.

	NOMBRE DE PHTHISIES SUR :			SUR 1000 ENTRÉES POUR PHTHISIE		
	1000 entrées.	1000 décès.	1000 convalescences.	Décès.	Convalescences.	Totaux.
Saint-Louis	4.8	46.5	34.1	459	473	982
Gorée	10.9	71.4	53.4	159	288	607
Deux hôpitaux	7.0	55.6	40.4	381	370	751

On remarque, en premier lieu, les divergences assez considérables entre les résultats fournis par les deux hôpitaux. Ces divergences provienpent des différences entre les clientèles des deux hôpitaux. A Saint-Louis, les entrées des indigènes sont plus nombreuses qu'à Gorée ce qui est dû à la présence à Saint-Louis, d'un bataillon de tirailleurs noirs. Sur 207 entrées pour phthisie, 105 ont été fournies par des Européens, 102 par les indigènes. A Gorée sur 260 entrées pour phthisie, on a compté 229 Européens et seulement 31 indigènes.

Le rapport des entrées pour phthisie, dans les deux hôpitaux réunis, au total des entrées pour toutes sortes de maladies, montre que 7 malades sur 1000 étaient atteints de phthisie. Ce chiffre, très faible, est très significatif. On comprend combien un hôpital dans lequel 7 millièmes seulement des malades sont atteints de phthisie, diffère d'aspect de nos hôpitaux d'Europe. La phthisie qui encombre nos hôpitaux de France, est une exception dans ceux du Sénégal.

Le tableau ci-dessus, nous donne 56 décès (55,6) pour phthisies sur 1000 décès pour toutes causes. Mettons ce chiffre de 56 millièmes des décès en regard de ceux recueillis de la même manière, dans diverses localités.

Sur 1000 décès dans les hôpitaux, le nombre des décès pour phthisie[1] est : à Rochefort, 96 ; [2]; à Édimbourg, 109 ; à Rome, 114 ; à Londres, 121 ; à la Martinique, 123[3]; à Paris, 144 ; à Christiania, 172 ; à Bruxelles, 176 ; à Vienne, 208 ; à Brest, 291 [4].

On voit combien les décès pour phthisie sont rares dans les hôpitaux du Sénégal. Il est vrai que les très nombreuses évacuations des phthisiques sur la France diminuent le nombre des décès par phthisie ; mais les évacuations pour les autres maladies diminuent aussi le nombre des décès pour les autres causes. Les évacuations des hôpitaux du Sénégal sur l'Europe correspondent, d'autre part, aux sorties que font, dans les hôpitaux de France, les phthisiques renvoyés dans leur famille. Ainsi, à Brest, où les décès par phthisie montent à un chiffre si considérable, un grand nombre de congés, dits de conva-

[1] Maher, *Statistique de Rochefort.*

[2] Bérenger-Féraud, *Traité des maladies des Européens à la Martinique*, t. Ier, p. 158.

[3] Lombard, *Climatologie médicale.* — Les autres nombres, moins ceux de Brest et Rochefort, sont empruntés au livre de M. Lombard, dans lequel on trouvera d'autres points de comparaisons que nous ne pouvons donner ici.

[4] Borius, *Le Climat de Brest*, p. 331.

lescence, permettent aux phthisiques d'aller terminer leurs jours dans leurs familles. La comparaison avec l'hôpital maritime de Brest est instructive. La population militaire et maritime du Sénégal se recrute en grande partie à Brest. Ce sont les mêmes hommes qui vont continuer leur service au Sénégal. Il est vrai qu'avant le départ des soldats pour nos colonies, un choix est fait parmi eux. Si un soldat paraît menacé de tubercules, il reste à Brest, y grossit la mortalité, et est remplacé par un homme sain, qui part pour le Sénégal. D'un autre côté, Brest, recevant une partie des convalescents revenant du Sénégal, voit sa mortalité nosocomiale augmentée d'une partie de celle qui incombrait aux hôpitaux coloniaux.

Il est donc évident que le chiffre de 56 décès sur 1000 pour les hôpitaux du Sénégal est trop faible pour représenter la mortalité réelle. Grossissons-le artificiellement en supposant que tous les malades évacués de la colonie pour phthisie (34 pour 1000 des évacués) auraient succombé s'ils étaient restés à terminer leur temps réglementaire de séjour dans la colonie.

Supposons d'un autre côté que un quart seulement des convalescents, pour les autres causes, aurait succombé en restant au Sénégal. Le nombre total des convalescences ayant été de 4275 dont 173 pour phthisie, on peut, en faisant cette supposition, grossir de 1000, c'est-à-dire d'un peu plus du quart des convalescents, le nombre des décès pour toutes causes. Le nombre total des décès eût été alors, y compris ceux par phthisie, de 4.369 et celui par phthisie de 351. Ceci donne 81 décès pour phthisie sur 1000 décès pour toutes causes. En admettant ce dernier nombre, on voit que, malgré son exagération, il place le Sénégal au-dessous de toutes les localités citées plus haut pour la fréquence des décès par phthisie. Les mêmes troupes qui, à Brest, sur 1000 décès, en fournissent 291 pour phthisie et, à Rochefort 96, en fournissent beaucoup moins que 81, au Sénégal.

Voilà un premier fait acquis démontrant que la phthisie est beaucoup moins fréquente au Sénégal qu'en Europe.

Poursuivons l'examen des documents statistiques que nous fournit le livre de M. Bérenger-Féraud. Ne nous occupant plus de la mortalité comparée des décès les uns avec les autres, cherchons quelle est la morbidité et la mortalité réelles par phthisie dans les troupes dont l'effectif est exactement connu.

Les 467 entrées pour phthisie pulmonaire dans les deux hôpitaux du Sénégal ont été fourni par deux groupes d'hommes. L'effectif de l'un des groupes est inconnu ; il comprend les noirs, les marins du commerce, les officiers civils ou militaires et assimilés, les agents divers, et employés, les commerçants qui, en assez grand nombre, sont admis dans les hôpitaux. L'autre groupe nous donne exactement, pour 163 des entrées pour phthisie à l'hôpital, leur provenance et l'effectif des corps auxquels ils appartenaient, et, réciproquement pour ces corps, le nombre total des entrées par phthisie. Voici, dans le tableau suivant, les chiffres absolus relatifs à la question.

	Effectif.	Entrées pour phthisie.	Décès.
Saint-Louis	16.366	93	32
Gorée	7.012	70	27
Total	23.378	163	59

Ce dont on peut déduire :

	Morbidité des entrées pour phthisie sur 1000 hommes.	Mortalité ou décès pour phthisie sur 1000 hommes.
Saint-Louis	5.6	1.9
Gorée	9.9	3.8
Deux hôpitaux	7.0	2.5

D'après ce tableau qui ne porte que sur les Européens, puisque l'effectif des noirs n'a pu être connu, la *morbidité* par phthisie est au Sénégal, des 7 millièmes de l'effectif, et la *mortalité* des 2,5 millièmes de cet effectif.

Dans le sud de la Sénégambie, à Sierra-Leone, les troupes noires anglaises ont pour morbidité 16 millièmes de l'effectif, et pour mortalité, 7,7 millièmes, d'après M. Horton. D'autres statistiques citées par M. Lombard[1] donnent, pour les troupes nègres à Sierra-Leone, une mortalité de 5,9 décès sur 1000 hommes.

On trouvera, dans la *Climatologie médicale* de M. Lombard, d'excellents points de comparaisons qui permettent de constater que, relativement à la fréquence des décès, le Sénégal, qui fournit 2,5 millièmes de l'effectif des troupes comme décès par

[1] Tome II, p. 404.

phthisie et sans tenir compte des évacuations sur la France, est plus favorisé que les pays tempérés et que beaucoup de régions. C'est ainsi que les troupes anglaises, à Malte, ne perdent, par décès de phthisiques, que 1 millième de leur effectif, tandis qu'à Hong-Kong, elles perdent 15 millièmes de leur effectif.

En France, l'armée perd, par décès de phthisiques, 13 millièmes de son effectif. Le rapprochement des résultats de la statistique du Sénégal de celle des autres contrées mérite une longue discussion, elle ne pourrait trouver ici sa place qu'en nous faisant sortir des limites que nous nous sommes tracées.

La marche de la phthisie est, dit-on, plus rapide au Sénégal qu'en Europe. Nous avons vu, en effet, plusieurs cas de phthisies galopantes, au Sénégal, mais nous y avons vu aussi la phthisie subir une évolution lente, et nous observons, tous les jours, dans les campagnes des environs de Nantes des cas de phthisie galopante aussi rapides que ceux que nous avons observés au Sénégal. Dans cette colonie, les phthisiques sont des non-valeurs et l'on s'empresse de les renvoyer en France. Cette pratique ne laisse guère le temps d'observer la maladie sur les Européens[1]. Chez les indigènes, la tuberculose évolue, comme en Europe, tantôt rapidement, tantôt lentement. Il est cependant évident que, si les médecins avaient cru observer une influence favorable du climat du Sénégal sur la phthisie confirmée, ils céderaient moins au vif désir que manifestent ces malades de quitter le Sénégal, comme tous les autres malades d'ailleurs, et, l'on peut dire, comme toutes les personnes qui ont un prétexte quelconque pour quitter le pays.

Nous ne possédons pas de statistique indiquant la fréquence de la phthisie chez les indigènes. Nous avons vu quelques phthisiques, dans nos consultations aux gens des villages de Dagana et de Dakar. La phthisie nous a paru moins rare à Gorée et à Saint-Louis. C'est peut-être le résultat d'une impression que des statistiques pourraient venir démentir.

[1] Les 178 décès par phthisie, observés en 20 ans dans les deux hôpitaux de la colonie, donnent une moyenne de moins de 5 décès par phthisie, par année, dans chacun de ces hôpitaux, et ne laissent que peu d'autorité à l'expérience que peut acquérir, sous ce rapport, un médecin passant dans ces hôpitaux une année ou deux.

Une seule chose nous paraît certaine : si les phthisies confirmées évoluent, au Sénégal comme en France, et parfois plus rapidement, on voit, parmi les Européens transportés dans ce pays, soldats ou marins, se révéler moins de cas de phthisie pulmonaire qu'il ne s'en serait révélé, dans le même temps, sur le même groupe d'hommes, en France. Cependant, la misère physiologique est grande au Sénégal sur tous les Européens. Et nous croyons que ce n'est pas bien interpréter les faits que de dire : on ne meurt pas phthisique au Sénégal parce qu'on meurt d'autres maladies.

Si le séjour au Sénégal ne nous a pas paru avoir une influence nettement accusée sur la marche de la phthisie dans un sens défavorable, nous devons dire aussi que nous n'y avons pas observé de faits analogues à ceux cités par M. Quétand, au Gabon[1] sur l'influence favorable de ce climat sur la phthisie pulmonaire. Le plus petit nombre d'éclosions de cas de phthisie, au Sénégal et en Europe, est le seul fait qui nous paraît démontré par la clinique et par la statistique.

Influences météoriques. — Nous avons étudié, dans un autre ouvrage[2], l'influence de la température sur les décès par phthisie pulmonaire dans l'hôpital maritime de la ville de Brest. Nos conclusions ont été les suivantes :

Quand la température moyenne est à son minimum, les décès par phthisie pulmonaire sont très nombreux, et ils ne tardent pas à atteindre leur maximum dans les mois qui suivent immédiatement. Quand la température s'élève, les décès par phthisie diminuent. Au moment du maximum de la température, les décès deviennent très rares. Ils ne tardent pas à atteindre leur minimum dans le mois suivant. — En résumé, à Brest, les décès par phthisie pulmonaire sont en nombre complètement subordonnés aux moyennes mensuelles de la température. Les décès mensuels sont en raison inverse de la température moyenne du mois précédant immédiatement. Relativement aux oscillations de la température atmosphérique : ces oscillations n'ont sur la marche de la phthisie vers sa terminaison fatale que des influences sans rapport avec leur amplitude.

[1] *Topographie médicale de quelques contrées de la côte occidentale d'Afrique* (Thèse de Montpellier, 1871).

[2] *Le Climat de Brest, ses rapports avec l'état sanitaire.*

Dans ses *Éléments de pathologie exotique*, M. le professeur Nielly, généralisant les conclusions que nous avions formulées pour la ville de Brest, dit : « Le facteur le plus général des climats, la température, joue un rôle important, mais secondaire, relativement à celui de la misère constitutionnelle dans l'étiologie de la phthisie. » Il n'est pas sans intérêt de rechercher quel rôle le facteur température joue au Sénégal dans les causes des décès par phthisie.

Voici le tableau des entrées et des décès par phthisie selon les mois :

Entrées et décès pour phthisie pulmonaire, en 20 ans, dans les hôpitaux de Saint-Louis et de Gorée.

	Déc.	Janv.	Fév.	Mars.	Avr.	Mai.	Juin.	Juill.	Août.	Sept.	Oct.	Nov.	20 ans.
Entrées. . .	49	24	46	43	25	36	25	50	57	48	20	44	467
Décès. . . .	12	10	24	16	14	18	9	8	12	15	19	21	178

D'après cette répartition, le contraste considérable qui existe entre le climat de la saison sèche et celui de l'hivernage n'est accusé aucunement par les chiffres des entrées ou par ceux des décès dans les mois correspondants. Il y a, dans la saison sèche, 223 entrées et 97 décès; dans l'hivernage, 244 entrées et 87 décès. On pourrait, d'après cela, penser que l'hivernage est moins funeste que la saison sèche à la terminaison fatale de la phthisie pulmonaire. En se reportant à la distribution des phthisies par saisons météorologiques et par mois, on s'aperçoit que si le premier trimestre de l'hivernage (l'été) donne une proportion plus faible des décès, la fin de l'hivernage (l'automne) présente un nombre plus grand de décès que les autres trimestres.

La répartition des décès, sur les différents mois, ne suit aucune loi régulière ayant quelque rapport ou opposition avec les lois météorologiques, qu'il s'agisse des vents, des pluies ou des températures moyennes. Il n'y a, non plus, aucune relation entre les nombres des décès par phthisie et l'amplitude des oscillations de la température des mois de décès ou des mois précédents.

En résumé, les influences météoriques ne semblent agir ni dans un sens ni dans l'autre sur le entrées et les décès par phthisie au Sénégal. La constance de la température de l'hivernage n'est ni plus favorable ni plus défavorable que les oscillations étendues de la saison sèche. — Les hautes températures moyennes de l'hivernage ne sont pas plus favorables que les basses moyennes de la saison sèche; elles sembleraient plutôt nuisibles qu'utiles puisqu'à la fin de l'hivernage les décès vont en augmentant.

Le résultat de ces recherches ne doit pas être considéré comme négatif; il semble indiquer, au contraire, l'indifférence, au Sénégal, des agents météoriques sur la marche de la phthisie. Les lois bien évidentes conclues à Brest, d'une période de dix ans, n'ont pu se montrer au Sénégal dans une période de vingt années. Il est vrai qu'à Brest le nombre des décès répartis sur les douze mois de l'année s'élevait, pour ces dix années, à 1011, tandis qu'au Sénégal, en vingt ans, il n'y a eu que 178 cas de mort par phthisie, chiffre assez faible pour ôter une grande partie de sa valeur à la répartition selon les différents mois. Nous pouvons donc dire que, si le facteur température joue, suivant l'expression de M. Nielly, un rôle secondaire dans la phthisie en Europe; au Sénégal, ce rôle ne peut même pas être reconnu.

La moindre fréquence de la maladie parmi les hommes de nos troupes européennes est le seul point qui reste établi. La cause de cette moindre morbidité n'est pas accusée par les variations de la morbidité ou de la mortalité selon les mois, de manière qu'on puisse affirmer un rôle prépondérant quelconque aux éléments météoriques.

Dans son *Traité de la thérapeutique de la phthisie pulmonaire* [1], M. le professeur Fonssagrives dit : « Je réserve complètement la question de l'influence des climats tropicaux sur la *production* de la phthisie. Elle est possible; mais elle ne m'est en rien démontrée. » Après avoir cherché l'influence que peut avoir le climat du Sénégal, sur la production de la phthisie, nous conclurons : tout prouve que le climat du Sénégal n'est pas favorable à la *production* de la phthisie.

L'influence de ce climat est-elle funeste aux malades atteints de phthisie comme le pense M. J. Rochard [2], comme l'affirme M. Bérenger-Féraud? Est-elle favorable à ces malades, comme le pense M. Chassaniol? Rien dans les statistiques relatives à la phthisie au Sénégal, rien dans les faits cliniques que nous

[1] 1re édition, Paris, 1866, p. 312.

[2] *Influence de la navigation et des pays chauds sur la marche de la phthisie pulmonaire*. Paris, 1866.

avons observés dans ce pays, ne fournit un point d'appui permettant d'adopter une de ces deux opinions contradictoires, en nous basant uniquement sur les faits.

Embarras gastrique. — Les entrées pour cette cause sont nombreuses dans les hôpitaux de la colonie, si nombreuses, que M. Bérenger-Féraud a rangé l'embarras gastrique dans la catégorie des maladies endémiques, et particulièrement au nombre des affections paludiques. L'embarras gastrique présente, en effet, dans sa fréquence, des oscillations parallèles à celles des fièvres intermittentes elles-mêmes, et, le fond de la pathologie du Sénégal étant le paludisme, l'embarras gastrique paraît être la manifestation la plus légère, mais non la moins fréquente de la constitution médicale du pays.

La **fièvre typhoïde** est assez rare au Sénégal, où les agglomérations urbaines ne sont jamais bien considérables. Le plus souvent ce sont les jeunes soldats nouvellement débarqués, qui présentent cette affection. Dans le deuxième trimestre de 1853, une petite épidémie de fièvre typhoïde fut importée par des troupes arrivant d'Europe, il y eut 20 cas et 3 décès[1].

En 1856, des cas nombreux de fièvre typhoïde furent observés par M. Beal[2] au camp de Podor, sur deux compagnies d'infanterie de marine venues de Rochefort, pour une expédition militaire sur les rives du fleuve.

La fièvre typhoïde peut cependant atteindre des hommes depuis longtemps dans le pays. Nous en avons vu des cas bien nets, et dont le diagnostic a été vérifié plusieurs fois par l'autopsie. Nous n'avons vu aucun cas de fièvre typhoïde vérifié par l'autopsie chez les noirs ; cependant, nous ne croyons pas à un antagonisme entre la fièvre typhoïde et les indigènes du Sénégal. Le masque typhoïde accompagne assez fréquemment la terminaison des maladies graves chez les indigènes.

La **diphthérie** est assez peu fréquente pour que nous ne l'ayons jamais observée. M. Chassaniol[3] a vu des cas de croup chez les négrillons; il considère, cependant, cette maladie comme rare au Sénégal.

[1] Dutroulau, *Traité des maladies des Européens dans les pays chauds*, page 11.

[2] Beal, Thèse citée.

[3] *Contributions à la pathologie de la race nègre* (*Archives de médecine navale*, t. III, p. 505).

Les **rhumatismes** articulaires et musculaires sont très fréquents sur toute la côte d'Afrique, et souvent compliqués d'endocardite.

Dans sa longue pratique, M. Chassaniol n'a jamais vu de **goutte** au Sénégal. Le docteur Horton [1] parle de l'influence extrêmement favorable et très marquée, en Gambie, des vents d'harmattan sur les attaques de goutte, tandis que les brises de l'ouest provoquent au contraire les attaques; mais il ne dit pas s'il s'agit des indigènes ou des Européens.

Les affections nerveuses sont nombreuses et fréquentes dans la population indigène, l'**épilepsie**, l'**hystérie**, la **chorée**, s'observent souvent.

L'**éclampsie** fait, d'après M. Chassaniol, plus de victimes qu'en France, chez les enfants.

Les **névralgies** faciales, les migraines, les sciatiques, sont très communes chez les noirs.

L'**hydrophobie** n'a jamais été observée au Sénégal.

Le **tétanos** complique souvent les blessures et les opérations. Il apparaît parfois spontanément, surtout chez les nouveau-nés. D'après M. Chassaniol, les enfants noirs du village de Guet-Nadr, situé sur le bord de la mer et exposé aux brises fraîches du large et aux refroidissements qui en sont la conséquence, sont plus fréquemment atteints de tétanos que les enfants de l'intérieur du pays [2]. Nous avons observé, sur une petite fille de dix ans, à Dagana, un cas de tétanos spontané. Sous l'influence de très hautes doses d'opium, l'enfant se rétablit, puis rechuta au vingtième jour et finit par guérir.

Les maladies mentales ne sont pas très rares. Les seules que nous ayons observées étaient des monomanies religieuses. La folie serait plus rare chez la négresse que chez le nègre, d'après M. Chassaniol.

Les idiots sont assez nombreux dans l'intérieur du pays; Les goîtres assez fréquents dans les montagnes du Fouta-Djalon.

L'**alcoolisme** pèse lourdement sur les populations indigènes non musulmanes. Ce que nous avons dit de la manière de vivre des Européens dans la colonie indique suffisamment quel

[1] Ouvrage cité, p. 249.
[2] Nielly, *Éléments de pathologie exotique*, p. 508.

auxiliaire les maladies endémiques qui atteignent les Européens trouvent dans les habitudes d'intempérance de quelques-uns d'entre eux.

La **maladie du sommeil**, *nélavane* en langue ouolove, s'observe au Sénégal. Dans les hôpitaux de Saint-Louis et de Gorée, on en a vu quelques cas, même chez le mulâtre. C'est surtout dans le sud de la Sénégambie qu'on trouve cette maladie. M. Corre[1] l'a étudiée dans le Sin et le Saloum, M. Hamon dans le Rio-Nunez, Winterbottom[2] à Sierra-Leone. Ce dernier auteur dit que les négriers avaient remarqué la fréquence plus grande de cette maladie chez les nègres portant des traces de scrofules.

Le **scorbut** était, autrefois, commun au Sénégal, chez les Européens, et tellement fréquent, que Schott[3] considérait l'île de Gorée comme beaucoup plus insalubre que Saint-Louis, à cause de cette maladie. Le scorbut a disparu avec les progrès de l'hygiène. Cependant M. Defaut a constaté deux cas de scorbut à l'hôpital de Gorée en 1871 : c'était probablement sur des prisonniers. Nous avons observé, à la prison civile de Dakar, des stomatites ulcéreuses, mais non le véritable scorbut.

Le **choléra sporadique** s'observe assez souvent chez l'Européen et chez l'indigène ; il a reçu le nom de *N'diank*, en langue ouolove. Il ne nous a paru différer en rien du choléra sporadique d'Europe. Nous en avons observé un cas isolé mortel, sur un Européen, à Gorée. M. Vauvray[4] en a observé des cas multiples à bord de *l'Isis* et du *Jean-Bart*. Il faut remarquer qu'à l'époque où M. Vauvray faisait cette observation sur rade de Gorée (1864), le choléra indien ne s'était jamais montré au Sénégal, ou le N'diank était bien connu. Le choléra indien épidémique a fait sa première apparition au Sénégal en 1868.

Les **maladies parasitaires** sont nombreuses et fréquentes en Sénégambie. L'**ankylostome duodénal**, la cachexie aqueuse ou *mal-cœur*, décrite par M. Le Roy de Méricourt, s'observe dans le sud du pays.

[1] *Recherches sur la maladie du sommeil* (*Arch. de méd. nav.*, 1877).

[2] *An account of native Africans in the neighbourhood of Sierra-Leone*, IIe vol. Londres, 1793.

[3] *Traité de la synoque atrabilieuse*, 1778.

[4] *Des accidents cholériformes vulgairement appelés* N'diank *au Sénégal* (Thèse de Montpellier, 1866).

Le **ténia** est tellement commun, au Sénégal, qu'on pourrait ranger cette affection parmi les endémies. D'après les statistiques des hôpitaux de Saint-Louis et de Gorée, on compte un homme atteint de ténia sur 100 hommes de la garnison européenne ; la morbidité est doublée pour les troupes indigènes. Cependant, le chiffre de 2 pour 100 nous paraît beaucoup trop faible pour exprimer la fréquence de ce parasite dans la population noire du Sénégal. Il est des villages ou presque tous les habitants sont atteints de ténia.

Le peu de gravité de cette affection ne laisse pas une grande valeur à la répartition mensuelle des entrées dans les hôpitaux pour cette cause. Les malades restent longtemps porteurs du parasite avant de chercher à s'en débarrasser. C'est, le plus ordinairement, aux mois de mai et de juin, c'est-à-dire à la fin de la saison sèche, que les malades viennent à l'hôpital.

La distribution géographique du ténia présente une assez grande importance. Les populations qui vivent sur le bord du fleuve sont le plus fortement envahies par le ténia, tandis que les populations qui, dans l'intérieur du pays, ne boivent que l'eau des puits et ne se nourrissent pas de poissons, sont exemptes de ténia. De là à conclure au passage du ténia de l'homme au poisson et de ce dernier à l'homme, il n'y a pas loin, mais l'observation est encore à faire. Musulmans, en grande majorité, les indigènes ne mangent pas de porc, le bœuf peut seul être accusé de servir d'intermédiaire. Il est à noter que les noirs du Sénégal font subir à tous leurs aliments une cuisson bien plus prononcée que celle dont les Européens ont l'habitude. En attendant que la démonstration ait été faite de l'influence de l'alimentation par le poisson, l'eau du fleuve reste seule accusée de l'introduction de ce parasite. L'usage de l'eau bouillie est, sous ce rapport, des plus avantageuses. On trouve également, au Sénégal, le ténia armé et le ténia inerme. Le parasite est plus rare dans le sud de la Sénégambie.

Filaire ou ver de Guinée. — Ce parasite est très commun sur toute la côte d'Afrique et dans toutes les parties du Sénégal. Il s'observe sur les hommes de toutes les races, mais surtout sur les noirs : sur 10 entrées dans les hôpitaux pour vers de Guinée, il y a 9 indigènes contre 1 Européen. Ceci paraît dû non pas à une influence de race, mais au costume. Les parties du corps ordinairement découvertes sont le plus souvent atteintes. Les indigènes qui marchent pieds nus présentent presque toujours la filaire aux pieds ou aux jambes. On l'a cependant observée à la surface de toutes les parties du corps. Elle est parfois multiple.

Elle s'observe également dans le sud et dans le nord de la Sénégambie; elle y est cependant moins fréquente que sur la côte de Guinée. Cette affection est peu grave, son traitement facile mais souvent assez long. Il est bien rare que la filaire ait entraîné la mort des hommes qui en ont été porteurs. On peut, cependant, en citer quelques exemples. Une particularité assez remarquable du développement du dragonneau : c'est au milieu de l'hivernage (en août) que les entrées pour les filaires sont les plus nombreuses à Saint-Louis comme à Gorée. Les cas deviennent de plus en plus rares avec l'arrivée de la saison sèche. Enfin, en avril et mai, cette maladie est tout à fait exceptionnelle. Les époques de la plus grande sécheresse sont donc celles où la filaire attaque le moins l'homme. Il est à peu près certain que c'est de l'eau que la filaire passe directement à l'homme. Ce ver pourrait même vivre et se développer dans le sol humide aussi bien que dans nos tissus[1].

Parmi les autres affections parasitaires, nous avons à citer le **ver du Cayor**, larve de la mouche *Ochromya anthropophaga* (Blanchard), qui, introduite dans l'épaisseur du derme, y développe une tumeur d'apparence furonculeuse. Ce parasite attaque le chien et quelquefois l'homme. Le **larbisch** est une affection également assez rare, et dont le parasite n'est pas encore connu. Nous renverrons au livre de M. Bérenger-Féraud, qui a fait connaître ces affections.

Sous le nom de **kra-kra** ou **kraw-kraw**, on observe, à Sierra-Leone, une affection parasitaire qui, en 1854, a fourni, au mois d'avril, 92 entrées sur 1569 malades, à l'hôpital de Kissey. Le docteur John O'Neill a décrit cette affection, qui simule la gale, et est due à la présence de nombreuses filaires d'un quart de millimètre de longueur[2].

La **gale** vulgaire est commune au Sénégal, ainsi que le **ramegney** ou gale d'éléphant.

[1] Voy. Joubert, Thèse de Montpellier, 1865.
[2] *Archives de médecine navale,* 1875.

MALADIES CHIRURGICALES.

L'influence favorable des climats chauds sur le traumatisme est aussi évidente au Sénégal que dans les autres régions tropicales. Les opérations chirurgicales y réussissent avec la plus grande facilité. Thévenot, Chassaniol, Bérenger-Féraud, témoignent également de l'influence bienfaisante du climat du Sénégal sur les lésions chirurgicales. Dix-huit jours après une amputation de jambe, une de nos opérées se promenait avec des béquilles; au quarantième jour, elle était complètement guérie, et faisait usage d'un membre artificiel. Nous enlevons un sein cancéreux sur une négresse. Cette femme rentre chez elle après l'opération, vient tous les jours se faire panser, et est complètement guérie au quinzième jour. Il serait facile de multiplier les citations analogues. Le tétanos est la complication la plus redoutable et presque unique du traumatisme au Sénégal.

Parmi les affections chirurgicales, nous avons à noter l'extrême fréquence des maladies des yeux chez les indigènes. Dans tous les villages, on rencontre de longues bandes d'aveugles qui, chaque, jour, s'en vont demander leur subsistance à la charité de leurs compatriotes. M. Chassaniol fait remarquer la rareté relative des maladies des yeux sur les Européens comparés aux indigènes. Il a vu, à la suite d'expéditions de guerre, les troupes blanches rentrer sans un seul cas d'ophthalmie, alors que les soldats noirs en offraient de nombreux et de très sérieux.

Le plus grand nombre des cas de cécité sont dus à des ophthalmies purulentes, à des ophthalmies catarrhales très fréquentes chez les nouveau-nés. Les cataractes sont assez communes pour que les médecins indigènes aient appris à les opérer. Ils entraînent, à l'aide d'une épine, le cristallin latéralement, tout en le portant en arrière pour le loger dans le corps vitré. L'ophthamie scrofuleuse est assez rare; d'ailleurs, les manifestations de la scrofule se rencontrent moins souvent en Afrique qu'en Europe. On constate des traces de scrofule sur un certain nombre de Maures des environs de Dagana.

Le **rachitisme** est très rare au Sénégal.

L'**éléphantiasis** est assez commun sur les côtes comme dans l'intérieur. Nous avons vu enlever un éléphantiasis du scrotum, descendant au-dessous des genoux. Cette opération eut ceci de particulier qu'il fallut conserver, pour recouvrir l'un des testicules, des lambeaux de peau lardacée, et qu'à notre grand étonnement, la cicatrisation se fit d'une manière convenable. Il n'est donc pas indispensable, dans ce cas, de faire porter les incisions sur le tissu sain.

La **lèpre** est assez fréquente. Les passagers des paquebots sont ordinairement accueillis, à leur débarquement sur le quai de Dakar, par une bande de lépreux mendiants qui donnent aux étrangers une idée triste et fausse de la population. La lèpre paraît, cependant, plus rare au Sénégal que dans bien des régions tropicales. Il n'existe, dans notre colonie, aucune léproserie.

Le **pied de Madura**, décrit comme maladie spéciale à l'Inde, existe-t-il au Sénégal? En 1863, nous fîmes, à Dagana, sur un métis de Maure et de négresse, une amputation de jambe motivée par une affection que nous qualifiâmes alors d'éléphantiasis tuberculeux du pied. Nous avons, dans notre Thèse, décrit la pièce pathologique enlevée[1].

En 1864, les *Archives de Médecine navale*[2] donnèrent la reproduction d'une photographie due à M. Collas et représentant un pied de Madura. Nous fûmes alors frappé de l'identité de cette figure avec celle que nous aurions pu obtenir en dessinant le pied que nous avions enlevé au Sénégal, et nous demeurâmes convaincu de l'existence du pied de Madura dans notre colonie. Depuis lors, le docteur Hébert nous dit avoir vu deux cas de la même maladie à Dagana, et qu'il existait, au musée de l'hôpital de Saint-Louis, plusieurs pièces anatomiques de cette lésion. Il partagea notre avis sur la présence, au Sénégal, de cette affection, que l'on avait crue, jusque-là, propre à l'Inde. M. Corre, ayant constaté cette maladie à Dagana et à Saint-Louis, nous nous sommes adressé à l'expérience de cet habile observateur. D'après une lettre qu'a bien voulu nous écrire notre collègue, le premier diagnostic que nous avions porté doit-être maintenu, et le sujet de notre opération était atteint d'éléphantiasis tuberculeux et non de la

[1] Thèse citée, p. 72.
[2] Tome II, p. 68 et 73.

maladie signalée dans l'Inde par Carter et Collas. Voici, d'ailleurs, comment, dans la note manuscrite qu'il nous a adressée, M. Corre établit le diagnostic différentiel des deux affections :

Pied dit de Madura (Sénégal).	*Pied de Madura* (Inde).
Hypertrophie souvent étendue au-dessus du pied, vers la jambe.	Hypertrophie bien limitée au pied, qui forme comme une masse énorme à l'extrémité d'une jambe grêle.
Pied plat. Le membre repose largement sur le sol par une surface à la manière du pied d'éléphant.	Pied formant une masse globuleuse ; la plante est convexe, et ne repose sur le sol que par une médiocre surface. — Elle ne peut s'y poser que momentanément, et par le talon.
Les os ne sont pas percés de pertuis multiples joignant les parties molles.	Les os et parties molles sont traversés par des pertuis multiples.
Les masses kystoïdes de nature tuberculeuse ou formées par des amas de cellules et de lymphe concrétée, et seulement disséminées dans les parties molles.	Les masses trouvées dans les parties molles comme dans les parties dures, constituées par des corps granuleux spéciaux reconnus de nature végétale (*Chionyphe casteri*).

Dans le pied que nous avons vu à Dagana, le premier caractère, celui de l'extension de l'hypertrophie au-dessus du pied existait, en effet, au point de nous forcer à faire la section de la jambe un peu au-dessus du lieu d'élection. Le système veineux était très développé. Opérant sans aides, médecins ou infirmiers, nous avions posé un garrot. Pendant le temps que nous mîmes à chloroformer le sujet, les veines des jambes s'étaient gonflées, et nous fûmes géné par une grande quantité de sang veineux. Cependant, il n'y avait aucun tubercule au delà du pied. A son diagnostic différentiel, notre collègue ajoute : « Il est nécessaire d'appeler l'attention sur un point : on doit rencontrer dans l'éléphantiasis des cellules étoilées qui, au premier abord, et pour qui n'a pas eu occasion d'observer le parasite de Caster, pourraient être confondues avec ce dernier ; mais ces cellules, qui se voient dans le liquide intercellulaire des tumeurs éléphantiasiques, sont des cellules de la variété d'épithélium dite étoilée. Il est impossible de les confondre, après examen comparatif, même sommaire, avec les cellules analogues de forme et d'aspect qui caractérisent le pied de Madura. Je n'oserais nier que le pied de Madura existe au Sénégal. Je veux seulement prévenir une confusion possible et très excusable entre des états probablement différents, et appeler l'attention sur la nécessité d'une étude comparative plus complète avant d'affirmer l'identité des deux maladies. » Nous acceptons volontiers ces dernières conclusions.

L'**aïnhum** existe au Sénégal. Une bonne observation d'un cas de cette maladie, sur un noir de race ouolove a été publiée par M. de Brediam, et reproduite dans les *Archives de Médecine navale*[1]. Dans la famille de ce Ouolof, l'aïnhum était héréditaire Cette famille habitait la presqu'île du Cap-Vert.

L'**ulcère phagédénique** des pays chauds n'est pas rare au Sénégal et présente tous les caractères de la même affection que nous avons pu observer à la côte de Guinée, à Madagascar et en Cochinchine. Nous avons fait, au Sénégal, deux amputations de jambes pour ce motif : l'une, sur un indigène ; l'autre, sur un sous-officier européen provenant du Bas de la côte. Il est cependant assez rare que l'on soit forcé d'en arriver à prendre ce dernier parti.

Les **maladies de la peau** sont fréquentes parmi les nègres. Citons, comme les plus souvent observés : l'herpès, l'eczéma, la teigne amiantacée, l'impétigo, l'ecthyma, le psoriasis, le pityriasis, l'ichthyose, la lèpre vulgaire, le pian. Les Européens sont, pendant l'hivernage, fortement incommodés par les bourbouilles et par des éruptions furonculeuses très douloureuses.

Les maladies **vénériennes** ne présentent, au Sénégal, aucun caractère particulier, du moins dans les accidents primitifs ; car nous croyons avec M. J. Rochard que la syphilis héréditaire ne doit pas être étrangère à certaines affections cutanées des nègres.

La morbidité par maladie vénérienne a été, à l'hôpital de Saint-Louis, de 11,8 pour 100 hommes de la garnison, et de 12,3 à l'hôpital de Gorée. Elle est, en France, de 15,6, et, en Algérie, de 7,1 pour 100 hommes de la garnison, d'après M. Lombard. Sur 100 malades blancs, on compte, au Sénégal, 6 vénériens, tandis que, sur 100 malades noirs, on en compte 12 ; ce qui ne veut pas dire que les nègres soient deux fois plus souvent atteints que les blancs, puisque la proportion des vénériens aux autres maladies dépend autant de la fréquence de ces autres maladies que de la fréquence des maladies vénériennes elles-mêmes.

[1] *Archives de médecine navale*, t. XVI, p. 386, et *Étude sur l'aïnhum* (Thèse de Bordeaux, 1881).

A Sierra-Leone, les maladies vénériennes fournissent, dans les troupes noires, une morbité de 26 pour 100 hommes de l'effectif (Lombard). Dans une statistique de quatre années, portant sur les troupes noires de Sierra-Leone, Horton ne fait entrer les maladies des organes génito-urinaires que pour 0,6 pour 100 des malades admis à l'hôpital.

Les **affections utérines** sont assez communes au Sénégal, mais moins que dans les départements de l'ouest de la France où nous avons pratiqué la médecine. Les **accouchements** ne présentent rien de particulier à noter. Les cas de distocie nous ont paru seulement un peu moins fréquents que dans les campagnes de la France.

MALADIES ÉPIDÉMIQUES.

—

FIÈVRE JAUNE.

La fièvre jaune est la plus terrible des maladies que les Européens aient à redouter au Sénégal. L'histoire des invasions épidémiques de fièvre jaune, dans les possessions françaises de la Sénégambie jusqu'à l'année 1874, a été exposée de la manière la plus claire dans une savante monographie[1]. Depuis lors, deux nouvelles épidémies sont venues ravager notre colonie.

Les médecins anglais admettent, avec Lind, le développement spontané de la fièvre jaune à Sierra-Leone et en Gambie. Cette opinion est partagée par Thévenot, Chassaniol, Bérenger-Féraud, Horton, et par la plupart des médecins ayant vécu longtemps dans ces régions. Par développement spontané de la fièvre jaune dans un pays, nous entendons son apparition subite sans importation de l'extérieur. La preuve de la génération spontanée du principe de la fièvre jaune est encore à faire.

Dans le nord de la Sénégambie, à Gorée et sur les rives du fleuve Sénégal « *La fièvre jaune ne prend pas spontanément naissance. C'est toujours par suite de l'oubli ou de l'inobservance des mesures quarantainaires qu'elle a fait irruption dans la colonie.* » Ces deux propositions sont la con-

[1] Bérenger-Féraud *De la fièvre jaune au Sénégal*, 1 vol, in-8°, Paris, 1874.

clusion extrêmement importante de l'étude historique de M. Bérenger-Féraud.

Les deux dernières épidémies qui, en 1878 et en 1881, ont envahi notre colonie, ne paraissent pas devoir infirmer cette règle générale. L'histoire de ces deux épidémies est encore très incomplète. Tout ce que nous connaissons de celle de 1878 tend à démontrer que c'est par une importation de Sainte-Marie, et en même temps de Sierra-Leone, que Gorée fut atteint. La contamination du fleuve du Sénégal par Gorée a été parfaitement démontrée. L'épidémie débuta par Bakel, qui fut infecté par un médecin venant de Gorée, et n'ayant fait que traverser la ville de Saint-Louis. Cette dernière ville fut infectée par un navire venant de Bakel, et dont le médecin fut la première victime[1]. Nous n'avons pas à entrer ici dans les détails de l'origine de cette épidémie ; il nous suffit de constater que dans cette invasion l'importation a pu être démontrée.

En 1881, La fièvre jaune paraît s'être montrée à Saint-Louis sans nouvelle importation de l'extérieur, et par suite du réveil de germes morbides, dans des habitations où avaient succombé des malades de l'épidémie précédente.

Gorée sut, par une quarantaine très sévère, se préserver de l'épidémie pendant la plus grande partie de l'hivernage. Cependant, le 5 septembre, l'île était atteinte par la fièvre jaune. Si les renseignements que nous avons pu nous procurer sont bien exacts, voici de quelle manière : L'aviso *le Castor*, vieux bateau en bois, avait été rudement éprouvé par l'épidémie de 1878. Le 24 juillet, au moment où la fièvre jaune éclatait à Saint-Louis, cet aviso fut expédié à Gorée. Les 2, 3 et 4 septembre, on ouvre, à bord, une soute à voile située aux environs de la chambre du commissaire, dans l'arrière-carré et l'on fait réparer, par le voilier, une vieille tente n'ayant pas servi depuis 1878. Le voilier et le commissaire sont atteints, le 5, de fièvre jaune, et succombent à l'hôpital de Gorée. Le typhus amaril étant reconnu, on ordonne la destruction des effets des victimes. Malheureusement, l'ordre n'est pas exécuté et ces effets sont placés dans une chambre donnant dans le corridor de la salle du Conseil de santé.

[1] Voy. notre article *Sénégambie* dans le *Dictionnaire encyclopédique des sciences médicales*.

Peu de jours après, un soldat, employé aux écritures du Conseil et se tenant ordinairement dans la salle, est pris de fièvre jaune et succombe; un médecin de service tombe également malade. Enfin, en ville, une Sœur de l'école est atteinte et succombe. On attribue d'abord ce dernier cas à une fièvre jaune spontanée. M. Bérenger-Féraud, tenu au courant de la marche de ces maladies, écrit de France qu'il ne croit pas à ce cas spontané. De nouvelles recherches sont faites, et voici ce que l'on apprend : La Sœur supérieure de Gorée, craignant de manquer de personnel, en vue d'une épidémie, avait décidé que cette Sœur serait attachée à l'hôpital, et (pour éprouver sa vocation) l'avait placée de garde, toute une nuit, auprès du soldat malade de fièvre jaune. Trois jours après, cette Sœur tombait malade. Voilà un cas de contagion bien clair et bien remarquable.

Reprenons l'énumération des épidémies de fièvre jaune en Sénégambie, en remontant, aussi loin que possible.

En 1766, la fièvre jaune se montre en Sénégambie (Schotte);

En 1768 et en 1769, en Gambie (Lind);

En 1778, elle dépeuple Saint-Louis et Gorée;

En 1792, elle aurait régné à Boulam, une des Bissagos;

En 1818, elle apparut sur la côte;

En 1825 et 1826, elle régnait en Gambie.

A partir de 1830, les descriptions des épidémies sont complètes. La fièvre jaune envahit :

En 1830, Gorée et Saint-Louis;

En 1837, Gorée;

En 1859, la Gambie, Saint-Louis et Gorée;

En 1866, Gorée;

En 1878, Gorée, puis Bakel, puis Saint-Louis, et les différentes localités situées sur le fleuve du Sénégal;

En 1881, elle apparut à Saint-Louis, puis à Gorée.

Dans toutes ces épidémies, dont on possède la relation complète, excepté peut-être celle de 1881, le développement spontané de la fièvre jaune, est nié par le plus grand nombre des observateurs. Presque toujours l'apparition de la maladie a pu être rattachée à une importation. On peut assigner pour Gorée la date et le jour même de l'importation de plusieurs épidémies bien observées. C'est toujours par des navires provenant du sud de la côte que Gorée et Saint-Louis ont été infectés. L'histoire des épidémies de Saint-Louis est moins nette que celle de l'île de Gorée, que sa situation, sur un rocher isolé au milieu de la mer, permet de surveiller comme à un navire.

En est-il de même de la Haute Sénégambie, et notre colonie ne serait-elle pas aussi menacée d'une extension épidémique par la voie de Bakel que par la voie du littoral. Nos possessions de la Haute Sénégambie se trouvent dans des conditions climatériques et dans des conditions de voisinage de la Gambie, qui les exposent beaucoup. Tous les ans, les Peuls du Fouta Sénégalais. font des excursions jusque sur le littoral de la Gambie, et si le commerce européen est nul dans ces régions, il n'en existe pas moins un commerce considérable entre les indigènes. On comprend donc la possibilité de l'invasion de Bakel par la fièvre jaune par l'intérieur des terres. Les graves épidémies de fièvres à formes bilieuses étaient fréquentes, à Bakel, lorsque la garnison européenne y était nombreuse. L'histoire de ces épidémies n'a jamais été faite. Nous savons seulement que des 50 à 80 Européens laissés dans ce poste, on ne retrouvait parfois, l'année suivante, que 15 à 20 hommes ayant résisté aux redoutables pyrexies de ce climat. Quelles étaient ces fièvres? Quelle maladie autre que la fièvre jaune donne une mortalité pareille sur les Européens en Sénégambie?

L'absence de l'apparition spontanée à Saint-Louis et à Gorée de toute épidémie de fièvre jaune peut en grande partie s'expliquer par la climatologie. Nous avons, dans nos *Recherches sur le climat du Sénégal*[1], montré le rôle considérable que jouait le courant polaire longeant la côte occidentale et expliqué, par la présence de ce courant froid, le contraste si remarquable existant entre le climat de la côte et celui de l'intérieur du pays. Si le courant polaire, branche de retour du Gulf-Stream vers l'équateur, jouit d'une influence quelconque, relativement aux épidémies de fièvre jaune, ce ne peut être qu'une influence bienfaisante. Il est le réfrigérateur des côtes du Sénégal, et met le climat de cette partie de l'Afrique dans des conditions qui sont, au moins pendant une partie de l'année, défavorables à l'expansion épidémique de la fièvre jaune. Ce courant est loin de jouer, dans la production de la fièvre jaune, le rôle qu'on a voulu lui assigner. Laissons la

[1] Page 21.

brillante imagination de l'auteur de la *Zoologie passionnelle*[1] protéger les mammifères pélagiens, et méfions-nous des grandes théories, même passionnelles.

L'origine ancienne spontanée de la fièvre jaune, sur les autres points de la côte occidentale d'Afrique, peut elle-même être fortement mise en doute. Dans son histoire, pleine d'intérêt des épidémies de fièvre jaune sur tout le globe[2], M. Dupont considère comme insoluble la question de l'origine de la fièvre jaune à la côte d'Afrique. Cependant, plusieurs documents oubliés dans le travail de notre collègue, et quelques considérations particulières, permettent d'affirmer l'origine américaine d'un certain nombre des épidémies de la côte occidentale d'Afrique. De là à conclure à l'origine américaine de la fièvre jaune de l'Afrique, comme de celle des autres parties du globe, il n'y a pas loin. Les documents signalés par notre collègue M, Rey, si compétent dans toutes les questions de géographie médicale, ont les premiers attiré notre attention sur cette intéressante question. « La fièvre jaune est partout d'origine américaine », dit M. Rey. Nous pouvons apporter de nouvelles preuves à l'appui de cette opinion.

Si la fièvre jaune a été parfois désignée, aux Antilles, sous le nom de fièvre de Boulam, c'est à plus juste titre, qu'on a accusé les navires négriers revenant des Antilles, d'avoir été les introducteurs de la maladie sur les rivages africains. « Un fait semble indiquer, pour la côte d'Afrique une importation récente, un acclimatement incomplet de la fièvre jaune, c'est l'aptitude des noirs de la côte à contracter la maladie sur les points où elle apparaît pour la première fois, et où l'immunité n'a pu être acquise par quelque épidémie antérieure » (Dupont). En 1778 Shotte donne à son livre, sur la fièvre qu'il appelle atrabilieuse, et qui n'est autre chose que la fièvre jaune, un titre démontrant que les naturels du Sénégal étaient atteints par la maladie. Winterbottom[3] remarque que les esclaves, récemment importés de la côte d'Afrique, furent

[1] Toussenel, *L'esprit des Bêtes*, Paris, 1853.

[2] *Histoire médicale des épidémies de fièvre jaune pendant le dix-neuvième siècle* (*Arch. de méd. nav.*, septembre 1880).

[3] Winterbottom, *An account of native Africans in the neighbourhood of Sierra-Leone to wich is added an account of the present state of medicine among them*. 2 vol. in-8°. Londres, 1803.

tous attaqués par la fièvre jaune qui régnait à la Dominique de 1793 à 1796. Tandis que les noirs depuis longtemps dans l'île étaient épargnés. Sierra-Leone, le foyer le plus intense des épidémies de fièvre jaune, à la côte d'Afrique, a recruté sa première population parmi les habitants de l'île de Bahama. La colonie anglaise était en 1793, à l'époque où la fièvre jaune régnait, comme nous venons de le dire, dans les Antilles, en communication permanente avec les îles du golfe du Mexique. Elles lui fournissaient ses premiers colons. Ainsi que nous l'avons raconté dans la première partie de ce livre; dès sa fondation, Sierra-Leone fut ravagée par des maladies épidémiques dont l'histoire a gardé le souvenir sans leur donner de noms. La colonie anglaise est restée en communication fréquente avec les Antilles qui lui fournissent sa garnison. Mais ce sont les navires négriers qui ont été les principaux agents de l'infection de la côte d'Afrique. Il est évident que les voyages extrêmement nombreux des négriers du golfe du Mexique à la côte d'Afrique dont ils exportèrent jusqu'à soixante mille hommes par an, devaient multiplier les causes d'infection. Il serait même étonnant que ces navires n'eussent pas transporté une maladie aussi transmissible que la fièvre jaune.

Lorsque Sierra-Leone devînt le centre de la répression de la traite. Les navires négriers saisis par la flotte anglaise furent conduits à Sierra-Leone, qui vit encore augmenter ses chances d'infection. Cependant, les Européens ne formant que des groupes isolés et peu nombreux à la côte d'Afrique, la maladie avait moins d'occasion de s'y répandre ou d'y être signalée lorsqu'elle sévissait sur les indigènes.

La malheureuse expédition de Tuckey, faite en 1816, dans le Congo, est une démonstration de l'origine américaine de la fièvre jaune, dans ces régions. Si l'on relit la relation de ce voyage[1], et la description de la maladie contagieuse qui l'interrompit, description faite par Mac-Kerrow, aide-chirurgien du *Congo*, il n'y a aucun doute : il s'agit bien de la fièvre jaune.

Jamais les résultats d'une expédition ne furent plus désastreux : 21 personnes, parmi lesquelles Tuckey, tous les savants de la Commission et le médecin Tudor succombèrent. Les deux

[1] *Narrative an of expedition to explore the river zaïre, usually called the Congo, under the direction of captain J. K. Tuckey*, etc., édition de New-York, 1818, introduction, p. XLV, et traduction française. Paris, 1818.

navires, *la Dorothée* et *le Congo*, qui portaient le personnel, n'avaient touché, avant d'entrer dans le Congo, qu'aux îles du Cap-Vert : ils n'avaient pas eu de malades avant leur entrée dans le fleuve. A l'embouchure du Congo, officiers et matelots communiquèrent avec un navire négrier arrivant de la Havane, sous pavillon espagnol, avec un équipage d'Anglais se disant Américains. Ne devant pas, d'après leur mission, s'occuper de la répression de la traite, et désirant obtenir des renseignements sur le pays, les Anglais fréquentèrent ce navire, dont ils firent semblant d'ignorer les allures suspectes. Bien entendu, la question sanitaire fut encore plus passée sous silence, dans ces relations, que celle de la traite des nègres.

L'équipage du *Congo* fut d'abord infecté, et communiqua, *par contagion*, dit le rapport, la maladie aux marins de *la Dorothée*. Nous ignorons si ces particularités ont déjà été relevées, dans l'histoire de cette malheureuse expédition ; mais elles sont, pour nous, une preuve de l'importation de la fièvre jaune d'Amérique à l'embouchure du Congo.

Saint-Paul de Loanda est aussi un foyer de traite des nègres. Cette ville a été fréquemment infectée. En 1862[1], elle le fut probablement par les grands ports du Brésil.

La fièvre jaune a souvent régné sur les navires de la flotte anglaise chargée de la répression de la traite.

Les îles Canaries servent de point de relâche à beaucoup de navires se rendant à la côte d'Afrique, elles ont été plusieurs fois contaminées par la fièvre jaune venue d'Amérique[2]. Cette maladie fut importée de la Havane aux Canaries en 1701 et en 1771. En 1772, un régiment, venant d'Amérique, y importa de nouveau la fièvre jaune.

En 1810, ce fut Cadix qui transmit la fièvre jaune à Ténériffe et à la Grande Canarie.

En 1846, nouvelle importation, à Ténériffe, par la frégate *Nivaria*, venant des Antilles. Il est vrai qu'on accusa aussi le vapeur *San Antonio*, arrivant de Fernando-Po, d'avoir communiqué la maladie. La provenance américaine de cette épidémie n'en serait pas moins réelle, car l'île de Fernando-Po a souvent été infectée par des navires venant de la Havane.

[1] Corre, *De l'étiologie et de la prophylaxie du typhus amaril* (*Arch. de méd. nav.*, t. XXXVII, p. 5).

[2] Voy. Le Roy de Méricourt, *Iles Canaries*, in *Arch. de méd. nav.*, t. VII, p. 241.

Le travail du docteur don Luis Iglesia y Pardo[1], signalé par M. Rey, donne des preuves de nouvelles et récentes importations, non douteuses de la fièvre jaune, à la côte d'Afrique.

En juin 1862, la fièvre jaune fut importée, de la Havane à Fernando-Po, par le vapeur le *Ferrol*, parti le 10 juin de la Havane, avec deux cents noirs congos émancipés[2].

En 1866, le navire de commerce, le *Rosa del Turia*, part de la Havane le 12 août, et débarque à Fernando-Po, le 3 octobre, 166 criminels déportés. Une nouvelle épidémie de fièvre jaune éclate dans l'île et fait de nombreuses victimes[3].

En 1868, troisième importation du vomito, de la Havane à Fernando-Po, par un navire à vapeur *le Général Alava*.

Ces exemples incontestables de l'importation américaine de la fièvre jaune, à une époque où l'on observe mieux et où les communications entre le golfe du Mexique et la côte africaine sont infiniment moins fréquentes que lorsque la traite des nègres se faisait sur une grande échelle, ne laissent aucun doute sur les chances multipliées que la côte d'Afrique a toujours courues d'être infectée par la fièvre jaune. Ils ne permettent guère de croire au développement spontané de cette maladie en Afrique.

Les expansions épidémiques de la fièvre jaune, d'un point à l'autre de la côte d'Afrique, en dehors de celles observées au Sénégal, sont bien prouvées. Ce n'est pas ici le lieu de faire l'exposition de la manière dont cette maladie a rayonné sur la côte et sur les îles voisines en partant des foyers secondaires qu'elle s'était créés à Sierra-Leone, dans le golfe de Guinée, au Congo et à Saint-Paul de Loanda[4]. Actuellement, la côte de Sierra-Leone et le golfe de Guinée doivent être considérés comme des foyers de fièvre jaune aussi redoutables que le golfe du Mexique, d'où cette maladie est primitivement sortie. Le Sénégal doit mettre en suspicion tous les navires qui lui arrivent du Bas de la côte, sans oublier les dangers d'importation directe des Antilles, de la Guyane et des côtes du Brésil, avec lesquelles les paquebots des messageries le mettent en

[1] *Observaciones theorico-praticas sobre las fiebres Africanas de Fernando-Poo*. Ferrol, 1874, brochure de 157 pages, avec carte.

[2] Ouvrage cité, p. 12.

[3] *Ib.*, p. 14.

[4] Voy. notre article *Guinée* dans le *Dictionnaire encyclopédique des sciences médicales*.

communications régulières. Les conditions climatériques très particulières du littoral du Sénégal font espérer que, malgré ses attaques réitérées, la fièvre jaune ne pourra s'y créer un foyer de quasi-endémicité, analogue à celui de Sierra-Leone.

Ce que nous avons dit de la climatologie de cette dernière partie de la côte d'Afrique établit, en effet, qu'on n'observe pas, à Sierra-Leone, l'abaissement considérable de la température qui modifie si profondément, pendant la saison sèche, la constitution médicale du Sénégal proprement dit.

Morbidité — La morbidité par maladies épidémiques ne peut être rapprochée, avec exactitude, de la morbidité par maladies endémiques ou sporadiques.

La fièvre jaune, ne fait, au Sénégal, que de brusques et courtes apparitions, Elle frappe, à un moment donné, une grande quantité d'individus; et, ne portant ses coups que sur le groupe d'Européens présents, elle épargne d'une manière absolue les hommes qui leur succèdent. Si l'on cherche la morbidité par fièvre jaune dans une période déterminée, on pourra obtenir un chiffre essentiellement différent de celui qu'on obtiendra dans une autre période.

En effet, dans cette seconde période, la maladie, tout en ayant conservé la même intensité, donnera une morbidité moindre si le nombre des apparitions épidémiques est moindre. C'est ainsi que, pendant une période de 23 ans, de 1837 à 1859, il n'y eut pas un seul cas de fièvre jaune à Gorée. De plus, au moment du début de l'épidémie, un certain nombre d'Européens peuvent fuir et se soustraire à son influence, alors que, pour les maladies communes, ils ne songent pas à quitter le pays.

On ne peut donc considérer la fièvre jaune de la même manière que les maladies régnant habituellement dans la contrée. En réalité, le rapport du nombre des cas de fièvre jaune à l'effectif, c'est-à-dire la morbidité, n'a de valeur significative que pour la durée de chaque épidémie.

Avant d'examiner quelle a été cette morbidité, dans chaque épidémie, nous indiquerons la morbidité générale par fievre jaune dans une période de 20 ans ; ce qui exprime au moins les chances d'atteinte par la fièvre jaune auxquelles on est exposé dans cette période, en supposant que les épidémies aient toujours la même fréquence.

La morbidité générale par fièvre jaune a été pour tout le Sénégal, dans une période de 20 ans, de 1852 à 1873, de 3,7 pour 100 hommes de l'effectif.

La *mortalité* a été de 1.7 pour 100.

D'après ces nombres, la fièvre jaune se range au neuvième rang des maladies classées par ordre décroissant de leur morbidité. et au second rang comme cause des décès dans la garnison, le premier rang étant occupé par la dysenterie.

Sur 100 entrées aux hôpitaux pour fièvre jaune dans la même période, il y a eu 41,5 décès ; ce qui place cette maladie la cinquième dans l'ordre décroissant de la gravité des maladies; les quatre premiers rangs étant occupés par la fièvre pernicieuse, la phthisie, l'insolation et le choléra. Mais il est plus intéressant d'examiner chaque épidémie en particulier. Le tableau suivant montre qu'elles ont été, dans les différentes épidémies bien observées, la morbidité, la mortalité et la gravité de la fièvre jaune.

Épidémies de fièvre jaune au Sénégal.

ANNÉES DES ÉPIDÉMIES.	LOCALITÉS.	EUROPÉENS PRÉSENTS.	ATTEINTS.	MORTS.	ATTEINTS SUR 100 EUROPÉENS.	MORTS SUR 100 EUROPÉENS.	MORTS SUR 100 MALADES.
1830	Saint-Louis.	650	600	328	92	50	55
»	Gorée. . . .	150	144	82	96	55	57
1837	Gorée. . . .	160	80	46	50	29	58
1859	Gorée. . . .	267	244	162	91	61	66
»	Saint-Louis.	»	26	11	»	»	42
1866	Gorée. . . .	250	178	83	71	33	47
1878	Gorée (arr.)	692	»	300	»	43	»
»	Dagana. . .	473	»	211	»	45	»
»	Pte de Barbarie.	»	150	123	»	»	82
1881	Saint-Louis.	»	524	425	»	»	81
»	Gorée. . . .	»	»	»	»	»	»

Ce tableau montre combien la fièvre jaune est. au Sénégal, une maladie grave, soit par le nombre des hommes frappés, soit par la quantité des décès parmi les malades et sur la population totale. Les moyennes de ces diverses périodes épidémiques donnent : une morbidité de 80 pour 100 de l'effectif européen, une mortalité de 47 pour 100 de cet effectif, une gravité représentée par 56 décès pour 100 malades.

Influences individuelles. — L'influence individuelle la plus prononcée relativement à la fièvre jaune, est celle de la race. Cette influence, qui a fait dire que le meilleur préservatif de la fièvre jaune est un peu de sang noir dans les veines, est loin d'être la même dans toutes les épidémies. Rappelons seulement les observations intéressantes faites à la Nouvelle-Orléans, en 1867, sur l'influence de la race[1]. Les blancs fournirent une mortalité de 30 pour 100, alors que la mortalité des nègres ne fut que de 14 pour 100. Occupons-nous de ce qui s'est passé au Sénégal.

Thévenot dit, dans son livre si rempli de judicieuses observations[2] : « La fièvre jaune, quand elle se montre au Sénégal, n'épargne pas les indigènes. En 1830, elle enleva, à Gorée, dans la presqu'île du Cap-Vert et à Saint-Louis, un grand nombre de noirs, en proportion au moins égale à celle des blancs. Cette maladie, qui vient le plus souvent du Sud, n'a donc pas, au Sénégal, cette prédilection pour les Européens qu'elle affecte dans les Antilles : ce qui semble prouver qu'elle est le résultat d'un accident survenu dans le climat. »

En 1859, deux avisos de la station furent atteint de fièvre jaune ; sur ces navires, dont les équipages étaient composés presque exclusivement de noirs, il y eut 15 décès.

En 1866, dans l'épidémie de Gorée, la population européenne a presque entièrement subi les atteintes de la maladie : on ne compta que 7 indigènes, 3 noirs et 4 mulâtres atteints de fièvre jaune, 3 succombèrent[3].

Voici, maintenant, une observation contradictoire beaucoup plus récente, ayant encore le Sénégal pour théâtre. Nous l'empruntons au Rapport de M. Baril[4] : « Une colonne expéditionnaire, descendant de Bakel, est envahie par la fièvre jaune ; le corps de troupes, marins et soldats, se composait de 437 blancs et d'environ 300 noirs ; 211 blancs succombèrent, pas un seul noir ne subit la moindre atteinte ; et cependant les noirs furent campés auprès des blancs, vivaient au milieu d'eux,

[1] Voy. L. Colin, *Traité des maladies épidémiques*, p. 840.

[2] *Traité des maladies des Européens dans les pays chauds*. Paris, 1840, p. 254.

[3] Cédont, *Relation d'une épidémie de fièvre jaune à Gorée* (*Arch. de méd. nav.*, 1868).

[4] *Rapport médical sur l'expédition militaire du Logo et sur l'épidémie de fièvre jaune qui l'a terminée.*

et furent même employés à la construction des cases et abris pour les malades. » Dans cette épidémie, les créoles blancs ou mulâtres provenant des Antilles, furent tous épargnés.

Les métis nés au Sénégal se trouvent ordinairement dans les mêmes conditions de préservation que les noirs. Cependant, dans l'épidémie de 1881, quelques métis succombèrent. On ne peut, au Sénégal, expliquer l'immunité relative des noirs par une accoutumance spéciale due à leur condition d'existence dans des grandes villes, comme cela a été interprété, pour le Brésil, par Nœgeli, d'après M. Jaccoud[1], car nos tirailleurs sénégalais sont recrutés parmi des noirs venant presque tous de l'intérieur.

L'influence individuelle résultant de la profession paraît nulle, sur la force d'expansion de la maladie. Les individus les plus exposés aux foyers d'infection sont naturellement ceux qui succombent en plus grand nombre et sont les premiers atteints. Les professions ne paraissent agir, dans l'étiologie de la fièvre jaune, qu'autant qu'elles rapprochent ou éloignent les individus des foyers épidémiques. La fuite en France des Européens libres, fait peser beaucoup moins la mortalité sur le personnel civil que sur le personnel militaire.

Les personnes employées aux services hospitaliers, malgré leur accoutumance aux causes nocives, sont les plus rudement éprouvées ; les Sœurs et les médecins sont les premières victimes. Dans l'épidémie de 1878, 18 médecins de la marine moururent à leur poste. Un des trois noirs indigènes, atteints à Gorée, en 1866, était un infirmier aidant aux autopsies.

L'influence individuelle la plus marquée est celle de la préservation presque absolue conférée par une atteinte antérieure de fièvre jaune, que cette atteinte ait eu lieu au Sénégal ou ailleurs.

Influence des localités. — Au Sénégal, pays plat, terrain d'alluvion, il n'existe aucune hauteur pouvant servir de *sanatorium* contre la fièvre jaune, et l'influence de l'altitude ne peut se faire sentir d'une manière favorable comme dans certaines colonies privilégiées sous ce rapport. Longtemps on a pensé que la fièvre jaune pénétrait avec moins de facilité dans l'intérieur du pays que sur les côtes. L'épidémie de 1878 est venue donner un démenti à cette croyance. Bakel, situé à

[1] *Traité de pathologie externe,* — Appendice, article *Fièvre jaune au Brésil.*

250 kilomètres de la mer, a été infecté et est devenu un foyer de propagation de la fièvre jaune avant que la ville de Saint-Louis elle-même ne fut atteinte. Il a suffi, pour cela, que la contagion vînt agir à Bakel avant d'atteindre Saint-Louis. L'affluence d'une grande quantité d'Européens faisant partie de l'expédition militaire du Logo a créé, à Bakel, un foyer ardent d'où la fièvre jaune s'est répandue dans le pays. La maladie gagna Saint-Louis par l'intermédiaire de l'aviso *l'Espadon*, en premier lieu, puis par l'intermédiaire de la colonne expéditionnaire qui, descendait du fleuve, et avait été contaminée à bord de *l'Espadon* d'abord, puis à Bakel, et finissait par répandre la maladie partout où elle passait.

Localités marécageuses, plaines de sables dépourvues de végétation; rochers arides, à sol de basalte comme Gorée, toutes les localités ont été, au Sénégal, également propres à la propagation de la fièvre jaune, maladie infectieuse et transmissible sur laquelle la qualité du sol ne paraît pas avoir d'action. La fréquence des épidémies dans l'île de Gorée, rocher isolé comme un véritable navire en mer, est bien la preuve de l'indifférence de la nature du sol devant la propagation épidémique de la fièvre jaune.

Les îles de Loss, dont les Anglais avaient espéré faire un *sanatorium* pour leur colonie de Sierra-Leone, ont été ravagées par la fièvre jaune.

Les hautes altitudes du pays de Sierra-Leone permettent seules d'espérer de trouver, dans ces régions, un *sanatorium* capable de mettre les troupes à l'abri de la fièvre jaune. Les casernes anglaises, qui dominent la ville de Freetown, ont souvent préservé les troupes de l'épidémie qui régnait au pied du coteau sur lequel elles sont élevées. L'altitude de ces casernes nous a paru beaucoup trop faible pour expliquer à elle seule la préservation que lui attribue Horton. Les facilités très grandes de l'isolement des troupes sur le plateau qui domine le centre de Freetown a dû jouer le plus grand rôle dans cette préservation. Les hautes montagnes du voisinage rempliraient bien plus sûrement ce même rôle d'isolement, en y joignant l'avantage d'une élévation assez considérable pour que la différence de niveau puisse avoir une influence bien accusée par elle-même, comme cela a été observé à la Guadeloupe et au Mexique. L'égalité climatérique de toutes les saisons de l'année, à Sierra-

Leone, place la partie basse du pays dans les conditions les plus défavorables par rapport à la fièvre jaune. Cette égalité lui fait perdre les avantages dont le Sénégal proprement dit jouit pendant sa saison sèche et fraîche; elle a pour compensation l'abaissement de la température que procurent les hautes altitudes. Le gouvernement anglais pourrait en faire profiter ses troupes s'il était forcé de remplacer la garnison noire de Sierra-Leone par des Européens

Au Sénégal, la dispersion des troupes, par petits groupes isolés, sur la surface du pays est, grâce à la faible densité de la population, le meilleur moyen de préservation contre la fièvre jaune. Cette méthode aurait des résultats beaucoup plus heureux si la nécessite de faire vivre ces groupes d'hommes dispersés n'entraînait pas des communications forcées, puisqu'il est impossible de vivre dans un pays désert. Ces communications portent, avec les choses indispensables à la vie, les principes infectieux et détruisent en partie les avantages de la dispersion. Dans l'épidémie de 1881, les deux camps occupés avant l'apparition de la maladie à Saint-Louis n'ont pas eu un seul malade, et l'un deux n'était cependant qu'à 2 kilomètres de la ville[1].

Enfin, les localités sont plus ou moins exposées à la fièvre jaune, selon le voisinage dans lequel elles se trouvent des régions où cette maladie règne fréquemment. Gorée est plus exposé, pour ce motif, que Saint-Louis. Nous avons dit plus haut les dangers que courrait Bakel par son voisinage de la Haute Gambie. Que deviendra, sous le rapport de la propagation de la fièvre jaune, notre colonie, lorsqu'elle sera sillonnée par des chemins de fer? La fièvre jaune, comme le choléra, suit les grandes voies de communications. On peut prévoir quel sera le résultat de la facilité beaucoup plus grande des communications dans cette partie de l'Afrique. Ce résultat probable de la création d'un chemin de fer au Sénégal ne doit pas plus arrêter ce progrès, si désirable sous tant de rapports, que ne doit le faire, la considération de ce que cette grande œuvre coûtera en argent et en vies humaines. Tout ce que nous pouvons espérer, c'est que la construction de ce chemin de fer, si elle est faite avec prudence et en tenant compte des

[1] Communication de M. Noury, médecin en chef du Sénégal.

connaissances acquises sur la climatologie médicale du pays et les lois de l'hygiène, ne rappellera pas ce qu'a coûté l'exécution du chemin de fer de Panama. Le rôle du médecin, à l'arrière-garde dans le combat, est à l'avant-garde dans les grandes entreprises où l'homme doit lutter contre les obstacles que lui oppose la nature. Ce rôle, si bien rempli par la médecine dans l'heureuse expédition contre les Ashantis « cette guerre d'ingénieurs et de médecins, selon l'expression de lord Derby », sera rempli par les médecins français, dans la conquête du Sénégal par le chemin de fer.

Influences climatériques. —Il est peu de régions tropicales où le contraste entre les saisons soit aussi marqué qu'au Sénégal ; il n'en est pas où l'influence climatérique sur la marche des épidémies de fièvre jaune soit plus fortement accusée. C'est toujours pendant l'hivernage que la fièvre jaune a fait invasion dans notre colonie, et toujours le déclin des épidémies a été signalé par l'apparition des phénomènes climatériques qui constituent la saison sèche.

Nous avons donné l'indication des années dans lesquelles la fièvre jaune a sévi au Sénégal. Voici maintenant les dates du début et de la fin des épidémies les mieux étudiées.

Rappelons que, dans toutes ces épidémies, excepté en 1881, l'importation a été certaine, et qu'il ne s'agit pas, par conséquent, d'éclosion spontanée de fièvre jaune.

En 1830, la fièvre jaune fut constatée, à Gorée, le 15 juin ; elle disparut dans le milieu d'août. La même année, elle débuta à Saint-Louis, dans les premiers jours d'août, et cessa le 15 novembre.

En 1837, l'épidémie débuta à Gorée, le 11 août, et se termina le 23 novembre.

En 1859, Gorée fut atteint le 9 août ; l'épidémie se termina en décembre. La maladie gagna Saint-Louis en décembre, mais l'épidémie ne put s'étendre ; il n'y eut que 40 cas de fièvre jaune dans cette ville.

En 1866, l'importation eut lieu à Gorée, vers le 15 septembre ; la maladie cessa de sévir le 25 janvier suivant.

En 1867, Saint-Louis fut atteint en août ; l'épidémie cessa en décembre.

En 1878, le premier cas de fièvre jaune fut constaté à Gorée, le 10 juillet. Le dernier malade de l'arrondissement de Gorée succomba, le 26 novembre à Rufisque. L'épidémie atteignit Bakel par importation au mois de juillet et Saint-Louis le 6 septembre. Elle se termina en décembre.

En 1881, la fièvre jaune débuta à Saint-Louis pendant l'hivernage et s'éteignit, avec cette saison, dans la dernière quinzaine de novembre. A Gorée, qui fut atteint en septembre seulement, l'épidémie ne put prendre une grande expansion à cause de l'arrivée de la saison sèche et fraîche ; elle s'éteignit en janvier.

L'examen de ces dates, montre que c'est toujours pendant la saison chaude et humide, c'est-à-dire pendant l'hivernage, qu'ont sévi les épidémies. Lorsque l'importation a eu lieu pendant la saison sèche, comme à Saint-Louis, en 1859, ou près de cette saison, comme à Gorée, en 1881, elle n'a pas pris de grande expansion. L'apparition de la saison sèche et fraîche a toujours été, au Sénégal, le signal de la fin de l'épidémie, alors même que les éléments ne manquaient pas à sa propagation.

L'influence climatérique sur l'apparition, l'expansion et la terminaison des épidémies de fièvre jaune est donc incontestable au Sénégal. L'apparition des vents de Nord-Est et l'abaissement de la température moyenne diurne au voisinage de 20° et au-dessous, les minima absolus de la température, atteignant en moyenne 17°,1 à Saint-Louis pendant la saison sèche et 16°,1 pendant le mois de février, et pouvant descendre jusqu'à 8 degrés [1], sont la cause la plus évidente de la cessation des épidémies de fièvre jaune au Sénégal. Quand il s'agit d'une maladie aussi transmissible que la fièvre jaune, l'histoire du passé ne permet de répondre de l'avenir qu'avec la plus grande réserve. Cependant, on peut affirmer que les dangers de l'importation de la fièvre jaune existent au Sénégal, à Saint-Louis et à Gorée, du début à la fin de l'hivernage : de juin à décembre. C'est entre ces dates que l'on doit craindre le réveil de l'épidémie éteinte en apparence par l'arrivée de la saison sèche et fraîche. Les mois de décembre et même de janvier peuvent voir survenir une épidémie, mais alors les chances d'expansion sont peu nombreuses. De la fin de janvier au commencement de juin, le Sénégal est mis, par les circon-

[1] Comme le 27 décembre 1877.

stances particulières de sa climatologie, sinon à l'abri des importations de la maladie, au moins à l'abri de son expansion épidémique.

Anticipant sur le chapitre actuel, nous avons précédemment, en parlant des pluies sous le climat de Saint-Louis (page 144), indiqué le résultat de nos recherches relativement à l'influence des pluies ou de la sécheresse sur les épidémies de fièvre jaune et conclu, contradictoirement à l'opinion de deux groupes opposés d'auteurs, qu'on ne pouvait attribuer au régime des pluies abondantes ou rares aucune influence démontrée.

Ayant sous les yeux l'état nominatif, avec les dates de tous les décès survenus à Gorée et dans l'arrondissement dont cette île est le chef-lieu, pendant l'épidémie de 1878, prenant, d'autre part, les observations météorologiques faites avec un soin scrupuleux par les Frères des écoles chrétiennes au Sénégal[1], nous avons cherché s'il existait quelques relations entre la marche de l'épidémie et les influences météoriques. Le résultat de cette recherche a été complètement négatif. Accidents de température, état hygrométrique, changement de vent, présence ou absence de grains de pluie, état du ciel, orages et tornades, coloration du papier prétendu ozonométrique, rien ne nous a paru avoir une relation de cause à effet avec la marche de l'épidémie. Seule, l'apparition de la saison sèche, phénomène survenant brusquement, a eu, dans cette épidémie, son influence habituelle, et a été le signal de sa fin.

Les intéressantes recherches faites à la Vera-Cruz par M. Bouffier[2], ont établi que, sous le climat du Mexique, la fièvre jaune endémique suit une marche croissante ou décroissante identique à celle de la chaleur. Dans cette région, la fièvre jaune a son minimum en janvier ; elle augmente jusqu'en juin, et diminue avec l'abaissement de la température. Au Sénégal, la fièvre jaune sévit avec une violence épidémique qui ne permet de constater aucun parallélisme entre la fréquence des cas de maladie ou de décès et la température moyenne. Cependant, relativement aux époques extrêmes des températures les plus hautes et les plus basses, il y a une remarquable analogie entre ce qui se passe au Sénégal et ce qu'on voit au

[1] Voy. nos *Nouvelles recherches sur le climat du Sénégal*, in-4° de 32 p. Paris, 1881, chez Gauthier-Villars.

[2] *Arch. de méd. nav.*, t. III, p. 289 et 520.

Mexique, puisque la saison la plus chaude est celle de l'apparition de la maladie avec intensité, et la saison fraîche celle du minimum des cas ou de leur disparition complète.

Maladie infectieuse, la fièvre jaune n'est qu'indirectement soumise aux influences météoriques. Tous les rapports sur les épidémies sont précédés d'une description plus ou moins précise des circonstances atmosphériques accompagnant l'apparition de la maladie. Presque toujours les coïncidences sont prises par les auteurs des rapports pour des relations de causes à effets. La comparaison des divers récits ne permet qu'une seule affirmation : La fièvre jaune a besoin, pour son expansion libre, d'une température relativement élevée. C'est, au Sénégal, une maladie de l'hivernage, les basses températures sont défavorables à son expansion. Cette proposition est la seule qui nous paraisse incontestable au Sénégal. Tout ce qui a été dit, relativement aux influences des pluies, de la sécheresse et des orages, ne s'appuie que sur des faits particuliers contredits par d'autres faits de même valeur.

« Un des caractères de la non adaptation d'une race à un climat est, dit M. Bertillon, la nocuité extrême que révèlent les épidémies de passage ». Si le Sénégal ne peut tolérer la race blanche par suite de l'intensité du paludisme de son sol, la nocuité des épidémies de fièvre jaune est une nouvelle preuve de l'impossibilité de l'acclimatement des Européens dans ce pays.

CHOLÉRA.

Le choléra épidémique paraît n'avoir jamais atteint le Sénégal avant l'année 1868. A la fin de l'hivernage 1868, les Maures Trarzas fuyant le Sahara, où le choléra ravageait leurs tribus, cherchèrent un refuge sur le bord du Sénégal et à Saint-Louis. Cette dernière ville ne tarda pas à être envahie par la maladie. Sa présence fut constatée le 25 novembre par le décès d'un indigène qui vint mourir à l'hôpital militaire, en quelques heures.

L'épidémie ne tarda pas à se montrer sous sa forme la plus redoutable. Dans le même moment, le village de Dagana fut envahi. Pendant les mois frais de janvier et février, le fléau sembla disparaître; mais l'épidémie se ralluma au mois d'avril. Elle atteignit de nouveau Dagana, tous les points du Cayor, puis la Gambie. Au mois de juin, le choléra se montra dans les environs de Sedhiou, en Casamance. Bakel fut atteint à la même époque, ainsi que la presqu'île du Cap-Vert, Gorée, Dakar et Rufisque.

La *morbidité* par le choléra n'a pu être exprimée exactement par un chiffre.

Mortalité. — Les décès, plus faciles à compter que les malades, ont fourni des chiffres assez exacts de la mortalité dans cette épidémie. A Saint-Louis, il y eut 1212 décès sur 8000 âmes : soit une mortalité de 14 pour 100. Les Européens perdirent 15,2 pour 100 des hommes de leur effectif; les marins, 6 pour 100; les soldats noirs, 14 pour 100. Deux médecins de la marine et le gouverneur Pinet-Laprade furent parmi les victimes. A Sainte-Marie-Bathurst, sur 4000 noirs, 1322 succombèrent; soit une mortalité de 33 pour 100.

Gravité. — La gravité des atteintes du choléra, dans cette épidémie, peut s'exprimer par le rapport du nombre des décès à celui des malades. A l'hôpital militaire, et dans les quatre ambulances provisoires créées autour de Saint-Louis, la gravité de la maladie a varié, pour les Européens, de 42 à 90 décès pour 100 malades, et, pour les indigènes, de 66 à 81 décès pour 100 malades. On estima qu'à Saint-Louis et dans les environs, la gravité de la maladie avait été telle sur les indigènes, qu'il y eut près de 95 décès sur 100 malades.

Ces chiffres montrent que la gravité fut à peu près la même pour les noirs et les Européens faisant partie des troupes; cependant, l'opinion générale fut que les noirs étaient plus exposés à l'épidémie que les blancs.

En dehors des hôpitaux, la gravité du choléra, frappant les indigènes, fut, en effet, hors de proportion avec la manière dont les Européens étaient atteints. Pour les noirs, le choléra présenta une morbidité excessive, et le chiffre de 95 décès sur 100 malades montre que le choléra est plus à redouter, au Sénégal, pour les indigènes que pour les Européens.

DENGUE.

Cette maladie épidémique, connue aussi sous le nom de

fièvre rouge, est aussi remarquable, par ses propriétés éminemment contagieuse, que par sa bénignité. Elle a été observée, au Sénégal, dans les années 1845, 1848, 1856, 1863, 1865, 1871 et 1878; quelques cas furent signalés en 1872 et en 1873, mais sans que la maladie ait pris l'extension épidémique qui lui est habituelle.

La symptomatologie de la dengue n'a présenté, dans notre colonie, aucune particularité; elle a été celle décrite par tous les auteurs. La dengue est toujours la même dans toutes les parties du globe qu'elle parcourt, n'épargnant, jusqu'ici, que l'Europe, moins Cadix et Séville.

On a prétendu qu'il existait une relation entre les épidémies de dengue et celles de fièvre jaune. Pour démontrer la fausseté de cette assertion, il suffit de rapprocher les dates des épidémies de ces deux maladies, si complètement dissemblables. Au Sénégal, il n'y a que des rapports fortuits entre les apparitions de ces deux maladies dans certaines années. On sait, d'ailleurs, que, dans des parties du globe souvent visitées par la dengue, la fièvre jaune est complètement inconnue.

Il n'est pas, dit M. L. Colin [1], de maladie dont le principe contagieux se trouve à un pareil degré de diffusion immédiat dans l'atmosphère. De toutes les affections contagieuses, la dengue est susceptible du plus haut degré d'expansion et de densité.

La *morbidité* de la dengue est si considérable, que cette maladie constitue une véritable pandémie. Les influences *individuelles*, celles des *localités* paraissent nulles, au Sénégal, devant la dengue. Les personnes de toutes races, de toutes professions et de tout âge sont également atteintes. Cependant, la morbidité, dans les dernières épidémies, a été moindre que celle signalée par M. Cotholendy dans l'épidémie de la Réunion [2]. La *mortalité* est à peu près nulle, en général; elle a toujours été nulle au Sénégal.

L'*influence météorique* s'accuse nettement au Sénégal: de même qu'à la Réunion, c'est pendant l'hivernage que la dengue apparaît de préférence. Les statistiques de Saint-Louis et de Gorée n'indiquent des cas de dengue que de juin à no-

[1] *Traité des maladies épidémiques*, p. 580.
[2] *Arch. de méd. nav.*, 1873.

vembre; à peine quelques cas (peut-être douteux) ont-ils été signalés au mois de décembre.

VARIOLE.

La variole est fréquente sur toute la côte d'Afrique, et souvent les villages indigènes sont presque détruits par les épidémies de variole. Au Sénégal, les épidémies ont été nombreuses dans la population. Elles n'ont fait l'objet d'aucune étude spéciale. Régnant, le plus souvent, sur la population civile non préservée par la vaccine, la variole occasionne de grands ravages, mais les documents conservés dans nos hôpitaux militaires présentent peu d'intérêt relativement à cette maladie. Elle envahit le Sénégal souvent en venant du Nord, apportée par les Maures qui ont même enseigné aux noirs l'inoculation rarement mise en pratique.

Les indigènes n'éprouvent aucune répugnance à se faire vacciner. Nous avons fait, dans ce pays, un nombre considérable de vaccinations et nous avons pu constater l'empressement des indigènes à répondre aux appels faits par les crieurs publics. Cependant, il n'y a aucun service régulier de vaccination, et le vaccin manque souvent. Parfois, l'épidémie est venue de l'Est ou du Sud. Dans certains cas, comme en 1869, la maladie a été importée d'Europe par voie maritime.

Une épidémie de variole a frappé, en 1881, la population indigène pendant que la fièvre jaune frappait les Européens.

La traite des nègres a fréquemment répandu la variole sur toute la côte d'Afrique, et souvent les navires négriers ont été le théâtre d'épidémies. Nous ne savons ce que l'on doit penser de ce que dit Horton de l'influence très favorable du vent d'harmattan sur les épidémies de variole. Ce qui a été observé une fois ne le sera peut-être pas de nouveau.

Les épidémies de variole ont été fréquentes à Sierra-Leone. Les fièvres éruptives ont fourni une morbidité de 23 pour 100 dans la garnison de cette colonie. Dans l'hôpital de Kissey, réservé aux esclaves pris sur les négriers, la *gravité* de la variole fut, en 1848, représentée par 71 décès sur 122 entrées ; soit 57 pour 100. En 1817 et 1819, la colonie de Sierra-Leone avait été rudement éprouvée par la variole : plus de 1000 individus succombèrent.

Les statistiques relatives à la variole dans les hôpitaux de Saint-Louis et de Gorée sont incomplètes, par suite de la création d'hôpitaux spéciaux temporaires lorsque les épidémies éclatent dans le pays.

La **rougeole** n'a pas, à la côte d'Afrique, la même bénignité qu'en France ; elle est souvent une cause de décès. A Sierra-Leone, en 1848[1], 71 entrées à l'hôpital de Kissey pour rougeole, donnèrent 47 décès (66 pour 100). La rougeole fut donc plus grave que la variole elle-même. Les quelques cas de rougeole que nous avons observés, à Dagana, sur des enfants indigènes, ne nous ont pas paru avoir un caractère de malignité plus grande qu'en Europe.

Nous n'avons jamais vu de **scarlatine** au Sénégal. M. Chassaniol l'a observée[2], et dit qu'elle se distingue assez facilement de la rougeole chez le nègre.

La **coqueluche** a souvent sévi à l'état épidémique au Sénégal. Nous n'avons trouvé aucune mention d'épidémie de **grippe** dans la colonie.

FRÉQUENCE DES MALADIES ET DES CAUSES DE DÉCÈS.

L'énumération que nous venons de faire des maladies les plus intéressantes du Sénégal a besoin d'être complétée par un coup d'œil d'ensemble qui permette de constater leur fréquence relative. Nous avons, dans le tableau suivant, classé les maladies observées dans les deux hôpitaux de Saint-Louis et de Gorée, selon la morbidité et la mortalité qu'elles ont offertes dans la période des vingt années comprises entre 1852 et 1873.

Ce classement ne pourrait être considéré comme définitif que si, dans tout autre groupe de vingt années, la morbidité et la mortalité devaient être les mêmes. Si l'on peut penser que ces expressions de la fréquence et de la gravité morbide resteraient probablement représentées par des chiffres très voisins de ceux indiqués pour les maladies endémiques et les maladies spora-

[1] Horton.

[2] *Contribution à la pathologie de la race nègre* (*Arch. de méd. nav.*, 1865)

diques, on peut affirmer que les maladies épidémiques se comporteraient autrement.

Nous avons groupé sous le même titre, toutes les affections chirurgicales dont la fréquence n'a pas été indiquée spécialement; nous avons agi de même pour les maladies vénériennes. Enfin, sous le titre de maladies non classées, nous avons compris les maladies internes qui méritaient moins d'attirer l'attention.

Classement des maladies par ordre décroissant de :

Morbidité ou fréquence des entrées sur 1000 hommes des corps dont l'effectif est connu.	
1° Fièvre intermittente	857
2° Dysenterie et diarrhée	296
3° Maladies vénériennes	118
4° Anémie	113
5° Maladies chirurgicales	109
6° Maladies non classées ici	101
7° Bronchite	51
8° Hépatite	44
9° Fièvre jaune	37
10° Fièvre pernicieuse	32
11° Embarras gastrique	21
12° Fièvre bilieuse mélanurique	16
13° Colique sèche	14
14° Rhumatisme	14
15° Ténia	9
16° Pneumonie et pleurésie	8
17° Phthisie pulmonaire	7
18° Dengue	5
19° Choléra	5
20° Insolation	2
21° Variole	1
22° Ver de Guinée	1
Morbidité générale	1863

Mortalité ou fréquence des décès sur 1000 hommes des corps dont l'effectif est connu.	
1° Dysenterie et diarrhée	19
2° Fièvre jaune	17
3° Fièvre pernicieuse	13
4° Maladies non classées ici	5
5° Fièvre bilieuse mélanurique	5
6° Choléra	3
7° Hépatite	3
8° Anémie	2
9° Phthisie pulmonaire	2
10° Insolation	1
11° Colique sèche	1
12° Pneumonie et pleurésie	1
13° Maladies chirurgicales	1
Mortalité générale	73

L'influence de la malaria est fortement accusée, puisque le chiffre des entrées pour fièvres intermittentes, grossi de celui des entrées pour fièvres pernicieuses et pour fièvres bilieuses mélanuriques, atteint 905 hommes sur 1000. Comme il ne s'agit que des entrées à l'hôpital, et non des exemptions de service, un certain nombre d'individus restant traités chez eux ou dans les infirmeries, on peut dire qu'il y a plus de 9 entrées par an, pour fièvres, sur 10 hommes. Les individus qui échappent à la fièvre sont l'exception.

Le caractère souvent épidémique de la dysenterie fait varier d'une manière très sensible les chiffres afférents à cette maladic; c'est l'affection la plus commune après la fièvre intermittente; elle est la plus grande cause de mort au Sénégal.

De la morbidité et de la mortalité on pourrait déduire la gravité relative de chaque affection. Cependant, le classement précédent ne portant que sur les hommes dont l'effectif est connu, il est préférable de prendre comme expression de la gravité des maladies les rapports des décès aux entrées totales dans les hôpitaux, sans tenir compte du nombre des hommes ayant fourni ces entrées et ces décès. Voici ces rapports :

Classement des maladies par ordre décroissant de gravité ou fréquence des décès sur 1000 entrées pour la même maladie.

1° Fièvre pernicieuse	480	8° Variole	92
2° Phthisie pulmonaire	480	9° Maladies non classées ici	73
3° Insolation	440	10° Dysenterie et diarrhée	72
4° Choléra	425	11° Hépatite	66
5° Fièvre jaune	415	12° Maladies chirurgicales	28
6° Fièvre bilieuse mélanurique	255	13° Anémie	27
7° Pneumonie et pleurésie	166	14° Colique sèche	9

Il faut noter que cette expression de la gravité n'est qu'une approximation assez vague. Elle n'est vraie que relativement aux maladies aiguës, telles que la fièvre jaune et la fièvre pernicieuse, par exemple, pour lesquelles l'évacuation des malades sur la France ne peut avoir lieu. En donnant à ces chiffres une valeur absolue, on pourrait être conduit à des idées erronées relativement aux maladies dans lesquelles le décès ne survient qu'après un temps très long pendant lequel le malade peut être soustrait à la mort par la fuite en Europe, au moins à la mort au Sénégal. C'est ainsi que, par sa durée très longue. la dysenterie se trouve placée à un rang qu'elle serait sans doute loin d'occuper, si l'on pouvait savoir exactement ce que deviennent tous les hommes renvoyés en Europe pour cette cause.

VII

État sanitaire du Sénégal.

—

1° ÉTAT SANITAIRE EN GÉNÉRAL

La statistique médicale de la colonie du Sénégal, pendant une période de vingt années (1852-1873), pendant laquelle 23 545 hommes ont passé dans la garnison de la colonie, peut se résumer de la manière suivante : 1000 hommes ont fourni, chaque année, 1819 entrées aux hôpitaux[1], 73 décès et 150 rapatriements pour causes de maladies. Ce résultat peut s'exprimer sous une autre forme : la garnison du Sénégal fournit, chaque année, aux hôpitaux, un peu moins de 2 maladies par homme, compte 1 décès sur moins de 14 hommes, 1 rapatriement pour raison de santé sur moins de 7 hommes. La garni-

[1] *Traité des maladies des Européens au Sénégal*, t. II, p. 316. — Nous citons ici les chiffres tels qu'ils sont donnés dans l'ouvrage de M. Bérenger-Féraud. Il faut remarquer, cependant, que les relevés par maladies, insérés plus haut, indiquent 1863 entrées aux hôpitaux sur 1000 hommes de l'effectif, et 73 décès. Le relevé par corps de troupes donne 1865 entrées sur 1000 hommes de l'effectif de tous les corps, et 70 décès. D'après ce dernier mode de recensement, le chiffre des rapatriements atteindrait 158 pour 1000 hommes de l'effectif. Ces différences, peu importantes, proviennent de difficultés dans la connaissance des effectifs réels. Si l'on considère seulement les deux hôpitaux réunis de Saint-Louis et de Gorée, on trouve que : sur 66 491 entrées, en 20 ans, dans ces deux hôpitaux, on a pu connaître les effectifs correspondant aux entrées de 42 835 malades et aux décès de 1726 malades. — Ces nombres donnent 1831 malades pour 1000 hommes, et 73 décès. Ainsi, le chiffre de la morbidité générale est de 1831 millièmes de l'effectif, en opérant sur les nombres généraux de ces deux hôpitaux. Il serait de 1819 dans tout le Sénégal, d'après M. Bérenger-Féraud ; de 1863 ou 1865 millièmes, d'après les statistiques des maladies prises en particulier, ou d'après celles des différents corps de troupes.

son subit, chaque année, pour causes de maladies, un déchet de 1 homme sur moins de 5; le déchet comprenant les rapatriements et les décès.

Si on élimine les chiffres des maladies épidémiques, on trouve, sur 1000 hommes, 1756 malades et 59 décès, ou 3 malades pour 2 hommes environ, et 1 décès sur 17 hommes.

Les réflexions sur l'importance de ces chiffres, comme expression de l'insalubrité du Sénégal, sont inutiles. Il suffit de les rapprocher de ceux exprimant la morbidité et la mortalité militaire en France. D'après M. L. Colin[1], en France, 1000 hommes de troupes fournissent, par an, de 251 à 336 entrées à l'hôpital. Au Sénégal, le nombre des entrées est de 1819.

En France, la mortalité des troupes diffère peu de celle du groupe de la population civile, compris entre 20 et 35 ans. Cette mortalité est voisine de 10 décès par an sur 1000 vivants. Au Sénégal, on compte 73 décès sur 1000 vivants. De plus, les maladies pour lesquelles les congés permettant le retour en Europe sont délivrés, laissent à ces prétendus convalescents des chances de mort beaucoup plus considérables que celles courues par les hommes qui, en France, sortent de l'armée en congés de réforme.

Telles sont les conditions générales de l'état sanitaire de la colonie. Il faut, maintenant, examiner les modifications apportées à ces conditions par les circonstances relatives aux individualités, au temps et aux lieux.

2° ÉTAT SANITAIRE SELON LES INDIVIDUS.

Voici, pour les troupes européennes, quelles ont été les proportions des malades, des congés de convalescents et des morts dans les divers corps de troupes de la colonie du Sénégal, relativement aux effectifs[2].

[1] *Dictionnaire encyclopédique des sciences médicales*, article *Morbidité militaire*.

[2] D'après le *Traité des maladies des Européens au Sénégal*, t. II, p. 278.

1000 hommes de chaque corps fournissent dans l'année :

	Malades.	Convalescents.	Morts.
Marine..	2031	306	80
Discipline	1987	115	85
Artillerie..	1830	136	66
Infanterie.	1760	130	76
Cavalerie..	1717	106	44
Garnison Européenne.. . .	1865	158	70

Nous avons figuré, dans la planche ci-contre, le déchet produit, chaque année, sur 100 hommes de chaque corps de troupes par la mort, par les renvois en France comme malades ou prétendus convalescents. Il nous a paru intéressant d'y joindre la représentation figurée du déchet produit, par les mêmes causes, sur 100 médecins de nos collègues appelés à servir dans la colonie.

Chaque colonne figure un groupe de 100 hommes. La partie teintée en noir exprime le déchet produit par la mort; celle teintée par des rayures, le déchet causé par le rapatriement pour maladies. La partie blanche de la colonne représente le nombre d'hommes restés propres au service.

D'après le tableau ci-dessus et la représentation graphique des données qu'il contient, les marins sont les plus exposés. Ils fournissent le plus de malades et les congés de convalescence sont, pour eux, les plus nombreux. La délivrance de ce grand nombre de congés diminue un peu la mortalité, du moins, elle est inférieure à celle des soldats disciplinaires.

Ces disciplinaires sont les plus gravement atteints par le climat; le nombre de leurs décès est supérieur à celui des hommes des autres corps. Ceci provient d'un séjour prolongé dans la colonie, et en partie d'une sévérité plus grande dans la délivrance des congés de convalescence. Les disciplinaires ont moins de malades que les marins et plus de morts que ces derniers. Alors que le nombre des renvois en convalescence de marins est supérieur au sixième des malades et triple du nombre des morts, les disciplinaires ne sont rapatriés que dans la proportion de 1 malade sur 17. Le nombre de ces rapatriés est à peine un peu au-dessus de celui des morts.

La cavalerie fournit la moindre part à la morbidité générale et à la mortalité. On peut en attribuer la cause au maintien habituel de la cavalerie dans la ville même de Saint-Louis, et à la composition de ce corps, qui compte dans ses rangs un certain nombre d'indigènes.

Déchet produit, en un an, au Sénégal, par la mort et les renvois en convalescence sur 100 hommes de chaque corps et sur 100 médecins.

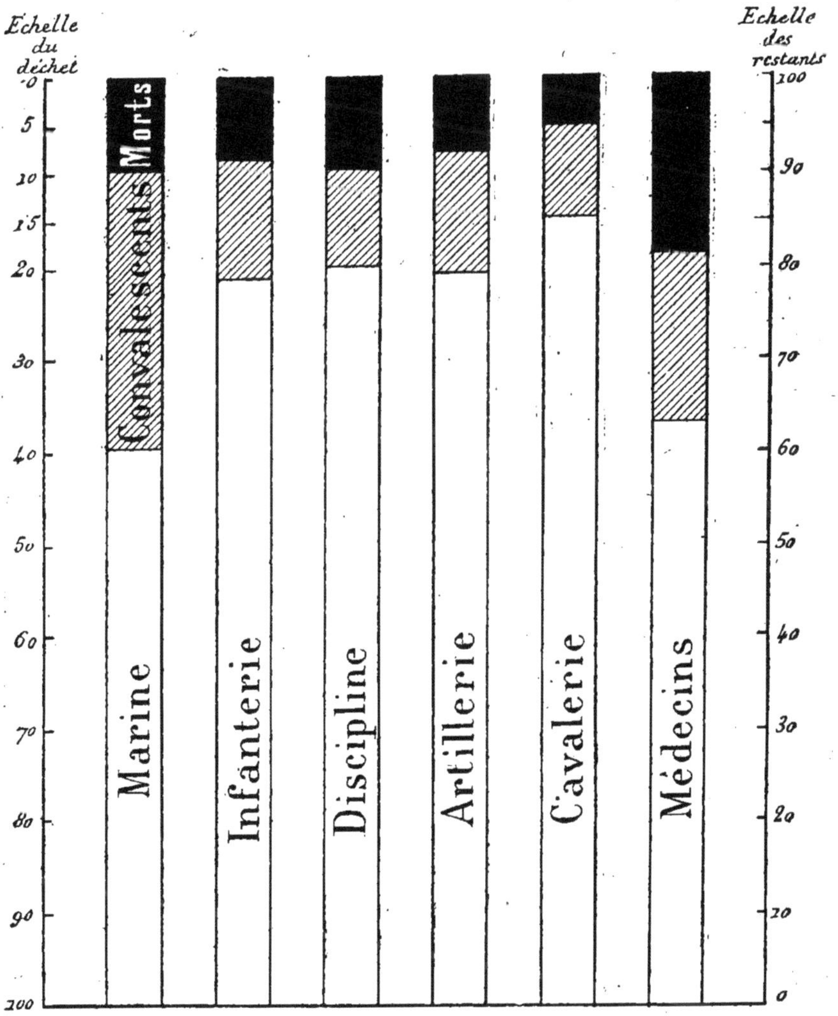

L'infanterie et l'artillerie sont plus éprouvées que la cavalerie. La mortalité de l'infanterie est supérieure à celle de l'artillerie. Il y a peu de différence entre la morbidité des deux corps, et les hommes en sont à peu près aussi souvent rapatriés pour causes de maladies.

Dans une statistique spéciale aux médecins de la marine ayant passé au Sénégal pendant 53 années (1819 à 1873),

M. Bérenger-Féraud trouve que, sur 100 médecins venus dans la colonie, 18 y succombent et 18,5 sont renvoyés malades en France. Cette statistique ne comprend pas les deux années des dernières épidémies de fièvre jaune qui ont frappé si douloureusement le corps médical du Sénégal. Remarquons que, pour le rapatriement en convalescence, les médecins, seuls juges de cette nécessité, sont pour eux-mêmes d'une sévérité telle qu'ils se trouvent placés sur le même pied que les disciplinaires. Ils ne sont rapatriés, pour causes de maladies, que dans une proportion égale à celle de leurs morts. Le séjour des médecins au Sénégal se passe presque tout entier dans les postes les plus malsains du pays. Cela suffit pour expliquer l'énorme différence entre les chances de décès des médecins et celles des hommes des diverses troupes. La planche que nous avons donnée plus haut montre, sans qu'il soit besoin de l'accompagner de commentaires, les ravages faits par la maladie et la mort sur la garnison européenne du Sénégal et sur les médecins appelés à la suivre partout.

Tout ce que nous avons dit depuis le commencement de ce chapitre n'est applicable qu'aux Européens. Il est regrettable que nous ne puissions pas donner, relativement aux indigènes, des relevés statistiques aussi précis. L'état actuel de notre colonie, où tous les services sont momentanément désorganisés par la grande mortalité causée par la fièvre jaune, nous a empêché de nous procurer les éléments d'une statistique de la mortalité et de la natalité des indigènes, et nous serons forcé de nous borner à exposer qu'elles sont, sous ce rapport, les conditions des indigènes de la colonie anglaise de Gambie, lorsque nous parlerons de l'état sanitaire de cette partie de la côte d'Afrique.

Le classement donné plus haut des maladies du Sénégal par ordre décroissant de morbidité et de mortalité, n'est applicable qu'aux Européens ; il diffère beaucoup de celui des indigènes. Nous ne possédons pas, pour ces derniers, la morbidité et la mortalité réelles, puisque nous ignorons les effectifs, mais les statistiques nosocomiales nous fournissent les renseignements suivants, relatifs à des périodes prises en dehors des époques d'épidémie et intéressants à rapprocher de ceux que nous avons donnés pour les Européens.

Classement des maladies des Indigènes par ordre décroissant :

Nombre des entrées sur 100 entrées d'Indigènes.	
1° Maladies chirurgicales	30
2° Maladies sporadiques	15
3° Dysenterie et diarrhée	12
4° Maladies vénériennes	12
5° Fièvre intermittente	9
6° Bronchite	8
7° Pneumonie et pleurésie	4
8° Ténia	4
9° Phthisie pulmonaire	2
10° Hépatite	2
11° Accès pernicieux	1
12° Rhumatisme	1
Total	100

Nombre des décès sur 100 décès d'Indigènes.	
1° Maladies sporadiques	38
2° Dysenterie et diarrhée	17
3° Pneumonie et pleurésie	16
4° Maladies chirurgicales	12
5° Phthisie pulmonaire	10
6° Accès pernicieux	4
7° Hépatite	2
8° Anémie	1
Total	100

Le nombre élevé des affections chirurgicales, relativement aux autres causes d'entrées et de décès, résulte en partie de ce que nos soldats ou employés indigènes ont plus volontiers recours aux hôpitaux pour les blessures que pour les maladies internes, dont ils préfèrent se faire traiter à domicile ce dont ils ont la latitude. La dysenterie est, de toutes les maladies internes, la plus grande cause d'entrées aux hôpitaux. Comme pour les Européens, cette maladie est la plus grande cause de décès. Les affections thoraciques occupent, pour les noirs, un rang fort différent de celui qu'elles ont dans les classements que nous avons donnés plus haut relativement aux Européens. Inutile d'insister sur l'intéressant parallèle qui peut être établi entre ces divers classements, de la fréquence des entrées et des décès selon les maladies et selon les races.

3° ÉTAT SANITAIRE DU SÉNÉGAL SELON LES ÉPOQUES.

D'une année à l'autre, les conditions sanitaires de notre colonie éprouvent de fortes variations. Ce que nous avons dit de la fièvre jaune, qui enlève, selon les épidémies, de 29 à 61 pour 100 des Européens présents, montre suffisamment quels effrayants dangers les Européens peuvent avoir à courir dans cette contrée. Si l'on écarte les années pendant lesquelles ce fléau a fait son apparition (6 années sur 52 ou une sur sept), on trouve encore de grandes variations, d'une année à l'autre, dans l'état sanitaire du pays. La mortalité nosocomiale a varié, à l'hôpital de Gorée, dans trente années différentes, de 10 pour 100 malades en 1829, à 26 pour 100 malades en 1861. Dans les années d'épidémie, le rapport du nombre des décès à celui des malades de toutes sortes a pu s'élever à 25 pour 100. Ce chiffre, nous l'avons dit, n'a que peu de signification puisqu'il dépend de la durée de l'épidémie.

Il serait extrêmement intéressant de comparer l'état sanitaire des années successives et de rapprocher ces comparaisons de celles des divers états atmosphériques correspondants. Pour que ce travail pût se faire avec quelque chance d'arriver à des appréciations exactes, il faudrait que les faits eussent été recueillis, dans ce but, avec une méthode uniforme et pendant une longue suite d'années. Les changements trop fréquents de personnes, au Sénégal, ne laissent guère espérer que ce travail puisse être entrepris d'ici longtemps.

Il est plus facile de comparer entre elles les divisions artificielles ou naturelles de l'année. Les périodes courtes peuvent être vues plusieurs fois par le même observateur. La répétition fréquente d'oscillations semblables permet d'établir un parallèle entre les faits médicaux et les faits climatériques. Nous nous sommes efforcé, dans le chapitre précédent. de mettre en évidence l'influence des agents climatériques sur l'apparition et la fréquence de certaines maladies particulières; il ne nous reste qu'à jeter un coup d'œil d'ensemble sur les influences du climat sur les maladies en général. Les affections chirurgicales et vénériennes et beaucoup de maladies sporadiques se répartissent également sur toutes les époques de l'année, nous avons tout intérêt à les écarter. Les maladies épidémiques, frappant irrégulièrement pendant des époques très variables, doivent être étudiées à part. Restent les maladies endémiques qui forment un groupe homogène. Elles dominent, d'une façon presqu'exclusive, la pathologie des Européens. Ce sont elles qui doivent, avant tout, attirer l'attention du médecin. Aussi, en parlant de l'état sanitaire selon les époques, n'aurons-nous en vue que ce groupe de maladies, dans lequel les affections d'origine paludéenne dominent tellement que nous allons retrouver en partie ce que nous avons dit en parlant plus spécialement des fièvres intermittentes, ce qui nous permettra de ne pas longuement insister sur le sujet actuel.

Notre livre sur le climat du Sénégal contient une carte sur

laquelle est figuré l'état sanitaire de chaque localité de cette contrée, selon les quatre saisons météorologiques. A côté de la représentation graphique de la fréquence des maladies se trouvent indiquées ou figurées les principales conditions météoriques correspondantes, telles que la fréquence des vents, la fréquence des pluies, la température. Nous n'aurions actuellement que peu de modifications à apporter à cette carte. Elle pourrait, cependant, être complétée ou corrigée sur quelques points à l'aide des nouveaux documents que nous avons donnés dans un précédent chapitre. Le tableau suivant permettrait de donner des cartes semblables pour chacun des mois de l'année et pour les diverses divisions de l'année. Pour compléter cette étude, il faudrait joindre à ce tableau celui de la mortalité mensuelle dans chaque localité. La chose n'est pas possible; voici pourquoi : Les garnisons blanches des postes de l'intérieur comptent trop peu d'individus pour que les chiffres des décès aient une réelle signification. De plus, la facilité qu'offrent certaines localités de pouvoir évacuer leurs malades graves sur les hôpitaux du chef-lieu ne laisse pas connaître quelle est la véritable mortalité dans ces localités. Dans certains postes, la mortalité paraîtraît très faible où même nulle, alors qu'elle serait considérable s'il n'était pas possible d'évacuer les malades.

A Saint-Louis, à Gorée, dans le Bas-Sénégal, à une faible distance de la mer; à Dagana, à Podor, dans le Cayor et au Bas de la côte, la saison sèche est en même temps la saison fraîche, justement nommée la *bonne saison*. Il y a, en général, deux fois moins de malades à cette époque de l'année que dans l'hivernage. Les postes du haut du fleuve, ceux de Bakel et de Médine font une remarquable exception. Ils comptent plus de malades dans la saison sèche que dans l'hivernage; ce qui s'explique, en partie, par les influences climatériques, en partie par les difficultés du renouvellement des garnisons à un moment où les hommes sont épuisés par l'hivernage précédent. Cependant, à Bakel, le début de la saison sèche est bien une époque relativement bonne au point de vue des sensations physiologiques. C'est pendant trois mois une saison fraîche.

État sanitaire des postes du Sénégal selon les époques, entrées à l'hôpital pour maladies endémiques sur 100 hommes de garnison.

MOIS.	SAINT-LOUIS.	GORÉE.	DAGANA.	PODOR.	BAKEL.	MÉDINE.	RUFISQUE, THIÈS, M'BIDGEM.	SÉDHIOU.
Décembre	8	11	47	16	90	86	47	64
Janvier	5	9	32	24	105	96	36	60
Février	7	6	29	25	81	99	32	50
Mars	5	7	26	31	107	59	27	49
Avril	4	5	40	25	86	78	20	33
Mai	5	6	23	16	54	63	18	37
Juin	5	6	17	31	67	47	26	54
Juillet	6	7	19	21	58	76	23	75
Août	19	10	33	46	83	36	88	6[illegible]
Septembre	18	11	66	96	75	63	111	72
Octobre	18	16	43	51	88	89	91	60
Novembre	7	15	29	25	98	86	59	66
Saison sèche	34	44	197	137	523	481	180	293
Hivernage	73	65	207	270	469	397	398	396
Année	107	109	404	407	992	878	578	689

Descendons dans la division de l'année en trimestres correspondant aux saisons météorologiques d'Europe. M. Bérenger-Féraud a rendu notre tâche facile, en adoptant, pour une partie de sa statistique des maladies des Européens au Sénégal, la division que nous avions préconisée dans notre étude sur le climat de cette contrée. Au lieu de suivre la division administrative, qui fait commencer le premier trimestre avec l'année civile, nous faisons, comme les météorologistes, débuter l'année au 1er décembre; de sorte que le premier trimestre correspond à l'hiver de l'hémisphère boréal.

On a pu constater, lorsque nous avons étudié les maladies en particulier, combien cette division groupe les phénomènes météoriques et médicaux d'une façon favorable. Les divisions trimestrielles portent, dit M. Bérenger-Féraud, sur un temps trop long; cet auteur préfère la division bimensuelle. Tant qu'à multiplier ainsi les périodes, autant ne conserver que la giques existent incontestablement, dans les deux parties de la contrée, à la fin de l'hivernage. Cette époque sera sans doute celle du plus grand nombre des maladies et des plus graves atteintes dans toutes les parties du Sénégal. Il n'y a là, cependant, qu'une vue théorique que les faits pourraient venir démentir.

4° ÉTAT SANITAIRE DU SÉNÉGAL SELON LES LOCALITÉS.

Les différences entre l'état sanitaire, d'une saison à l'autre vont en diminuant de la côte à l'intérieur, ou de l'ouest à l'est, et en diminuant du nord au sud. A Saint-Louis, à Gorée, il y a réellement une bonne saison, une époque où les hôpitaux sont presque vides. C'est l'époque des vents réguliers des alizés, celle de la sécheresse. Dans l'intérieur, la saison sèche diffère peu de l'hivernage, sous le rapport du nombre des malades. En descendant vers le midi, le contraste entre l'insalubrité des diverses saisons est de moins en moins marqué. L'allongement de l'hivernage, à mesure que l'on se rapproche de l'équateur et par suite des régions où les deux passages du soleil au méridien sont plus distants l'un de l'autre et les pluies plus abondantes et plus persistantes, correspond à une aggravation du nombre des malades, et aussi de l'intensité des manifestations de la malaria.

Les considérations dans lesquelles nous sommes entré relativement à la topographie des localités et à leurs climats particuliers nous permettent d'abréger ce que nous aurions à dire de l'insalubrité des diverses localités.

Les chiffres donnés dans le dernier tableau n'ont pas une valeur absolue. Ils représentent la morbidité nosocomiale, et c'est ici le cas de répéter avec Hirsch : « les hôpitaux n'expriment pas réellement l'état sanitaire des localités où ils sont placés. » C'est surtout vrai lorsqu'il s'agit d'établissement évacuant continuellement leurs malades les uns sur les autres. Gorée est plus salubre que Saint-Louis, malgré le chiffre plus considérable exprimant la morbidité de la première ville. Voici l'énumération de nos possessions françaises du Sénégal dans l'ordre croissant de l'insalubrité :

Gorée est incontestablement le point le plus favorisé. Par

son sol, par sa météorologie, par son éloignement de la terre ferme, par son isolement, c'est le véritable *sanatorium* de notre colonie; *sanatorium* bien imparfait, si l'on se tient à l'étymologie du mot (*sanator*, qui guérit). Les individus qui ne quittent jamais l'île sont à l'abri du paludisme. Il est vrai que le mouvement maritime qui se fait en rade de cette île l'expose, plus que tout autre point, à l'invasion par la fièvre jaune. Peut-être la côte d'Arguin offre-t-elle une localité plus salubre encore que Gorée et moins exposée à la fièvre jaune. Mais Arguin ne jouit de cette supériorité que parce que c'est le désert.

La *presqu'île de Dakar* vient immédiatement après Gorée. Les causes de l'insalubrité de la ville naissante de Dakar sont locales. Elles disparaîtront facilement lorsque cette ville sera construite, son sol soumis à un drainage convenable, et sa surface rendue imperméable. Il n'est pas possible de trouver, en Sénégambie, un point plus favorable pour en faire le centre d'une cité commerciale. Nous partageons l'avis de la commission supérieure instituée pour l'étude des questions relatives à la mise en communication par voie ferrée du Sénégal et de l'intérieur du Soudan[1]. « La position géographique du Cap-Vert, de Dakar, par conséquent, présente au point de vue du climat les caractères d'un maximum de salubrité très remarquable qui en fait le lieu où il est le plus désirable de centraliser les affaires sur la côte occidentale d'Afrique. Non seulement le Cap-Vert est de facile atterrage, la rade de Dakar vaste, de bonne tenue, de profondeur satisfaisante et bien abritée ; mais la position avancée de cette pointe africaine en doit faire le lieu naturel de stationnement des paquebots de l'Europe et de l'Amérique du Sud, et de ceux qui d'Europe se rendent à la Guinée ou au cap de Bonne-Espérance. C'est donc, à tous égards, une position de premier ordre, dont la France doit être jalouse d'accroître l'importance et les ressources. »

A Dakar, par un heureux concours de circonstances, se trouvent réunies, aux conditions les plus favorables sous le rapport commercial, maritime et militaire, les conditions les plus favorables au point de vue de la préservation de la vie des

[1] Voy. *Pénétration au Soudan* (*Sénégal-Niger*) in *Revue maritime et coloniale*, août 1881.

Européens. L'auteur anonyme de ce rapport a bien voulu attacher un certain prix à nos travaux antérieurs sur la climatologie du Sénégal Nos nouvelles recherches ne font que confirmer les conclusions de nos premières études. Les personnes placées à la tête de la réussite de cette grande entreprise ont compris toute la gravité de la question médicale dont elle se complique.

Gorée est plus salubre actuellement que Dakar. L'établissement d'un chemin de fer, la création d'une ville ne se font pas, sous ces climats, sans des travaux qui accroîtront momentanément l'insalubrité des lieux. Il y aura donc grand avantage à maintenir à Gorée la plus grande masse des troupes européennes pendant la durée des travaux. En face de la ville commerçante de Dakar, Gorée devra être conservée comme ville militaire. L'espace devenu libre sur cette petite île sera avantageusement consacré aux troupes et aux hôpitaux.

Lorsque le chemin de fer terminé traversera notre colonie du Sénégal, on pourra tirer, en temps ordinaire, un grand parti de cette voie de communication pour le transport des troupes. Les postes malsains pourront être confiés aux garnisons indigènes. Il y aura alors tout avantage à masser les troupes blanches dans les localités salubres comme Gorée. Il est bien entendu que, lors de l'apparition de la fièvre jaune, cette agglomération devrait être remplacée par la dissémination des hommes, par petits groupes, sur tout le territoire voisin, où des baraquements habituellement vides devraient être toujours prêts à les recevoir. En temps ordinaire, en faisant habiter les troupes européennes à Gorée et dans la presqu'île du Cap-Vert facilement assainie, on aurait toujours sous la main une force militaire imposante composée d'hommes n'ayant subi aucune atteinte de maladie. Cette force posséderait une résistance double de celle des troupes actuelles.

La ville de *Saint-Louis* est aujourd'hui, après Gorée, la localité la moins insalubre habitée par les Européens au Sénégal. La situation de Saint-Louis, à l'embouchure d'un fleuve, est peu favorable. L'île de Saint-Louis était, autrefois, très marécageuse et hautement insalubre. Son état sanitaire actuel est dû aux travaux considérables qui ont lentement élevé le sol de l'île au-dessus du niveau des eaux. Nous voyons, dans la modification profonde qu'a subie, d'année en année, l'état sanitaire de Saint-Louis, la preuve de l'importance de l'action des moyens hygiéniques. L'élément paludéen agit beaucoup plus sur place que par voisinage L'habitation longtemps continuée par une population dont les efforts sont constamment tendus vers le but de l'assainissement a une influence qui arrive malgré la faiblesse des ressources à modifier profondément l'état du sol.

Saint-Louis était, autrefois, considéré comme plus insalubre que Dagana. Loin de penser, comme Thévenot, que Dagana pourrait être un lieu de refuge pour les habitants de Saint-Louis, nous ne pouvons douter de la supériorité au point de vue sanitaire de Saint-Louis tel qu'il est actuellement sur Dagana. La supériorité de Gorée sur Saint-Louis n'existe pas à un moment quelconque de l'année. Il est incontestable que, malgré le peu de distance qui sépare les deux villes, la situation de Gorée plus au sud se fait sentir par un léger prolongement de l'hivernage dans cette dernière ville. Il vaut mieux passer la fin du mois d'octobre et le commencement de novembre à Saint-Louis qu'à Gorée.

Dans l'ordre croissant de l'insalubrité des localités, les postes de *Dagana* et de *Podor* viennent immédiatement après Saint-Louis. Podor est considéré comme plus insalubre que Dagana; il y a cependant peu de différence entre les deux villes. Le climat de Dagana est moins pénible à supporter que celui de Podor pendant la saison des vents du désert.

Le poste de *Richard-Toll* est très insalubre; cela provient de sa situation fâcheuse. Nous y avons observé des cas simultanés d'accès pernicieux beaucoup plus fréquents qu'à Dagana.

Le poste de *Merinaghen* situé comme Richard-Toll, sur la Taouey, jouit d'une haute réputation d'insalubrité. Il en est de même de tous les petits postes du Cayor. Cet état sanitaire résulte peut-être en partie du peu de confortable des habitations de ces postes. La fièvre bilieuse mélanurique qni est la plus haute expression de l'empoisonnement malarien s'observe plus souvent dans les postes du Cayor qu'à Dagana et à Podor.

Lorsque le chemin de fer traversera le Cayor, la voie ferrée sera forcée d'éviter les marigots et par suite les postes qui la protégeront seront certainement mieux placés au point de vue hygiénique que les postes actuels du Cayor.

Nous avons trop souvent parlé de la grande insalubrité des postes du Haut Sénégal pour avoir à insister sur les dangers de l'habitation de *Bakel* et de *Médine* par les Européens. Ces deux postes sont plus insalubres que tous ceux du bassin du Sénégal. Le danger est augmenté considérablement par l'impossibilité, pendant plus de la moitié de l'année, dans laquelle se trouvent les malades de fuir ces localités. Enfin pour arriver à ces postes il faut faire le voyage pénible qui consiste à remonter le fleuve à contre-courant pendant la saison de l'inondation, en plein hivernage. Les navires à vapeur rendent moins dangereuse qu'autrefois cette navigation. Malgré cela, le voyage suffit pour imprégner fortement de malaria tous les passagers et l'équipage des avisos de transport, de sorte que c'est presque toujours en malade que l'on arrive dans ces postes. Le climat de Médine éprouva rudement le corps expéditionnaire chargé des études du chemin de fer du Sénégal au Niger. Ce corps comptait 393 hommes sur lesquels 224 indigènes et 169 Européens (officiers compris) — le 1er janvier 1881 — plus de un cinquième de l'effectif était indisponible comme malade. En deux mois il y eut 12 décès : 3 indigènes et 9 Européens, soit pour les indigènes un centième de l'effectif et pour les Européens un vingtième. Le tiers de l'effectif des Européens était déjà malade[1].

Nous manquons encore de renseignements médicaux sur les postes de *Bafoulabé* et de *Kita* qui viennent d'être recemment établis. Nous ignorons si ces postes trouvent dans leur situation un correctif léger des conditions défavorables de Médine et de Bakel dont ils paraissent posséder le climat d'après les observations du docteur Bayol.

Le poste de *Kéniéba*, à l'époque des travaux entrepris pour l'exploitation des mines d'or était extrêmement insalubre. Il est vrai que l'on aurait tort de se hâter de juger de l'état sanitaire d'une localité par les résultats obtenus pendant les premiers temps d'une occupation ou pendant une occupation provisoire, et, par cela même, très défectueuse.

Les postes du *Bas-de-la-Côte* sont plus dangereux à habiter que Gorée, Saint-Louis, Dagana et Podor. Leur insalubrité est-elle inférieure à celle de Bakel, comme l'indique le chiffre de la morbidité des troupes? On peut en douter. La fréquence des

[1] *Pénétration au Soudan (Sénégal-Niger)* in *Revue maritime et coloniale* 1881.

accès bilieux et des accès mélanuriques est une preuve de l'infériorité de ces postes. Ils sont fort exposés aux invasions de la fièvre jaune.

5° ÉTAT SANITAIRE DES PARTIES NON FRANÇAISES DE LA SÉNÉGAMBIE.

Les statistiques du département médical de l'armée britannique de 1854 à 1862 indiquent pour les troupes noires de la Gambie : pour 1000 hommes, 978 entrées, aux hôpitaux, et 34 décès.

Sainte-Marie-Bathurst est une des plus funestes localités de la côte. Ce que nous avons dit de la topographie de cette ville, de sa déplorable situation à l'embouchure de la Gambie, suffit pour expliquer ce mauvais état sanitaire. Il ne serait pas difficile de trouver, dans le voisinage même de Sainte-Marie, des localités plus favorablement placées. Ainsi, l'ancien comptoir français d'Albreda, sur la Gambie, jouissait d'une réputation assez favorable. Les hauteurs voisines de ce poste paraissent pouvoir offrir des stations favorables. Si la colonie de la Gambie devient française, il faudra se garder de faire de Sainte-Marie un centre militaire. L'expérience a trop coûté aux Anglais pour que nous tentions d'entretenir une garnison européenne dans cette ville.

Au point de vue des Européens, aucun doute ne peut s'élever sur les dangers de cette station. Ce que nous voulons mettre en évidence, c'est à quel haut degré l'insalubrité de Sainte-Marie s'élève relativement à la population indigène elle-même. L'examen des conditions de la mortalité et de la natalité des indigènes de cette partie de la côte d'Afrique démontre l'influence nocive de la malaria sur les noirs nés dans ce pays. Nous insisterons d'autant plus sur ce sujet, que les documents anglais nous fournissent, pour la Gambie, des renseignements qui nous font défaut pour le Sénégal.

Mortalité des indigènes de Sainte-Marie. — Le docteur Horton donne les relevés des registres de l'état civil de Sainte-Marie, pour huit années successives de 1859 à 1866. L'année 1866 seule est incomplète ; nous n'en tiendrons pas compte.

La population moyenne de la ville est de 6000 indigènes ou métis. Ce chiffre est assez considérable pour nous fournir en partie la loi de la mortalité en Gambie. Le chiffre infime des Européens habitant le pays (36) ne permet de rien conclure à leur égard. M. Horton fait remarquer que la population n'a subi aucun mouvement d'immigration ou d'émigration, condition excellente pour la recherche que nous avons à faire, et que nous ne pouvons espérer rencontrer dans la partie française de la Sénégambie.

La mortalité générale, le rapport des décès annuels au chiffre de la population, est à Sainte-Marie, pour la période de sept ans (1859-1865) de 55,0 pour 1000[1]. Comme l'a démontré M. Bertillon[2], « ce rapport n'a pas la valeur biologique que l'on serait porté à lui attribuer. Cela résulte de ce que la mortalité frappe très diversement chaque âge, et que, suivant qu'une population aura beaucoup de jeunes enfants ou beaucoup d'adultes, ou beaucoup de vieillards, le rapport de ces décès à la population sera fort différent, sans qu'il s'ensuive nécessairement que chaque âge soit frappé différemment. Au point de vue biologique et hygiénique, la mortalité générale a peu d'intérêt; c'est la chance de mourir à chaque âge qui importe ». Les éléments nous font défaut pour étudier ces chances à Sainte-Marie; car nous ne connaissons pas la répartition des vivants par âges. Le tableau suivant nous montre les lois de la répartition des décès selon les différentes époques de l'année, selon certains groupes d'âge, et selon tous les âges réunis. Les décès de tous les âges se répartissent dans l'année de la manière suivante : Le mois de mai est celui du minimum des décès. La mortalité va croissant assez régulièrement jusqu'au mois de septembre, moment du maximum des décès. Elle décroît alors en octobre et novembre, se relève en décembre, de manière à former un second maximum moins prononcé que le premier, puis s'abaisse régulièrement jusqu'au mois de mai.

[1] Celle de la France est de 23,2. Nous avons trouvé celle de la ville de Brest de 32,8 (*Le Climat de Brest et ses rapports avec l'état sanitaire*).

[2] *Dictionnaire encyclopédique des sciences médicales*, art. *Mortalité* et *Autriche*.

Statistique des décès de la population indigène de Sainte-Marie-Bathurst, pendant 7 ans (1859-1865) (6000 habitants, les deux sexes réunis).

MOIS.	NOMBRE DES DÉCÈS EN 7 ANNÉES (CHIFFRES ABSOLUS). (MOIS INÉGAUX)				RÉPARTITION MENSUELLE DE 1200 DÉCÈS DE CHAQUE AGE (MOIS ÉGAUX EN JOURS).			
	AU-DESSOUS DE 7 ANS.	DE 7 A 20 ANS.	DE 20 ANS A ∞.	DE TOUT AGE.	AU-DESSOUS DE 7 ANS.	DE 7 A 20 ANS.	DE 20 ANS A ∞.	DE TOUT AGE.
Décembre.	48	23	91	162	92	131	142	121
Janvier.	35	16	73	124	67	92	114	95
Février.	35	22	36	93	84	150	70	86
Mars.	42	11	49	102	80	63	77	76
Avril.	27	17	46	90	63	121	87	82
Mai.	27	16	56	99	52	92	87	74
Juin.	42	10	56	108	98	69	105	98
Juillet.	61	15	56	132	117	86	87	100
Août.	68	14	67	149	130	80	105	111
Septembre.	80	17	64	161	187	121	122	147
Octobre.	69	20	53	142	132	115	83	106
Novembre.	42	12	63	117	98	80	121	106
Année.	576	193	710	1479	1200	1200	1200	1200

Ainsi, en confondant les décès de tous les âges, on trouve que la plus grande quantité des décès a lieu à la fin de l'été et au commencement de l'automne. Si l'on tient compte de l'âge, on trouve que la mortalité des premiers temps de la vie est considérable (576 décès d'enfants au-dessous de 7 ans contre 710 décès d'adultes au-dessus de 20 ans). La mortalité des enfants influe d'une manière si prononcée sur la loi de la mortalité générale, qu'elle masque celle de la mortalité de l'âge adulte. Les décès des enfants présentent un seul minimum, en mai, et un maximum unique en septembre. Cette loi est celle de tous les pays paludéens.

La mortalité des adultes est toute différente. Dans les mois les plus froids, en décembre surtout, elle a son maximum. Elle s'abaisse rapidement en février, moment du minimum, puis se maintient moyenne jusqu'en octobre pour s'élever brusquement, en novembre et décembre.

Il y a donc un contraste remarquable entre les deux lois, et il n'est pas permis de les confondre en une seule. Les enfants meurent à la fin de la saison la plus chaude (comme dans tous les pays paludéens) ; les adultes meurent au moment de la saison la plus fraîche. Les Européens meurent surtout vers la fin de l'hivernage ; ce sont les chaleurs qui leur sont funestes et le paludisme qui les tue. Il y a contraste relativement aux adultes indigènes. Nous avions formulé une loi en répétant[1] le dicton suivant : « La pousse des feuilles du baobab (saison chaude) annonce la mort des blancs ; sa chute (saison sèche et froide) annonce la mort des noirs ». Cette formule populaire n'est exacte, d'après la statistique de Sainte-Marie, que relativement aux adultes.

Lorsque l'on observe les faits sans les nombrer en les enregistrant, on risque fort de se tromper et de conclure selon les idées préconçues : « La mission évidente de la méthode numérique est de détruire les illusions », dit Chomel[2]. Cette vérité est aussi applicable aux études étiologiques qu'aux études thérapeutiques. Ce sont presque toujours des adultes indigènes pour lesquels les soins du médecin européen sont demandés. Il est rare que les jeunes enfants, surtout ceux du premier âge, soient apportés aux consultations: il en résulte que le médecin qui pratique en Sénégambie est porté à conclure que l'époque où succombent le plus grand nombre des indigènes est précisément celle où les Européens sont le mieux portants. L'examen des statistiques des hôpitaux qui ne reçoivent que des adultes conduit aux mêmes conclusions. C'est à l'époque où les salles des blancs sont à peu près vides que celles des noirs se remplissent. Le contraste est frappant. Mais on a omis de signaler et nous sommes nous-même tombé dans cette faute, celui qui existait entre la mortalité des enfants et celle des adultes. On a conclu à tort de la mortalité de ces derniers à celle de la population totale. En résumé, le paludisme se fait lourdement sentir et aux mêmes époques sur les Européens et sur les enfants indigènes. Les adultes indigènes sont beaucoup moins éprouvés par le paludisme que les enfants et les Européens.

[1] *Dictionnaire de médecine*, article *Sénégambie*.
[2] *Pathologie générale*, p. 689.

Natalité des indigènes de Sainte-Marie. — Le nombre total des naissances enregistrées en sept ans, a été de 720 enfants, dont 384 garçons et 336 filles. La natalité est de 17.1 pour 1000 par an. (Elle est, en France, de 26,3 d'après M. Bertillon.) La totalité des décès ayant été de 1479, le nombre des décès est plus du double de celui des naissances. Nous manquons de détails sur le mode d'enregistrement des naissances ainsi que sur les morts-nés; éléments indispensables pour tirer de ces chiffres des comparaisons avec ceux fournis par les autres contrées. Le rapport des décès aux naissances montre que, si la ville de Sainte-Marie, qui ne reçoit pas d'immigrants, reste soumise aux mêmes lois de mortalité et de natalité, sa population ne tardera pas à disparaître. Il est facile de tirer de ces faits les conclusions que laissait pressentir la description topographique de cette ville, si malheureusement située. Notons que les épidémies de fièvre jaune qui ont enlevé sur une moyenne de 35 Européens, 14 personnes en 1859 et 20 en 1866, n'ont eu aucune influence sur la mortalité des indigènes. Dans ces années, la mortalité totale a été au-dessous de la moyenne des huit années. La seule année où les décès des indigènes ont atteint le double du chiffre moyen fut 1863, pendant laquelle régna une famine.

Les *établissements portugais* de la Sénégambie ne paraissent jouir d'aucune supériorité, au point de vue sanitaire. sur les contrées voisines. Ce que M. Pereira Leite de Amorim[1] et M. Rey[2] nous ont fait connaître de ces établissements montrent que les fièvres de malaria y sont fréquentes, que les fièvres bilieuses y frappent souvent les Européens. Nous savons aussi que la fièvre jaune a plusieurs fois porté ses ravages sur les îles de l'embouchure du Rio Geba et du Rio-Grande. Nous avons raconté les résultats des curieuses tentatives de colonisation de l'une de ces îles par des Européens. Les éléments manquent pour qu'il soit permis d'assigner l'ordre de la salubrité des différents points de la côte; tout nous porte à penser que les comptoirs portugais n'offrent aucune supériorité sur les postes français du voisinage.

La colonie de *Sierra-Leone*, tout en offrant, grâce à ses

[1] *Apontamentos acerca de Bissao.* Lisboa, 1875.

[2] *Note sur les établissements portugais de la Sénégambie* (*Arch. de méd. nav.*, t. XXVII.

altitudes, des localités qui pourraient servir d'excellents *sanatoria*, est réputée pour sa haute insalubrité. Nous nous sommes assez étendu, dans la première partie de ce travail, sur les causes de cette insalubrité dans les parties basses de la colonie anglaise pour n'avoir pas besoin d'y revenir. Il nous suffira de citer quelques chiffres relatifs à la morbidité et à la mortalité des troupes anglaises pour montrer l'intolérance de ce pays pour les Européens. Les documents les plus anciens relatifs à cette colonie sont les plus intéressants, parce que l'expérience n'avait pas encore décidé le gouvernement anglais à recruter ses troupes dans la race noire. Les Européens fournissaient alors une grande prise à l'insalubrité de ce climat.

En 1792, une maladie contagieuse, dont la nature ne fut pas précisée, jeta la terreur et le découragement dans l'esprit des nouveaux colons. Cette épidémie décima les noirs, et fit périr presque la moitié des blancs.

En 1824, sur 346 Européens, 301 succombèrent avant la fin de l'année, 86 pour 100.

En 1825, sur 1,193 Européens, il en mourut 681, soit 57 pour 100.

Fergusson, médecin en chef de la colonie, établit que la proportion des morts, dans des cas d'une fièvre qu'il qualifie de fièvre rémittente bilieuse fut, en 1825, de 36 pour 100 à Sierra-Leone, de 14 pour 100 aux îles de Loss.

En 1826, du 14 juin au 24 août, 535 militaires anglais perdirent 115 hommes, la mortalité fut donc, dans ce court espace de temps de 21 pour 100.

Dans un rapport du major Tullock sur les années 1825 et 1826, la mortalité est plus nettement indiquée. Les décès furent de 50 pour 100, aux îles de Loss, et de 65 pour 100 à Sierra-Leone. Dans le même rapport, on établit que, de 1822 à 1830, sur 1,658 soldats européens, 1,298 périrent (78 pour 100), 387 durent être renvoyés en Angleterre. Sur ces 387 hommes, 17 moururent pendant la traversée, 157 restèrent incapables d'aucun service colonial. dans l'avenir; enfin, 180 durent renoncer au service Ainsi, 33 hommes seulement, sur cette garnison de 1,658 Européens, purent continuer leur service. La mortalité de 269 officiers anglais, envoyés sur la côte de Sierra-Leone, de 1814 à 1822, fut de

24 pour 100. Les épidémies de 1824 et de 1826 enlevèrent 63 et 35 pour 100 des officiers.

Le rapport médical de la Société des missions protestantes, publié en 1825, fait connaître l'influence du climat sur les missionnaires et les autres Européens envoyés par cette association à la côte d'Afrique, et particulièrement à Sierra-Leone. Du mois de mars 1804 au mois d'août 1825, 89 individus (51 hommes et 38 femmes), la plupart dans la force de l'âge, débarquèrent sur la côte. De ce nombre 54 moururent (61 pour 100); 7 retournèrent en Angleterre; 14 malades et 14 bien portants restèrent dans la colonie. Nous manquons malheureusement de détails sur les causes de ces décès. Leurs chiffres énormes, l'invasion sous forme épidémique et rapide dans des localités relativement salubres, comme l'île de Crawfort, une des îles de Loss, ne laissent guère de doute sur la maladie qui a produit de tels ravages. C'est évidemment sur le compte de la fièvre jaune que doit être portée cette mortalité.

Des documents plus récents, publiés en 1865, s'appliquent à une période pendant laquelle la garnison ne se composait que de troupes noires. Pendant 4 années, de 1859 à 1862, la mortalité de ces troupes varia de 24 à 40 pour 1000, elle fut, en moyenne, de 29,53 pour 1000,; la morbidité fut de 740 pour 1000 hommes de garnison.

Si nous comparons ces chiffres à ceux que nous avons donnés pour les hôpitaux de Saint-Louis et de Gorée, nous constatons que, malgré l'insalubrité plus considérable de la colonie anglaise, la substitution des troupes noires aux troupes européennes a fait descendre la mortalité à un chiffre moitié plus faible que dans notre colonie. Cependant, la partie de Sierra-Leone, habitée par la garnison, est très insalubre pour la race noire elle-même, puisque la mortalité des troupes dans les armées européennes oscille, d'après L. Colin, autour de 10 décès sur 1000 vivants. Celle des troupes noires, dans ce pays qui est le leur, est triple de la mortalité des armées d'Europe.

La morbidité des troupes noires de Sierra-Leone étant de 740 millièmes, celle des troupes blanches du Sénégal est de 1756 millièmes, plus du double.

Ce que nous venons de dire s'applique à la colonie de Sierra-Leone considérée dans sa totalité. En se reportant à la description des diverses parties de ce vaste pays, on pourra constater qu'il existe cependant de grandes inégalités selon les localités de la colonie anglaise. Freetown est le point le plus insalubre, les îles et surtout les hauteurs sont moins dangereuses à habiter.

Résumons et concluons : La localité la plus favorablement située au point de vue sanitaire, sur la côte occidentale d'Afrique, est l'île de Gorée. Dakar et la presqu'île du Cap-Vert partageront les avantages de Gorée lorsque l'établissement des Européens y aura pris un caractère définitif. Actuellement, Dakar est inférieur, comme habitation, à Saint-Louis.

Les dangers vont en augmentant à mesure que l'on s'enfonce dans l'intérieur des terres, au moins jusqu'aux points actuellement atteints par la conquête européenne. Ils vont en augmentant sur le littoral, à mesure que l'on descend vers l'équateur.

Relativement aux époques de l'année, la bonne saison est la saison sèche. C'est à cette époque que les Européens doivent arriver dans le pays, y voyager, y faire les grands travaux. À ce moment, ils courent les moindres dangers, tant au point de vue des maladies endémiques et du paludisme qu'à celui de l'apparition de la fièvre jaune. La mauvaise saison c'est l'hivernage qui, partout, doit être redouté.

Relativement aux races, les indigènes sont les moins exposés, viennent ensuite les noirs étrangers au pays, puis les métis. On introduit actuellement des Chinois, au Sénégal, pour la construction du chemin de fer : nous sommes persuadé que les hommes de cette race seront rudement éprouvés par la malaria. Si les indigènes ne peuvent suffire aux travaux de terrassement, les noirs de la côte de Crow, qui s'engagent si facilement comme travailleurs toutes les fois qu'ils sont sûrs de n'être pas exposés à quelques-unes des fourberies dont ils ont été souvent victimes de la part des Européens, seraient les meilleurs ouvriers à recruter. Les Crowmen sont robustes, économes, et résistent bien à la malaria.

Les Européens ne peuvent faire, au Sénégal, que de courts séjours, leur vie y est toujours exposée à de grands dangers. Ceux d'entre eux qui peuvent fuir momentanément la colonie pendant les quatre mois du centre de l'hivernage doivent le faire.

La substitution des garnisons indigènes aux troupes européennes doit être tentée, surtout dans les postes de l'intérieur et dans ceux du Bas de la côte. Cette substitution s'est imposée dans les possessions anglaises de la Sénégambie.

Au point de vue de la préservation des troupes blanches, il y aurait tout avantage à maintenir les soldats à Gorée, à ne les utiliser qu'accidentellement pour les besoins de protection de nos possessions.

Il ne faut pas chercher l'acclimatement pour nos soldats européens, au Sénégal; l'expérience est faite. Les troupes blanches qui auront le moins de temps de séjour dans le pays, seront toujours les meilleures, celles dont l'état sanitaire sera le moins gravement compromis et, par suite, celles qui présenteront la plus grande force réelle, tant sous le rapport du nombre des hommes disponibles que sous celui de la vigueur des individus.

VIII

Quelques desiderata.

Parmi les nombreux sujets scientifiques méritant d'être étudiés, au Sénégal, nous signalerons quelques-uns de ceux dont l'étude fournirait les éléments nécessaires pour compléter les recherches relatives à la topographie médicale de cette contrée. Le présent travail n'est qu'une ébauche entraînant avec elle toutes les imperfections et toutes les inexactitudes qui accompagnent les premières recherches faites sur un sujet aussi complexe. Nous n'inscrirons dans ces desiderata que ceux pouvant intéresser les médecins de notre colonie.

Pathologie. — Nous avons signalé, dans les derniers chapitres certaines particularités pathologiques méritant d'attirer l'attention. Mais le champ des recherches médicales à faire au Sénégal est bien autrement vaste, il s'étend au delà des études d'intérêt local. Les médecins du Sénégal consulteront avec fruit le *Programme de séméiologie et d'étiologie pour l'étude des maladies exotiques et principalement des maladies des pays chauds* publié par le professeur Mahé dans les *Archives de médecine navale*[1]; ce vaste programme nous dispense d'entrer ici dans des détails. Nous demanderions seulement à nos confrères de chercher à déterminer avec plus de précision que cela n'a été fait jusqu'ici, les modifications que subit l'aspect des maladies selon la race.

Topographie. — Reprendre la description topographique de chacun des postes du Sénégal; donner celle des postes et comptoirs qui s'établissent en ce moment; — signaler l'état

[1] Tomes XXIII à XXVI.

des lieux, pendant la saison sèche et pendant la saison des pluies et des inondations ; — indiquer la proximité des cours d'eau, des marigots, des lacs, des étangs et des marais persistants ou momentanés ; — profondeur des puits ; — situation des habitations par rapport aux lieux marécageux, aux forêts, aux coteaux voisins ; — exposition et disposition des habitations ; — élévation du sol des maisons au-dessus du niveau des eaux pendant la saison sèche, pendant l'hivernage ; — orientation des habitations d'après les points cardinaux déterminés avec précision ; — altitude réelle des localités de l'intérieur ; — plus hautes altitudes dans le voisinage des lieux habités.

Alimentation. — Ressources en vivres dans chaque poste ; — animaux, plantes, légumes, fruits que l'on se procure ; — prix des diverses denrées en argent ou en marchandises servant de monnaie ; valeur de ces marchandises sur les lieux et en Europe ; — facilités et difficultés de se procurer les denrées alimentaires ; — alimentation des Européens, officiers, soldats ; — alimentation des indigènes ; — ressources du jardinage ; — ses avantages et ses inconvénients pour les Européens ; — quelles sont les plantes potagères et les arbres fruitiers que l'on cultive dans la localité ?

Flore des environs de chaque poste. — Ne pas se borner à une énumération banale, mais déterminer le plus possible des plantes recueillies dans le voisinage. — Dans tous les marchés indigènes se vendent des bois, des herbes et des racines que les noirs emploient dans le traitement de leurs maladies ; — noms indigènes et noms scientifiques de ces plantes médicales ; — indiquer les vertus qui leur sont attribuées par les indigènes ; — étudier leur valeur réelle au point de vue thérapeutique ; en un mot, étude de la manière médicale des indigènes.

Aimaux domestiques. — Quelle influence paraissent exercer le sol et le climat sur la durée de l'existence de ces animaux, sur leurs maladies, sur leurs qualités ? — combien d'années vivent au Sénégal le cheval venant d'Algérie et le cheval indigène ? — observe-t-on le charbon, la clavelée, la morve, le farcin, la rage ? — Épizooties, leurs relations avec les épidémies. Les maladies parasitaires sont très communes chez les animaux, au Sénégal. A Dagana, le foie des bœufs de boucherie contient souvent des parasites; — déterminer la nature de ces parasites; — quels rapports peuvent-ils avoir avec les maladies de l'homme? Le poisson peut-il être accusé de servir d'intermédiaire dans les propagations du ténia ? — Origine de la filaire de Médine?

Les recherches à faire sur l'histoire naturelle du Sénégal sont trop étendues pour que nous cherchions à en dresser ici le programme. Tout est à étudier à nouveau. — La distribution géographique des animaux en Sénégambie est d'autant plus intéressante à connaître que le fleuve du Sénégal paraît être une limite naturelle pour certaines espèces zoologiques comme pour beaucoup d'espèces botaniques.

Hydrologie. — Régime du fleuve, ses rapports avec le régime des pluies. — Analyse chimique, examen microscopique des eaux du fleuve, selon le temps et selon les lieux. — Température des eaux sur les bords, à la surface, à des profondeurs variables. — Température des eaux stagnantes, des eaux des puits, des sources.

La température des eaux de source donne des indications climatériques d'une grande valeur; elle doit être prise avec soin, à l'ombre, et de préférence le matin. L'observation se fait avec la plus grande facilité, en employant un gobelet de cuir dans lequel baigne un petit thermomètre dont la hauteur se lit en fractions de degrés. Le gobelet contenant le thermomètre est laissé quelques instants dans l'eau, puis la lecture se fait facilement en élevant le vase, plein d'eau, à la hauteur de l'œil. Le pinceau de Jansen donne les mêmes résultats, mais un gobelet et un petit instrument comme le thermomètre fronde suffisent pour une observation précise.

La géologie et la minéralogie du Sénégal sont presque entièrement à faire.

Météorologie. — Elle doit être faite au point de vue de la climatologie locale et à celui de la climatologie générale. La climatologie locale a, jusqu'ici, presque seule été étudiée. La multiplicité des observations selon les époques ne peut remplacer la multiplicité des observations selon les lieux.

Il faut créer un Observatoire semblable à celui de Saint-Louis, à Bakel ou à Médine, ainsi que dans l'un des nouveaux postes entre le Sénégal et le Niger. Le climat le mieux connu jusqu'ici, celui de Saint-Louis et d'une étroite bande du littoral, est précisément un climat exceptionnel. L'étude méthodique du climat du Haut Sénégal donnerait des renseignements qui font défaut ou sont très incomplets sous bien des rapports.

Pression atmosphérique. — Comparer à un baromètre étalon le baromètre ayant servi aux observations de Saint-Louis. Cette comparaison donnera la valeur des observations antérieures et la moyenne vraie de la localité. — Déterminer les heures tropiques de chaque mois : pour cela, faire au milieu du mois, pendant au moins une journée, au voisinage de quatre et dix heures du matin et du soir, une série d'observations barométriques très rapprochées et soigneusement corrigées de la température ; — chercher ainsi à saisir les heures exactes des deux minima et des deux maxima diurnes. Les heures tropiques varient légèrement, selon les saisons, il s'agit de déterminer la loi de ces variations.

Quels rapports existent entre les passages des tornades et les oscillations barométriques accidentelles?

Température. — Prendre la température de l'air à l'aide du thermomètre fronde, à l'ombre ; — préférer indiquer la température de l'air prise à l'aide du thermomètre fronde, même en plein soleil, à celle prise à une fenêtre ou sur un thermomètre appliqué sur une muraille.

Les thermomètres fixes doivent toujours être exposés sous un double toit, à l'ombre, à tous les vents. — Ne préserver l'instrument ni des vents d'est ni des autres vents, mais seulement de l'action directe du soleil et de la pluie. — Suivre les méthodes et les heures indiquées dans l'instruction [1]. — Faire précéder toutes les observations météorologiques d'une description des instruments, de la valeur de leurs erreurs, du mode d'exposition. — On pourra aussi consulter les *Instructions météorologiques* de M. E. Renou, publiées par la Société météorologique de France. Ce livre, et les tables qu'il contient, seront nécessaires à ceux qui voudront étudier méthodiquement la météorologie des différents points du Sénégal.

Inutile de faire des recherches météorologiques complètes une obligation pour tous les médecins des postes. En fait de recherches de ce genre, il faut à l'observateur un autre stimu-

[1] *Instruction sur les observations météorologiques à faire dans les hôpitaux coloniaux* (*Revue maritime et coloniale*, 1874).

lant que celui d'un service à remplir, service auquel il est facile de satisfaire par à peu près, ce qui arrive souvent lorsque l'on veut trop exiger de médecins qui, après tout, ne sont pas des météorologistes. Notre expérience du pays nous a appris que ce n'est pas beaucoup exiger du médecin d'un poste militaire de la colonie que de lui demander d'exposer convenablement un thermomètre à minima et un thermomètre à maxima sur lesquels, à l'heure de la visite du matin, il n'a qu'à jeter un coup d'œil, sans être astreint à une précision horaire incompatible avec les obligations du service médical.

Ces observations, faites, dans tous les points du Sénégal, avec des instruments de bonne qualité, et pas plus coûteux que les mauvais instruments souvent expédiés de France par des personnes complètement étrangères à la météorologie, donneraient des résultats très importants.

Chercher la température du sol à diverses profondeurs; — faire des trous de sonde d'environ 8 à 10 millimètres de diamètre; — placer le thermomètre dans une bouteille remplie d'eau et celle-ci au fond du trou, boucher l'orifice. Plusieurs jours après, alors que la chaleur dégagée par le travail de forage a eu le temps de se disperser, et l'instrument de prendre la température ambiante, faire la lecture : Pour cela, retirer vivement la bouteille d'eau, dont la température n'a pas le temps de varier, soulever avec précaution le haut du thermomètre, en laissant dans l'eau le réservoir et le plus possible de la tige, et lire rapidement le chiffre du trait où s'arrête la colonne mercurielle. Prendre, en même temps, la température de l'air extérieur. Ce procédé a été employé avec avantage par M. Rolland, ingénieur des mines, dans son voyage au Sahara[1]. Il ne nécessite aucun thermomètre spécial.

Vents. — Pour observer les vents, il suffit de bien déterminer les quatre points cardinaux et de prendre pour girouette un long bâton au bout duquel flotte un grand ruban noir. — Ce procédé est préférable à l'usage de girouettes dont l'entretien est difficile quand la construction première n'est pas elle-même défectueuse. La direction des vents supérieurs est souvent utile à noter, elle se juge par la direction des nuages. — Étude des poussières apportées par les vents.

[1] *Observations faites au Sahara en janvier, février, mars et avril* 1880, in *Annuaire de la Société météorologique de* 1881.

Hygrométrie. — Il faudrait vérifier, par l'examen physique de la quantité d'eau contenue dans un volume d'air donné dans des circonstances diverses, quelle est pour le Sénégal, la valeur des tables psychrométriques établies en France. — Lorsque le vent du désert souffle, et que l'air est très chaud et très sec, la formule de Regnault et les tables sont insuffisantes pour déterminer l'état hygrométrique de l'air, et donnent même parfois des résultats absurdes. — Corriger ces tables.

Évaporation. — Les observations de l'évaporomètre de Piche sont insuffisantes. Elles ne donnent pas réellement la puissance de l'évaporation au Sénégal; c'est un sujet à étudier à l'aide d'autres méthodes.

Pluie. — Fréquence des pluies, nombre de jours, nombre d'heures, quantités. — Constater le phénomène très rare de la grêle. — Présence de la neige dans les montagnes. — Détermination de l'altitude où s'observe ce phénomène en Sénégambie.

Ozone. — Inutile de faire des observations du prétendu papier ozonométrique. — Si l'on veut faire des recherches sur l'ozone, ce n'est pas ce papier qui donnera un résultat utile.

Magnétisme. — Aucune étude sur le magnétisme terrestre n'a été fait jusqu'ici au Sénégal. Les employés du télégraphe pourraient être invités à faire des recherches sur ce sujet.

Orages et tornades. — Étudier, dans une tornade, la forme des nuages, la direction du vent, de minute en minute, pendant le passage du phénomène, la durée du phénomène, la marche apparente du météore, son mouvement de rotation, sa marche réelle à travers le pays.

Les tornades viennent-elles toutes et toujours du sud-est, dans le sud comme dans le nord de la Sénégambie? Ont-elles la même direction et le même sens de gyration au Sénégal et au Gabon? Observer avec soin la marche du baromètre avant, pendant et après les tornades. — Influence des tornades et des orages sur les malades, sur la marche des épidémies.

Saisons. — Détermination précise de l'époque de la première pluie et de la dernière, — date des semailles, de la germination, de la floraison, de la récolte. — Feuillaison et chute des feuilles de certains arbres. — Date des passages des oiseaux, des bancs de poisson, des nuées de sauterelles.

Anthropologie. — Les descriptions anthropologiques qui

ont été faites des habitants du Sénégal manquent, pour la plupart, des données et mensurations qu'exige actuellement la science de l'anthropologie. — La diversité des races qui vivent sur le sol de notre colonie est un vaste champ de recherches. P. Broca a publié dans le troisième volume des *Archives de médecine navale,* et dans le second volume des *Mémoires de la Société d'anthropologie*, les *Instructions générales pour les recherches et observations anthropologiques*. Les médecins du Sénégal trouveront, dans ce remarquable programme, l'indication des méthodes à employer dans des travaux qui présenteront autant d'originalité que d'intérêt. — Enfin, il est nécessaire de réunir les éléments d'une démographie complète du Sénégal, selon les races.

FIN

(Extrait des *Archives de médecine navale*.)

TABLE ALPHABÉTIQUE DES MATIÈRES

Les noms en *italique* sont ceux des localités ou cours d'eaux.

N

O

P

Q

R

S

FIN DE LA TABLE ALPHABÉTIQUE DES MATIÈRES.

TRAITÉ DE CLIMATOLOGIE MÉDICALE

COMPRENANT LA MÉTÉOROLOGIE MÉDICALE
ET L'ÉTUDE DES INFLUENCES DU CLIMAT SUR LA SANTÉ

Par le Dr H.-C. LOMBARD (de Genève)

Ouvrage complet, 4 volumes in-8 et atlas in-4 de 25 cartes

Prix des 4 volumes in-8 : 40 francs.

Prix de l'Atlas : 12 francs

Ce livre est l'œuvre de toute une vie employée à étudier les questions de climatologie. A quelle autre époque aurait-on pu réunir assez de matériaux pour traiter avec connaissance de cause toutes les notions empruntées à la géographie, à l'ethnographie, à l'anthropologie, à la démographie, aussi bien qu'à la physiologie et à la pathologie comparée? Il fallait que les documents empruntés à des sources si diverses fussent assez nombreux et assez exacts pour qu'on pût les réunir en une synthèse scientifique et en tirer des conséquences pratiques pour prévenir ou pour guérir quelqu'une des maladies qui affligent l'espèce humaine.

Le *Traité de climatologie médicale* se compose d'un préambule et de trois parties bien distinctes.

Le préambule comprend toutes les notions météorologiques qui sont applicables à la médecine; c'est le premier volume.

M. Lombard consacre les tomes II, III et une partie du IVe volume à la distribution géographique des maladies.

L'Exposé de la méthode suivie pour l'étude de la France donnera une idée suffisante de l'ouvrage. Après avoir exposé les notions géographiques, climatologiques et etnographiques indispensables. M. Lombard passe en revue les données démographiques, en précisant celles qui se rapportent à chacune des régions de notre territoire et les combinant avec les faits climatologiques; il fait ensuite l'étude des maladies particulières à la France, en s'appliquant à déterminer la physionomie et les allures qui revêtent celles qui sont cosmopolites, et termine par une statistique médicale des grandes villes, en commençant par Paris.

Pour compléter cette étude, M Lombard esquisse à grands traits la pathologie comparée.

Dans une dernière partie qui traite de l'*influence prophylactique et thérapeutique* des différents climats, M. Lombard donne une grande attention à tout ce qui concerne la prophylaxie qui résulte de la race, de l'habitation, de l'altitude et de la latitude. Les effets bienfaisants des climats méridionaux sont soigneusement étudiés dans ce quatrième volume. Les climats marins et ceux qui sont situés sur les flancs des Alpes offrent à M. Lombard une riche moisson d'observations prophylactiques et thérapeutiques, et c'est par là qu'il termine la revue des questions de climatologie qu'il avait entrepris de traiter.

ENVOI FRANCO CONTRE UN MANDAT SUR LA POSTE.

LIBRAIRIE

ATLAS

DE LA DISTRIBUTION GÉOGRAPHIQUE DES MALADIES

DANS LEURS RAPPORTS AVEC LES CLIMATS

Par le Dr H.-C. LOMBARD (de Genève)

1 vol. in-4° de 25 cartes coloriées avec texte explicatif, cartonné 12 fr.

Carte I. Répartition mensuelle et trimestrielle de la mortalité en France et en Suisse.
» II. Répartition mensuelle et trimestrielle de la plus forte mortalité en Europe.
» III. Répartition mensuelle et trimestrielle de la salubrité ou de l'époque de la plus faible mortalité en Europe.
» IV à VII. Répartition mensuelle et trimestrielle de la mortalité en divers pays.
» VIII. Distribution de la Malaria, du Crétinisme et de l'Idiotie en France et en Suisse.
» IX. Distribution de la Malaria en Europe.
» X et XI. Répartition mensuelle et trimestrielle de la mortalité dans les localités visitées par la Malaria, dans les pays qui sont à l'abri de la Malaria ou qui en sont atteints et dans une ville visitée par la Malaria au XVIIIe et au XIXe siècle.
» XII. Répartition mensuelle et trimestrielle de la mortalité des nouveau-nés (0 jour à 1 mois) et des jeunes enfants (de 6 à 12 mois) dans les pays visités par la Malaria.
» XIII, XIV et XV. Distribution de la Malaria en Amérique, en Asie, en Afrique.
» XVI. Distribution de la Malaria sur tout le globe.
» XXII. Distribution de la Fièvre jaune en Amérique.
» XVIII. Distribution de la Fièvre jaune sur tout le globe.
» XIX. Distribution de la Phthisie pulmonaire en Europe.
» XX. Distribution de la Phthisie pulmonaire sur tout le globe.
» XXI. Distribution du Choléra épidémique en Europe.
» XXII. Distribution du Choléra épidémique en Asie.
» XXIII. Distribution du Choléra épidémique sur tout le globe.
» XXIV. Distribution de la Lèpre tuberculeuse sur tout le globe.
» XXV. Distribution de la Dysenterie épidémique et de l'Hépatite sur tout le globe.

Cet Atlas forme un beau volume cartonné.

ARCHIVES DE MÉDECINE NAVALE

Rédigées sous la surveillance de l'Inspection générale du service de santé de la marine

Directeur de la rédaction : **M. LE ROY DE MÉRICOURT**

Paraissant mensuellement par numéro de 80 pages, et formant chaque annéc 2 vol. in-8. — Les tomes 35 et 36 correspondent à l'année 1881.

Prix de l'abonnement annuel pour Paris, les départements et l'Union postale. 1re série, 15 fr. 2me série, 16 fr. — Pour les autres pays. 18 fr.

ENVOI FRANCO CONTRE UN MANDAT SUR LA POSTE

BERTHERAND (A.). **Campagnes de Kabylie.** Paris, 1862, in-8, 330 p., av. 1 carte. 6 fr.
— **Des plaies d'armes à feu de l'orbite.** Paris, 1851, in-8.............. 1 fr.
— **Le Siège de Paris** (1870-1871). Histoire d'une ambulance. 1871, in-8, 56 p. 1 fr.
BILLINGS (JOHN S.). **Report on the barracks and Hospitals of the United states Army,** with descriptions of military Posts. Washington, 1870, in-4, 494 pages, avec 12 planches et 59 figures.......................... 53 fr.
-- **A Report on the hygiene of the U.-S. Army,** with description of military posts. Washington, 1875, in-4, 567 pages avec pl......................... 50 fr.
BOISSEAU (EDM.). **Des maladies simulées et des moyens de les reconnaître.** Paris, 1870, 1 vol. in-8, avec figures........................ 7 fr.
BONNAFONT (J.-P.). **Du fonctionnement des ambulances civiles et internationales** sur le champ de bataille. Paris, 1870, in-8 de 16 pages........ 50 c.
— **De l'acclimatement des Européens,** et de l'existence de notre population civile romaine en Algérie. Paris, 1871, in-8, 46 pages.................. 1 fr. 50
BOUDIN. **Traité de géographie et de statistique médicales et des maladies endémiques,** comprenant la météorologie et la géologie médicale, les lois statistiques de la population et de la mortalité, la distribution géographique des maladies. et la pathologie comparée des races humaines, par le docteur J.-Ch.-M. BOUDIN. Paris, 1857, 2 vol. grand in-8, avec 9 cartes et tableaux............... 20 fr.
— **Statistique de l'état sanitaire** des maladies, et de la mortalité des armées de terre et de mer. Paris, 1846, in-8................................ 3 fr. 50
— **Traié des fièvres intermittentes.** Paris, 1842, in-8................. 5 fr.
— **Études d'hygiène publique** sur l'état sanitaire, les maladies et la mortalité des armées anglaises de terre et de mer. Paris, 1846, in-8.............. 3 fr. 50
— **Souvenirs de la campagne d'Italie.** Paris, 1861, in-8............ 2 fr. 50
BRAIDWOOD. **De la pyohémie ou fièvre suppurative.** Paris, 1869, 1 vol. in-8 de VII-300 pages, avec 12 planches chromolithographiées................ 8 fr.
CAZALAS (L.). **Maladies de l'armée d'Orient.** Paris, 1860, in-8...... 3 fr. 50
CERFBERR. **Nécessité de constituer le corps des officiers de santé** dans l'armée. Paris, 1848, in-8. (1 fr.).................................. 50 c.
CHAUVEL. **Précis d'opérations de chirurgie,** par le docteur J. CHAUVEL, professeur de médecine opératoire à l'École du Val-de-Grâce. Paris, 1877, in-18 jésus, 692 p., avec 281 fig. dessinées par le docteur E. CHARVOT................. 6 fr.
CHRÉTIEN (H.). **Nouveaux éléments de médecine opératoire**, par H. CHRÉTIEN, professeur à la Faculté de Nancy. 1881, in-18 jésus, 528 p. avec 184 fig... 6 fr.
CHRISTOT. **Du drainage dans les plaies par armes de guerre.** Paris, 1871, gr. in-8, 64 p.. 2 fr.
COLIN (LÉON). **Traité des maladies épidémiques.** Origine, évolution, prophylaxie, par Léon COLIN, professeur à l'École du Val-de-Grâce. Paris, 1879, 1 vol. in-8 de xx-1032 pages.. 16 fr.
— **Traité des fièvres intermittentes.** Paris, 1870, in-8, 500 p., avec un plan médical de Rome.. 8 fr.
— **De la fièvre typhoïde dans l'armée.** 1878, 1 vol. in-8 de 200 pages.... 4 fr.
— **De la variole** au point de vue épidémiologique et prophylactique. Paris, 1873, 1 vol. in-8 de 200 pages, avec 3 figures............................ 3 fr. 50
— **Études cliniques de médecine militaire ;** observations et remarques recueillies à l'hôpital du Val-de-Grâce, 1864, 1 vol. in-8.................. 5 fr.
CORRE. **La pratique de la chirurgie d'urgence.** Paris, 1872, 1 vol. in-8, VIII-216 p. avec 51 fig.. 2 fr.
DESJOBERT. **Etat sanitaire de l'armée.** Paris, 1848, in-8............. 50 c.
DESPRÈS. **Rapport sur les travaux de la septième ambulance** à l'armée du Rhin et à l'armée de la Loire. Paris, 1871, in-8 de 90 p.................. 2 fr.
ESMARCH. **Chirurgie de guerre.** Manuel de pansement et d'opérations. Paris, 1879, 1 vol. gr. in-8, 316 p. avec 536 figures et 30 pl. col............... 30 fr.
FALLOT et VARLEZ. **Causes de l'ophthalmie** qui règne dans quelques garnisons de l'armée de Pays-Bas. 1829, in-8................................. 2 fr. 50
FERRAND. **Premiers secours aux empoisonnés, aux noyés, aux asphyxiés, aux blessés** en cas d'accidents et aux malades en cas d'indisposition subite. Paris, 1878, in-18 jésus de 288 p. avec 86 fig................... 3 fr.
GAUJOT (G.) et SPILLMANN (E.). **Arsenal de la chirurgie contemporaine,** description, mode d'emploi et appréciation des appareils et instruments en usage pour le diagnostic et le traitement des maladies chirurgicales, l'orthopédie, la prothèse, les opérations simples, générales, spéciales et obstétricales, par G. GAUJOT, professeur du Val-de-Grâce, et E. SPILLMANN, professeur à l'École de médecine d'Alger. Paris, 1867-72, 2 vol. in-8 de chacun 800 p., avec 1855 fig............. 32 fr.
GILLETTE. **Remarques sur les blessures par armes à feu.** Paris, 1873, in-8, 107 pages et 7 pl. col.. 3 fr.

GIRARD. **L'Ambulance militaire de la rue Violet.** 1872, in-8, 103 p. 2 fr. 50
GOFFRES. **Précis iconographique de bandages, pansements et appareils,** par GOFFRES, médecin principal des armées. Paris, 1866, in-18 jésus, 596 pages, avec 81 planches, figures noires. Cartonné........ 18 fr.
— Le même, figures coloriées, cartonné........ 36 fr.
GORI (W.-C.). **Des hôpitaux, tentes et baraques.** Amsterdam, 1872, gr. in-8, 173 p., avec 1 pl........ 4 fr.
— **La chirurgie militaire et les sociétés de secours** à l'Exposition de Vienne. Amsterdam, 1874, 1 vol. in-8, 184 pages et 10 planches........ 9 fr.
GRELLOIS (E.). **Histoire médicale du blocus de Metz.** 1872, in-8, 406 p. 6 fr.
GRIESINGER. **Traité des maladies infectieuses,** maladies des marais, fièvre jaune, maladies typhoïdes (fièvre pétéchiale, ou typhus des armées, fièvre typhoïde, fièvre récurrente ou à rechutes, typhoïde bilieuse, peste), choléra par M. GRIESINGER, professeur à l'université de Berlin. *Deuxième édition*, par le docteur E. VALLIN, professeur à l'École de médecine du Val-de-Grâce, 1 vol. in-8, 800 pages........ 10 fr.
HASPEL (A.). **Maladies de l'Algérie.** Paris, 1850-1852, 2 vol. in-8........ 12 fr.
HUSSON. **Notes sur les tentes et baraques** appliquées au traitement des blessés. Paris, 1869, in-8, 16 p........ 1 fr.
JEANNEL. **L'infection purulente ou pyohémie.** 1880, in-8 de 550 p. 7 fr.
JUGURIANO (N.). **Des avantages de l'amputation** à la suite de blessures par armes de guerre. Paris, 1872, gr. in-8, 58 p........ 1 fr. 50
LECLERC (L.). **Une mission médicale en Kabylie.** Paris, 1864, in-8.. 3 fr. 50
LEFORT (LÉON). **De la résection de la hanche** dans les cas de plaies par armes à feu. Paris, 1861, in-4........ 4 fr.
LÉVY. **Traité d'hygiène publique et privée,** par le docteur Michel LÉVY, directeur du Val-de-Grâce. *Sixième édition*. Paris, 1879, 2 vol. in-8. avec fig..... 20 fr.
MARIT (J.-J.) **Hygiène de l'Algérie.** Paris, 1862, in-8........ 5 fr.
MARMY (J.). **Régénération des os par le périoste.** 1866, in-4, avec 12 fig. 3 fr.
MARVAUD (A.). **La phthisie dans l'armée.** Étude étiologique statistique et critique. Paris, 1880, in-8, 82 p........ 2 fr. 50
MAUNOURY. **Étude critique sur la fièvre primitive des blessés.** Paris, 1877, gr. in-8, 101 pages, avec 8 planches........ 3 fr.
MORACHE (G.). **Pékin et ses habitants.** Paris, 1869, in-8........ 3 fr.
MORICHEAU-BEAUPRÉ. **Mémoire sur le choix des hommes propres au service militaire dans l'armée de terre.** Paris, 1820, in-8........ 3 fr.
OTIS (G.-A.). **Report of the Surgeon-general on the transport of sick** and wounded by pack animals. Washington, 1877, in-4, 32 pages........ 2 fr.
PAILLARD (A.). **Relation chirurgicale du siège de la citadelle d'Anvers.** Paris, 1832, in-8........ 1 fr.
PEIN (Th.) **Essai sur l'hygiène des champs de bataille.** Paris, 1873, in-8, 80 pages........ 2 fr.
RIANT. **Le matériel de secours** de la Société française de secours aux blessés, à l'Exposition de 1878. Paris, 1878, 1 vol. in-8, avec 101 fig........ 4 fr.
RICORD et DEMARQUAY. **Les ambulances de la presse,** pendant le siège et sous la Commune (1870-1871). Paris, 1873, 1 vol. gr. in-8, 373 p., avec grav. 6 fr.
ROLLET (M.). **Statistique médicale du camp de la Gironde.** Paris, 1848, in-8........ 1 fr. 50
ROUIS (J.-L.). **Recherches sur les suppurations endémiques du foie,** d'après les observations recueillies dans le nord de l'Afrique. Paris, 1860, 1 vol. in-8 de 450 pages........ 6 fr.
ROUX (JULES). **De l'ostéomyélite et des amputations secondaires,** d'après les observations recueillies sur les blessés de l'armée d'Italie. Paris, 1860, in-4, avec 6 pl........ 5 fr.
SCHATZ. **Étude sur les hôpitaux sous tente,** par le docteur J. SCHATZ. Paris, 1870, in-8 de 70 pages, avec figures........ 2 fr. 50
SIMON (V. de P. Léon). **Considérations sur les plaies par armes à feu.** 1871, in-8, 52 p........ 1 fr. 25
Société de secours aux blessés militaires des armées de terre et de mer. Conférences internationales tenues à Paris en 1867. *Deuxième édition*. Paris, 1867, 2 vol. in-8, avec 4 pl........ 8 fr
TOLLET. **Les logements collectifs :** casernes. Paris, 1880, in-fol., 25 pages et 9 planches dans un carton........ 16 fr.
TREILLE (A.). **L'expédition de la Kabylie orientale et du Hodna** (mars-novembre 1871). Paris, 1876, in-4 de 104 pages av[illegible] carte........ 3 fr. 50
TROLLIET. **Statistique médicale de la province [illegible] Alger.** Paris, 1844, in-8 (3 fr.)........ 1 fr.
VINCENT. **Exposé clinique des maladies des Kabyles.** Paris, 1862, in-8. 2 fr.
WARLOMONT. **L'Ophthalmie militaire.** Bruxelles, 1859, in-8........ 3 fr.

Typographie A. Lahure, rue de Fleurus, 9, à Paris (5296).

BIBLIOTHÈQUE DU MÉDECIN D'ARMÉE

TRAITÉ D'HYGIÈNE MILITAIRE

PAR

G. MORACHE

Médecin-major de 1re classe,
Professeur à la Faculté de médecine de Bordeaux

1 vol. in-8 de 1050 pages avec 175 figures.................. 16 fr.

M. Morache prend comme point de départ la vie militaire en elle-même, les circonstances où elle place les individus qui la suivent, les différentes phases de leur existence, et recherche pour chaque cas les modifications qu'elle doit apporter aux lois de l'hygiène générale, les dangers qui menacent l'individu ou la collectivité, les moyens de les éloigner ou d'en diminuer la fâcheuse influence.

Le Livre Ier traite de l'*Organisation* et du recrutement des armées. A l'armée, le soldat subit l'influence des milieux nouveaux, qu'il importe au médecin et à l'officier de connaître.

Dans le Livre II, on trouvera tout ce qui est relatif aux *Habitations du soldat*, qu'elles soient permanentes, comme les casernes, ou accidentelles, comme les camps, le cantonnement, les logements dans les forteresses... Le lecteur trouvera un résumé des notions indispensables sur le sol et la nature des terrains utilisables pour y loger des troupes, ainsi que sur le genre de constructions fixes ou temporaires à y élever. A la question des habitations se rattache naturellement celle de l'éclairage, du chauffage et de la ventilation, qui jouent un rôle primordial dans leur salubrité.

Une fois logé, le soldat est revêtu d'un uniforme, il doit s'habituer au poids de l'équipement, aussi l'auteur a-t-il consacré le livre III à l'étude du *Vêtement et de l'équipement*, dans leurs relations avec la santé des hommes, comme avec la nature des travaux physiques auxquels ils sont soumis.

Le Livre IV, auquel M. Morache a donné une étendue considérable, traite de l'*Alimentation du soldat*; il rappelle les lois qui président à la statique de l'organisme humain, afin d'arriver à constituer les rations du soldat en quantités et en qualités telles, qu'il y trouve toujours des éléments suffisants pour réparer les pertes de son organisme, en temps de paix comme en temps de guerre, aussi bien que pour fournir à son développement normal, qu'il est loin d'avoir atteint au moment de son incorporation. Il étudie les aliments en eux-mêmes, en recherchant leur valeur nutritive, leurs caractères extérieurs, les procédés de conservation et de cuisson dont ils sont susceptibles. Les boissons, l'eau aussi bien que les boissons alcooliques, faisant partie des aliments, sont étudiées avec soin.

Sous le titre de « *La Vie militaire* » le Livre V envisage les faits principaux de la vie militaire, la nécessité d'une hygiène corporelle sévère, les exercices, les marches, les influences morales auxquelles le soldat est soumis; passant ensuite à la vie militaire en campagne, nous le suivons pendant la période de mobilisation, dans les combats, dans les différentes sortes de campagne, genres de siège, d'hiver ou d'été, expéditions hors d'Europe, etc.. L'auteur formule, pour chaque cas, des indications aussi précises que la multiplicité des circonstances le comporte.

Dans un livre VI, *Institutions sanitaires des armées*, l'auteur indique avec détail les procédés scientifiques mis en usage pour éloigner du soldat les influences épidémiques, comme la désinfection des locaux et des individus, la pratique de la vaccination, etc., et esquisse l'hygiène générale des établissements sanitaires des armées, définitifs ou temporaires, fixes ou mobiles.

Enfin, dans un court appendice, le lecteur trouvera groupés quelques chiffres relatifs à la *morbidité* et à la *mortalité* dans l'armée.

TRAITÉ
DE
CHIRURGIE D'ARMÉE

PAR L. LEGOUEST

INSPECTEUR DU SERVICE DE SANTÉ DE L'ARMÉE
PROFESSEUR A L'ÉCOLE DU VAL-DE-GRACE

DEUXIÈME ÉDITION

1 volume in-8 de XII-802 pages, avec 149 figures : 14 fr.

ARNOULD. **Nouveaux éléments d'hygiène**, par Jules ARNOULD, professeur d'hygiène à la Faculté de Lille. 1 vol. in-8, de 1200 pages, avec 250 figures.

BARNES (J.-K.). **Approved plans and specifications for Post Hospitals.** Washington, 1871, in-4 avec 7 pl. .... 5 fr.

BARTHÉLEMY. **Instruction raisonnée pour l'examen de la vision,** devant les conseils de révision et de réforme dans la marine et dans l'armée. Paris, 1880, in-8, 156 pag. avec 8 fig .... 3 fr. 50

BEGIN. **Études sur le service de santé militaire en France,** par J.-L. BEGIN, inspecteur du service de santé. Paris, 1849. 1 vol. in-8, de 370 p.... 4 fr. 50

— **Moyens de rendre en temps de paix les loisirs du soldat français plus utiles** à lui-même, à l'État et à l'armée. Paris, 1843, in-8........ 50 c.

BENOIST DE LA GRANDIÈRE. **Siège de Paris, l'ambulance** des sœurs de Saint-Joseph de Cluny (succursale du Val-de-Grâce). Compte rendu médico-chirurgical. Paris, 1871, in-8, 76 p........ 2 fr.

BERGERON (A.). **Précis de petite chirurgie et de chirurgie d'urgence,** par Albert BERGERON. Paris, 1881, 1 vol. in-18 jésus. 500 p. avec 300 fig.

BERNARD (H.). **Premiers secours aux blessés** sur le champ de bataille et dans les ambulances. Paris, 1870, in-18 de 164 pages, avec 79 figures........ 2 fr.

ENVOI FRANCO CONTRE UN MANDAT POSTAL.

…LIÈRE ET FILS
19, Rue Hautefeuille, près du boulevard Saint-Germain.

ICONOGRAPHIE PHOTOGRAPHIQUE

DES

MALADIES DE LA PEAU

Par G. H. FOX

PROFESSEUR DE CLINIQUE DERMATOLOGIQUE AU COLLÈGE DES MÉDECINS ET DES CHIRURGIENS, A NEW-YORK, CHIRURGIEN DU DISPENSAIRE DE NEW-YORK, MEMBRE DE L'ACADÉMIE AMÉRICAINE DE MÉDECINE

Traduction par le Docteur HOLMAN

QUARANTE-HUIT PLANCHES PHOTOGRAPHIÉES D'APRÈS NATURE, COLORIÉES A LA MAIN

1 vol. in-4.................................. 120 fr.

L'étude des maladies de la peau, sans observations et sans planches coloriées, est aussi impossible que l'étude de l'ostéologie sans os, ou de la géographie sans cartes. Quelque clair ou pratique que soit un traité, il ne remplacera jamais la vue ou la representation matérielle des objets dont il fait la description.

Un cours systématique d'études cliniques n'est possible que dans les grandes villes ; le médecin éloigné de ces centres scientifiques est cependant, appelé à traiter, parmi sa clientèle, les formes les plus rares des maladies de la peau. Comme le succès dans le traitement de ces affections dépend en grande partie de la sureté du diagnostic, la valeur d'une série complète de planches bien exécutées est en dehors de toute discussion.

Depuis ces derniers temps, l'intérêt toujours croissant qu'inspire l'étude de la dermatologie, a fait sentir le besoin de planches qui représentassent les différentes maladies de la peau. Utiles pour montrer le siège caractéristique et la configuration des diverses affections de la peau, les photographies manquent généralement d'un élément essentiel de diagnostic, le coloris; ou bien, si elles le possèdent, elles ont été le plus souvent défigurées par un barbouillage affreux, fruit de l'incurie ou de la maladresse. Les lithographies coloriées, dans beaucoup de cas, manquent de fidélité, sous le double rapport de la forme et de la couleur.

Dans la série des planches que nous offrons au corps médical, on s'est servi d'un procédé nouveau : la reproduction des gravures sur des négatifs photographiques. Ces planches possèdent non seulement la netteté des détails et l'éclat des photographies ordinaires, mais elles ne se détériorent pas comme celles-ci, sous l'influence du temps et de la lumière. Les négatifs, qui ont servi à la production des planches de cet ouvrage, ont été choisis avec soin, parmi un très grand nombre, dont la plupart ont été faits sous la direction immédiate de l'éditeur. Le coloris a été confié à un artiste habile, ancien médecin, particulièrement apte à ce genre de travail, ayant étudié avec soin les maladies de la peau à l'hôpital général de Vienne.

Le texte qui accompagne les planches, est destiné à appeler l'attention sur les *caractères diagnostics* des diverses affections de la peau, et de suggérer quelques idées pratiques sur leur *traitement*.

Les observations ont été, en général, très abrégées. Il ne nous a paru utile de donner beaucoup de détails, que dans les cas où ils présentaient un intérêt particulier.

Plusieurs planches possèdent une double photographie sur la même affection. Nous avons pu ainsi montrer les différentes phases ou périodes de la maladie.

L'auteur s'est proposé de représenter, dans cet ouvrage, presque toutes les maladies de la peau; de montrer leurs caractères *avec une exactitude photographique* et de colorier ses planches avec le plus grand soin, afin de les rendre aussi vivantes que possible.

NOUVEAUX ÉLÉMENTS DE PATHOLOGIE ET DE CLINIQUE MÉDICALES

PAR LES DOCTEURS

A. LAVERAN
Professeur agrégé à l'École de médecine et de pharmacie militaires du Val-de-Grâce.

J. TEISSIER
Professeur agrégé à la Faculté de Lyon, Médecin des hôpitaux de Lyon.

2 vol. in-8 de chacun 650 pages avec figures......... 18 fr.

L'ouvrage que viennent de publier MM. Laveran et Teissier est plus qu'un simple *Manuel de pathologie interne*, c'est un livre qui sera consulté avec fruit non-seulement par les commençants, mais encore par tous les médecins qui auront le désir d'être au courant des acquisitions les plus récentes de la science médicale. Il serait difficile en effet de trouver un résumé plus clair et à la fois plus complet des nouvelles recherches faites, dans ces dernières années, en anatomie et en physiologie pathologique.

P. Cuffer, *France médicale.*

LE CARNET

DU MÉDECIN PRATICIEN

Formules. — Ordonnances. — Tableaux du pouls, de la Respiration et de la Température. — Comptabilité.

Un cahier oblong, avec cartonnage souple............................ 1 fr.
Le treizième exemplaire gratis, pour toute demande de 12 exemplaires en une seule fois.

AIDE-MÉMOIRE DE MEDECINE, DE CHIRURGIE ET D'ACCOUCHEMENTS

VADE-MECUM DU PRATICIEN

Par le docteur A. CORLIEU

Troisième édition, revue, corrigée et augmentée

1 vol. in-18 de 686 pages, avec 420 figures. Cartonné......... 6 fr.

NOUVEAUX ÉLÉMENTS

DE PATHOLOGIE GÉNÉRALE, DE SEMÉIOLOGIE ET DE DIAGNOSTIC

Par le docteur E. BOUCHUT

Professeur agrégé à la Faculté de médecine.

Troisième édition, revue et augmentée

1 vol. gr. in-8 de 1316 pages, avec 300 figures. Cartonné...... 20 fr.

LA PATHOLOGIE CELLULAIRE

BASÉE SUR L'ÉTUDE PHYSIOLOGIQUE ET PATHOLOGIQUE DES TISSUS

Par Rudolf VIRCHOW

Professeur à la Faculté de Berlin, directeur de l'Institut pathologique de cette ville.

Quatrième édition, revue et mise au courant de la science par le docteur **I. STRAUS**

1 vol. gr. in-8 de 584 pages, avec 157 figures...... 9 fr.

GUIDE DU MÉDECIN PRATICIEN

RÉSUMÉ GÉNÉRAL DE PATHOLOGIE INTERNE ET DE THÉRAPEUTIQUE APPLIQUÉE

Par F.-L.-I. VALLEIX

Médecin de l'hôpital de la Pitié

CINQUIÈME ÉDITION

ENTIÈREMENT REFONDUE ET CONTENANT L'EXPOSÉ DES TRAVAUX LES PLUS RÉCENTS

Par le docteur P. LORAIN

Professeur à la Faculté de médecine, médecin de l'hôpital de la Pitié

Avec le concours de médecins civils et de médecins appartenant à l'armée et à la marine

5 vol. in-8 de 950 pages chacun, avec figures............ 50 fr.

THÉRAPEUTIQUE DE LA PHTHISIE PULMONAIRE
BASÉE SUR LES INDICATIONS

Par J.-B. FONSSAGRIVES
Professeur de thérapeutique et de matière médicale à la Faculté de médecine de Montpellier.

Deuxième édition

Révisée avec soin et précédée d'une introduction sur la doctrine phthisiologique de Laennec en regard des travaux récents sur la phthisie pulmonaire.

1880. 1 vol. in-8, LXIV-560 pages.................................... 9 fr.

TRAITÉ DES MALADIES ÉPIDÉMIQUES

ORIGINE, ÉVOLUTION, PROPHYLAXIE

Par Léon COLIN
Professeur d'épidémiologie à l'École du Val-de-Grâce.

1 vol. in-8 de XVIII-1032 pages.......... .... 16 fr.

DU MÊME AUTEUR :

Traité des fièvres intermittentes. Paris, 1870. 1 vol. in-8 de 544 pages, avec un plan médical de Rome.. 8 fr.

De la variole, au point de vue épidémiologique et prophylactique. Paris, 1873, 1 vol. in-8 de 159 pages, avec 3 fig. de tracés...................... 3 fr. 50

Études cliniques de médecine militaire, observations et remarques recueillies à l'hôpital militaire du Val-de-Grâce, spécialement sur la tuberculisation aiguë et sur les affections des voies respiratoires et digestives. 1864. 1 vol. in-8 de 304 p.... 5 fr.

Épidémies et milieux épidémiques. 1873. 1 vol. in-8 de 114 pages.. 2 fr. 50

De la fièvre typhoïde dans l'armée. 1878. 1 vol. in-8 de 200 pages.... 4 fr.

ARSENAL DU DIAGNOSTIC MÉDICAL

MODE D'EMPLOI ET APPRÉCIATION DES PROCÉDÉS ET DES INSTRUMENTS D'EXPLORATION EMPLOYÉS EN SÉMÉIOLOGIE ET EN THÉRAPEUTIQUE

AVEC LES APPLICATIONS AU LIT DU MALADE

Par le docteur Maurice JEANNEL, médecin aide-major de 1re classe

1 vol. in-8 de 440 pages, avec 262 figures....... 7 fr.

TRAITÉ DE DIAGNOSTIC MÉDICAL

GUIDE CLINIQUE POUR L'ÉTUDE DES SIGNES CARACTÉRISTIQUES DES MALADIES
CONTENANT UN PRÉCIS DES PROCÉDÉS PHYSIQUES ET CHIMIQUES D'EXPLORATION CLINIQUE

Par V.-A. RACLE
Médecin des hôpitaux de Paris, professeur agrégé de la Faculté de médecine.

Sixième édition

PRÉSENTANT L'EXPOSÉ DES TRAVAUX LES PLUS RÉCENTS

Par les docteurs Ch. FERNET et I. STRAUS
Médecins des hôpitaux, professeurs agrégés à la Faculté de médecine.

1 vol. in-18 jésus de XII-860 pages, avec 99 figures, cart................. 8 fr.

CLINIQUE MÉDICALE

DE L'HOTEL-DIEU DE PARIS

Par A. TROUSSEAU
Professeur de clinique médicale de la Faculté de médecine de Paris.
Médecin de l'Hôtel-Dieu, membre de l'Académie de médecine.

Cinquième édition

PUBLIÉE PAR LES SOINS DE M. MICHEL PETER
Professeur à la Faculté de médecine, médecin de l'hôpital de la Pitié.

3 vol. grand in-8 avec portrait de M. TROUSSEAU.......................... 32 fr.

CLINIQUE MÉDICALE
DE L'HOPITAL DE LA PITIÉ

Par le docteur T. GALLARD
Médecin de la Pitié

1 vol. in-8 de 635 pages, avec 25 figures........................ 10 fr.

CLINIQUE MÉDICALE DE L'HOTEL-DIEU DE ROUEN

Par le docteur E. LEUDET
Médecin en chef de l'Hôtel-Dieu de Rouen.

1 vol. in-8 de 600 pages.................................... 8 fr.

ÉTUDES DE MÉDECINE CLINIQUE
FAITES AVEC L'AIDE DE LA MÉTHODE GRAPHIQUE ET DES APPAREILS ENREGISTREURS
DE LA TEMPÉRATURE DU CORPS HUMAIN
ET DE SES VARIATIONS DANS LES DIVERSES MALADIES

Par P. LORAIN
Professeur à la Faculté de médecine, médecin de l'hôpital Saint-Antoine

Publication faite par les soins du docteur P. BROUARDEL

2 vol. in-8, avec portrait et planches graphiques.................... 30 fr.

DU MÊME AUTEUR :

Le Choléra observé à l'hôpital Saint-Antoine. 1868. 1 vol. grand in-8, 221 pages, avec planches graphiques coloriées.................................... 7 fr.

Le Pouls, ses variations et ses formes diverses dans les maladies. 1870. 1 vol. in-8 de XII-372 pages, avec 488 planches graphiques.......................... 10 fr.

Ouvrages couronnés par l'Institut (Académie des sciences).

De l'albuminurie. Paris, 1860, in-8.......... .... 2 fr. 50

ALVARENGA (P.-F. DA COSTA). **Leçons cliniques sur les maladies du cœur.** Traduit par le docteur E. BERTHERAND. Paris, 1878, in-8, 360 pages....... 12 fr.

— **Des thermomètres cliniques**, leurs conditions, modes d'application et avantages relatifs, traduit par le docteur L. Papillaud. Bruxelles, 1870, in-8, 28 p. 2 fr.

— **Précis de thermométrie clinique générale.** 1871, in-8, 226 pages. 5 fr.

— **L'histoire de la thermométrie clinique** et de la thermopathogénie, traduit par Lucien Papillaud. Lisbonne, 1871, in-8 de 76 pages................... 2 fr.

— **De la thermopathologie générale.** Lisbonne, 1871, in-8 de 90 p. 2 fr. 50

— **De la thermosémiologie et thermacologie.** In-8 de 142 pages. 2 fr. 50

BARD (L.). **De la phthisie fibreuse chronique**, 1879, gr. in-8, 140 pages et 3 planches... 3 fr. 50

BARELLA. **Diagnostic et traitement des maladies organiques du cœur.** Bruxelles, 1872. 1 vol. in-8.. 5 fr.

BAYLE. **Bibliothèque de thérapeutique.** Paris, 1828-1837, 4 vol. in-8. 12 fr.

BEALE. **De l'urine, des dépots urinaires** et des calculs, de leur composition chimique, de leurs caractères physiologiques et pathologiques et des indications thérapeutiques qu'ils fournissent dans le traitement des maladies. Traduit par A. OLLIVIER et BERGERON. 1865, 1 vol. in-18, 540 pages, 136 avec figures... 7 fr.

BEAU. **Traité expérimental et clinique d'auscultation**, par J.-H.-S. BEAU, médecin de l'hôpital de la Charité. Paris, 1856, 1 vol. in-8 de XII-626 pag. 4 fr.

BEAUDOUIN. **De quelques troubles mécaniques dans la circulation du sang** dans les maladies du cœur et dans la compression des vaisseaux. Étude mécanique et clinique. Paris, 1881, in-8, 129 pages avec planches.......... 2 fr. 50

BERGER (C.-J.). **De l'asthme**, son traitement. Paris, 1863, in-8, 196 pages. 4 fr.

Diabète, Electricité. Encéphale, Endocarde, Endocardite, Goutte, Méninges.
JACQUEMET. Emphysème traumatique.
JAVAL. Emmétropie, Lunettes.
JEANNEL. Copahu, Cubèbe, Dépuratif, Embaumement, Emollients, Ethers, Extraits, Falsifications, Fécule, Ferment, Fumigation, Gelée, Gomme, Huiles, Liniment, Macération, Onguent, etc.
JULLIEN. Prostate.
KŒBERLÉ. Aine, Bourses séreuses, Ovaires, Ovariotomie.
LABADIE-LAGRAVE. Goutte, Hydrophobie, Leucocythémie, Méninges, Moelle épinière, Nerfs.
LABAT. Marienbad, Mont-Dore, Manheim, Néris, Niederbronn, Orezza, Plombières. Pougues, Royat, Saint-Gervais.
LANNELONGUE. Cornée, Gencives, Hématocèle du scrotum, Hémorrhoïdes, Lacrymales (voies), Mamelles. Rachis, Rachitisme.
LAUGIER (St.). Abcès, Anus contre nature, Brûlure, Commotion, Contusion, Cuisse, Encéphale.
LAUGIER (Maurice). Fesse, Hermaphrodisme, Hyoïde (os), Hypopyon, Lèvres, Nævus.
LE DENTU. Caves (veines), Effort, Face, Hernies, Lymphatique (systéme), Main, Ongle. Orbite, Phlegmon.
LÉPINE (R.). Diphthérie, Inanition. Pneumonie.
LIEBREICH. Accommodation, Amaurose, Astigmatisme, Cataracte.
LONGUET. Lymphatique (système) [avec LE-DENTU], Os, [avec Gosselin].
LORAIN (P.). Accouchement (médecine légale), Age, Allaitement, Anémie, Chlorose, Choléra, Diphthérie, Endémie, Epidémie.
LUTON (de Reims). Aorte, Auscultation, Biliaire (voies), Catarrhe, Circulation, Cœur (anat, physol.), Congestions, Dérivatifs, Dérivations, Dyspepsie, Entozoaires, (pathologie), Estomsa, Goître, Hématémèse, Indigestion, Intestin. Névrose, Œsophage, Percussion, Poitrine Purgatifs.
LUNIER. Crâne, Crétinisme, Folie.
MARCHAND. (L.). Baumes, Belladone, Café, Champignons, etc.
MARCHAL, Placenta.
MARDUEL. Ombilic, Périnée, Pharynx, Rein.
MARTINEAU. Aphthes, Céphalalgie, Colique, Coma, Constipation, Crachats, Dermalgie, Emaciation, Epistaxis.

PANAS, Articulations, Cicatrices, Cicatrisation, Épaule, Genou, Oculo-moteur (nerf), Orthopédie, Paupière, Ptérygion, Rétine.
POINSOT (de Bordeaux). Moelle épinière, Nasales (fosses) [avec ORÉ]. Nez, Olfaction.
PONCET (F.). Jambe, Lit, Nyctalopie.
PROUST. Peste, Professions.
PRUNIER. Nitre, Opium, Oxygène, Pavot, Phosphore, Plomb, Potasse, Protoxyde d'azote.
RANVIER. Capillaires (vaisseaux), Epithélium.
RAYNAUD. (Maurice). Albinisme, Artères (maladies des) Azygos (veine), Cachexies, Caves (veines), Cœur (anomalies, pathologie), Diathèse, Érysipèle [avec GOSSELIN], Gangrène, Hématidrose, Maladie, Péricarde.
REMY. Œil artificiel, Ophthalmoscope.
REY (H.). Géographie médicale, Mal de mer, Marais, Nostalgie, Scorbut, Sommeil.
RICHET. Anévrysmess, Carotides, Clavicules.
RICORD. Anti-aphrodisiaques, Aphrodisiaques, Priapisme.
RIGAL (A.). Exutoires, Habitus extérieur, Langue, Mensuration, Pouls.
ROCHARD (J.). Acclimatement, Air marin, Béribéri, Climat, Dengue, Drainage chirurgical, Pansement, Plaies, Pourriture d'hôpital.
ROUSSIN (Z.). Arsenic, Catalyse, Champignons, Cuivre, Désinfectants, Digitale, Empoisonnement.
SAINT-GERMAIN (L.-A.). Amygdales, Charpie. Circoncision, Crâne, Électricité, Encéphalocèle, Éponge, Hydrocèle.
SARAZIN (Ch.). Ambulances, Appareil, Atrophie, Bandages, Caoutchouc, Caustique, Cautère, Cautérisation, Compression, Compresseur, Cou, Dent, Dentition, Hôpital, Inguinale (région), Injection, Irrigation, Ligature.
SCHWARTZ. Parotide, Poplitée (région), Pubis.
SÉE (Germain). Asthme.
SIMON (Jules). Atrophie musculaire progressive, Chorée, Contracture, Croupe, Foie, Ictère, Muguet.
SIREDEY. Dysménorrhée, Emménagogue, Impuissance, Menstruation, Péritonite, Stérilité.
STOLTZ. Accouchement, Césarienne (opération), Couches, Dystocie, Grossesse, Leucorrhée, Puerpéral (état).
STRAUS (I.). Hydropisie, Lait, Muqueuses (membranes), Muscles, Opium, Porte (veine), Pouls, Poumon (emphysème, gangrène), Sang, Sen-

VOICI LE BUT, L'ESPRIT ET LA FORME DU *NOUVEAU DICTIONNAIRE*

Son but. C'est de rendre service à tous les praticiens qui ne peuvent se livrer à de longues recherches, faute de temps ou faute de livres, et qui ont besoin de trouver réunis et comme élaborés tous les faits qu'il leur importe de connaître bien; c'est de leur offrir une exposition, une description détaillée et proportionnée à la nature du sujet et à son rang légitime dans l'ensemble et la subordination des sciences médicales.

Son esprit et sa forme. Le *Nouveau Dictionnaire* est une analyse des travaux des maîtres français et étrangers, empreinte d'un esprit de critique éclairé et élevé ; c'est souvent un livre neuf, par la publication de matériaux inédits qui, mis en œuvre par des hommes spéciaux, ajoutent de l'originalité à la valeur encyclopédique de l'ouvrage; enfin c'est surtout un livre pratique. Les auteurs ont présent à l'esprit qu'ils écrivent pour des praticiens, en profitant de ce que l'observation a pu recueillir de véritablement applicable : tout ce qui tient à la pratique de l'art, tout ce qui peut contribuer à rendre les opérations de la thérapeutique médicale et chirurgicale plus sûres et plus faciles, y est l'objet de développements étendus. C'est dans cet esprit pratique qu'y sont présentées des notions de physiologie, d'histoire naturelle, de chimie et de pharmacologie. Aucune des branches des connaissances médicales n'est donc négligée.

Nous avons adopté le système des monographies, et nous avons exposé dans un seul chapitre, divisé en plusieurs articles, les diverses parties d'une même question, sans nous préoccuper de l'ordre alphabétique. Nous avons décrit au mot CŒUR, au mot ESTOMAC, au mot FOIE, presque toutes les maladies dont ces organes sont le siége ; nous avons rapporté au mot SENSIBILITÉ toutes les altérations morbides de cette fonction, et nous avons réservé pour le mot FIÈVRE, non-seulement l'étude de la fièvre en général, mais aussi celle des diverses espèces de pyrexies. C'est ainsi qu'à propos d'un organe ou d'une région, l'auteur décrit l'anatomie chirurgicale, les anomalies anatomiques et prépare le lecteur à lire avec fruit l'exposé des diverses lésions.

Ce qui constitue une innovation importante, c'est l'addition de figures dessinées et gravées sur bois et intercalées dans le texte : premier exemple de l'iconographie appliquée à un répertoire encyclopédique des connaissances médicales. L'utilité des représentations figurées dans l'étude des sciences est évidente : la description la plus complète d'un objet ne saurait valoir le commentaire lumineux de son image, qui simplifie et facilite l'exposition, qu'il s'agisse de médecine opératoire, d'anatomie chirurgicale. d'anatomie pathologique, d'appareils, d'instruments, de physiologie, etc.

La publication d'un *Dictionnaire de Médecine et de Chirurgie* réclamait la coopération d'une association de médecins et de chirurgiens dont le nombre fût assez considérable pour que chacun pût y traiter des objets habituels de ses recherches.

Lorsqu'une publication est aussi avancée, le mieux est de signaler quelques-uns des articles avec le nom des auteurs qui les ont rédigés. Ils sont placés à la tête de la pratique dans les grands hôpitaux de Paris, de Strasbourg, de Bordeaux, etc., ou de l'enseignement dans les Facultés et les Écoles secondaires de médecine. C'est de ces efforts réunis qu'est sorti le *Nouveau Dictionnaire de Médecine et de Chirurgie pratiques*, si favorablement jugé dans la presse médicale.

En rendant compte des volumes parus, le rédacteur en chef de l'*Union médicale*, M. Amédée Latour, membre de l'Académie de médecine, qualifiait le Dictionnaire de « publication sérieuse, à laquelle collabore l'élite de nos confrères « de Paris et des départements, expression fidèle de l'état de la science et de l'art « à une époque donnée et par toute une génération. Là se trouvent précisément « le caractère et l'utilité du Dictionnaire, et par là s'explique son succès. »

Après avoir signalé quelques articles, M. Latour ajoute : « Ces monographies « alphabétiques sont rédigées avec concision, présentent fidèlement l'état de la « science, rappellent succinctement le passé et indiquent une bibliographie « suffisante.

« Tels sont les caractères estimables du Dictionnaire édité par J. B. Baillière « et qui lui ont assuré dès le début un succès qui va toujours croissant.

« AMÉDÉE LATOUR. »

(*Union médicale*, 1870.)

Le *Nouveau Dictionnaire de Médecine et de Chirurgie pratiques* se composera d'environ 35 volumes grand in-8 cavalier, de 800 pages. Prix de chaque volume, 10 fr.

Les tomes Ier à XXIX sont en vente, et les volumes suivants se succéderont sans interruption de quatre mois en quatre mois.

Les volumes sont envoyés franco par la poste, aussitôt leur publication, aux souscripteurs des départements, sans augmentation sur le prix fixé.

AIDE-MÉMOIRE

DE PHARMACIE

VADE-MECUM DU PHARMACIEN

A L'OFFICINE ET AU LABORATOIRE

Par Eus. FERRAND

Pharmacien à Paris, ex-interne des hôpitaux de Paris.

Deuxième Édition, 1880, 1 vol. in-18 jésus de 772 pages avec 188 figures. Cartonné, 6 fr.

AIDE-MÉMOIRE

DE MÉDECINE, DE CHIRURGIE
ET D'ACCOUCHEMENTS

VADE-MECUM DU PRATICIEN

Par A. CORLIEU

Docteur en médecine, lauréat de l'Académie de médecine

TROISIÈME ÉDITION, REVUE, CORRIGÉE ET AUGMENTÉE

1877, 1 vol. in-18 jésus de VIII-466 pages, avec 418 figures. Cartonné, 6 fr.

Envoi FRANCO par la poste contre un mandat

BERNHEIM (H.). **Leçons de clinique médicale**, par H. Bernheim, professeur à la Faculté de Nancy. Paris, 1877, 1 vol. grand in-8 de 550 p. avec 5 pl. 10 fr.

BLOCH (E.). **Contribution à l'étude de la physiologie normale et pathologique des sueurs**. Paris, 1880, in-8 de 108 pages................ 2 fr.

BONNEMAISON. **Essais de clinique médicale**. 1874, 1 vol. in-8 de 500 p. 7 fr.

BOUCHUT. **Compendium annuel de thérapeutique française et étrangère** pour 1880 et 1881. Paris, 1880-1881, 2 vol. in-8 de 200 pages chacun.. 5 fr.

BOUDIN. **Traité des fièvres intermittentes**. Paris, 1842, in-8.......... 5 fr.

BOUILLAUD. **Traité clinique des maladies du cœur**. *Deuxième édition*. Paris, 1841, 2 vol. in-8, avec 8 planches.............................. 16 fr.

— **Traité clinique du rhumatisme articulaire**. Paris, 1840, in-8. 7 fr. 50

BOUVERET (L.). **Des sueurs morbides**. 1880, 1 vol. in-8 de 148 pages. 3 fr. 50

BREMOND fils. **Bains térébenthinés**, leur emploi dans le traitement des rhumatismes. In-8 de 39 pages.. 1 fr.

BRIQUET. **De la variole**. Paris, 1871, in-8 de 56 pages................ 1 fr. 50

CARRIEU. **De la fatigue** et de son influence pathogénique. Paris, 1878, 1 vol. gr. in-8, 121 pages.. 3 fr.

CHOSSAT (Th.). **Eude sur les conditions pathogéniques des œdèmes**. Paris. 1874, gr. in-8 de 131 pages.. 3 fr.

CONAN. **Essai de thérapeutique positive** basée sur l'examen de l'urine et des produits morbides. 1876, in-8, 202 pages, avec 1 planche................ 3 fr. 50

CORIVEAUD (A.). **Observations et lectures d'un médecin de campagne**. 1880, in-8, 177 pages.. 3 fr. 50

COURBIS (E.) **Contributions à l'étude des kystes du foie et des reins et des kystes en général**. In-8 de 64 pages, avec 1 pl. lithog.......... 1 fr. 50

COUSOT. **Etude sur la nature, l'étiologie et le traitement de la fièvre typhoïde**. Paris, 1874, 1 vol. in-4, 369 pages.......................... 9 fr.

CZERMAK (J.-N.). **Du laryngoscope** et de son emploi en physiologie et en médecine, Paris, 1860, in-8 de 103 p. avec fig.......................... 3 fr. 50

DAREMBERG (G.). **De l'expectoration dans la phthisie pulmonaire**. Paris, in-8, 74 pages.. 2 fr.

DAVAINE. **Contribution à l'étude du rhumatisme**. 1879, in-8, 66 p. 1 fr. 50

DELPECH. **Le scorbut pendant le siège de Paris**. 1871, in-8 de 68 p. 2 fr.

DOLÉRIS (J.-A.). **La fièvre puerpérale et les organismes inférieurs**, pathogénie et thérapeutique des accidents infectieux des suites de couches. Paris, 1 vol. in-8, 334 pages avec 3 pl. comprenant 25 fig.......................... 6 fr.

DURANTY (N.-E.). **Diagnostic des paralysies motrices des muscles du larynx**. Paris, 1872, in-8 de 48 pages, avec planches...................... 2 fr.

FAUCONNEAU-DUFRESNE (V.-A.). **La bile et ses maladies**. Paris, 1847, 1 vol. in-4, 450 pages.. 5 fr.

— **Nouvelles observations sur la colique hépatique**. Paris, 1860, in-8, 16 pages.. 1 fr.

— **De l'utilité des préparations ferrugineuses**. Paris, 1861, in-8... 75 c.

FAVRE (Paul). **Des mélanodermies et en particulier d'une mélanodermie parasitaire**. Paris, 1872, in-8 de 104 pages...................... 2 fr. 50

FELTZ, **Traité clinique et expérimental des embolies capillaires**, par V. Feltz, professeur à la Faculté de médecine de Nancy. *Deuxième édition*, Paris, 1870, in-8, 450 pages, avec 11 pl. chromolith.......................... 21 fr.

FERNET (Ch.). **De la diathèse urique**. Paris, 1869, in-8, 72 pages....... 2 fr.

FERRAND (E.). **Premiers secours aux empoisonnés**, aux noyés, aux asphyxiés, aux blessés, en cas d'accident, et aux malades en cas d'indisposition subite. Paris, 1878. 1 vol. in-18 jésus de 288 pages, avec 80 figures.................. 3 fr.

FORGET (C.-P.). **Traité de l'entérite folliculeuse** (fièvre typhoïde). Paris, 1841, in-8 de 856 pages (9 fr.).................................. 3 fr.

— **Du diagnostic instrumental**. Strasbourg, 1858, in-8, 20 p......... 1 fr.

FOURNET (J.). **Recherches cliniques sur l'auscultation des organes respiratoires.** Paris, 1839, 2 vol. in-8 .... 3 fr.

FRANK (J.-P.). **Traité de médecine pratique**, traduit du latin par J.-M.-C. GOUDAREAU. 2e *édition.* Paris, 1842, 2 volumes grand in-8 .... 24 fr.

FRERICHS. **Traité pratique des maladies du foie et des voies biliaires**, par Fr.-Th. FRERICHS, professeur à l'Université de Berlin; traduit de l'allemand par les docteurs Dumenil et Pellagot. *Troisième édition.* Paris, 1877, 1 vol. in-8 de XVI-896 pages, avec 158 figures .... 12 fr.

FROGÉ (L.-A.). **Du rôle de la fièvre dans la genèse des maladies aiguës.** 1880, 1 vol. in-8 de 213 pages .... 4 fr.

GAULTIER DE CLAUBRY (E.). **De l'identité du typhus et de la fièvre typhoïde.** Paris 1844, 1 vol. in-8 .... 1 fr. 25

GIACOMINI. **Traité philosophique et expérimental de matière médicale et thérapeutique.** Paris, 1842, 1 vol. in-8 .... 5 fr.

GIGOT-SUARD (L.). **L'herpétisme.** Pathogénie, manifestations, traitement, pathologie expérimentale et comparée. 1870, 1 vol. gr. in-8 de VIII-468 pages.... 8 fr.

— **De l'asthme** et de son traitement par les eaux de Cauterets. Paris, 1873, in-8 de 200 pages .... 2 fr. 50

— **L'uricémie**, affections de la peau, du poumon, du foie, des reins, du système nerveux, du système circulatoire, diabète et cancer. 1875. 1 vol. in-8 de 306 pages. 4 fr. 50

GIRBAL (A.). **Considérations médicales et pratiques sur la fièvre** en général. Introduction à une étude des fièvres en particulier. Paris, 1878, in-8, XII-92 pages .... 2 fr. 50

GLONER (J.-C.). **Nouveau Dictionnaire de thérapeutique** comprenant l'exposé des diverses méthodes de traitement employées par les plus célèbres praticiens pour chaque maladie. 1874, in-18 jésus, VIII-800 pages .... 7 fr.

GOURAUD (Xavier). **Des crises.** Paris, 1872, in-8 de 94 pages, avec fig. 2 fr. 50

GRANCHER. **De la médication tonique**, par le docteur J. GRANCHER, professeur agrégé à la Faculté de médecine, médecin des hôpitaux. 1875, in-8 de 108 p. 3 fr.

GUERMONPREZ. **Contribution à l'étude de la myosite.** 1880, in-8, 113 pages .... 2 fr. 50

GRIESINGER. **Traité des maladies infectieuses.** Maladies des marais, fièvre jaune, maladies typhoïdes (fièvre pétéchiale ou typhus des armées, fièvre typhoïde, fièvre récurrente ou à rechutes, typhoïde bilieuse, peste), choléra. *Deuxième édit.*, revue et annotée par le Dr E. VALLIN, professeur à l'École du Val-de-Grâce. Paris, 1877, 1 vol. in-8, XXXII-742 pages .... 10 fr.

GRISOLLE (A.). **Traité de la pneumonie**, 2e édit. Paris, 1864, in-8 de XVI-744 pages .... 9 fr.

GUEGUEN (A.). **Etude sur la marche de la température** dans les fièvres intermittentes et éphémères. In-8 de 80 pages, avec 35 pl. de tracés lithogr... 5 fr.

HALLOPEAU. **Du mercure**, action physiologique et thérapeutique. 1878, in-8, 272 pages .... 5 fr.

HANNE. **Essai sur les tumeurs intra-rachidiennes.** 1872, in-8, 85 p. 2 fr.

HANOT (V.). **Etude sur une forme de cirrhose hypertrophique du foie.** Paris, 1876, in-8, 158 pages avec 1 pl. .... 4 fr.

— **Du traitement de la pneumonie aiguë.** 1880, 1 vol. in-8 de 316 p. 5 fr.

HUETTE (G.). **Histoire thérapeutique du bromure de potassium.** Paris, 1878, in-8, 190 pages .... 3 fr.

HUGHES (R.). **Manuel de thérapeutique.** Paris, 1881, in-18 jésus, 668 p. 6 fr.

— **Action des médicaments**, ou Eléments de pharmaco-dynamique. Paris, 1874, 1 vol. in-18 jésus de 650 pages .... 6 fr.

HULLIN (P.). **Mémoires de médecine et de chirurgie pratiques.** Paris, 1862, in-8, 527 pages, avec 4 pl. .... 6 fr.

JACQUOT (Félix). **De l'origine miasmatique des fièvres** endémo-épidémiques, dites intermittentes. Paris, 1855-1858, 2 parties en 1 vol. in-8 .... 5 fr.

JOHANNET. **Epidémie de petite vérole.** Paris, 1869, in-8 de 48 pag. 1 fr. 25

JOUSSET (P.). **Eléments de médecine pratique.** 2e *édit.*, 1877, 2 vol. in-8. 15 fr.

JOUSSET. **Eléments de pathologie et de thérapeutique générales.** Paris, 1873, 1 vol. in-8 de 243 pages........ 4 fr.

JUVENTIN (A.). **De l'urée** dans les vomissements. Paris, 1874, in-8, 42 p. 1 fr. 25

LABADIE-LAGRAVE (F.). **Du froid en thérapeutique.** Paris, 1878, grand in-8 de 284 pages, avec 26 planches de tracés de température et figures......... 6 fr.

LABORDETTE. **Emploi du spéculum laryngien** dans le traitement de l'asphyxie par submersion, etc. 2e édit. In-8 de 23 pages, avec 2 figures............ 75 c.

LAMARE-PICQUOT (F.-V.). **Recherches nouvelles sur l'apoplexie cérébrale.** Paris, 1860, in-8, 56 pages........ 1 fr. 25

— **Etudes expérimentales de médecine et de chirurgie pratiques.** Paris, 1864, in-8, 75 pages........ 2 fr.

LANDOUZY (Louis) **Contribution à l'étude des convulsions et paralysies** liées aux méningo-encéphalites fronto-pariétales, par le docteur Louis LANDOUZY, professeur agrégé à la Faculté de médecine de Paris, médecin des hôpitaux. Paris, 1876, in-8 de 248 pages........ 5 fr.

— **Des paralysies dans les maladies aiguës.** 1880, 1 vol. in-8, 362 p..... 6 fr.

LANNOIS (M.). **Paralysie vaso-motrice des extrémités** ou Erythromélalgie. Paris, 1880, in-8 de 71 pages........ 1 fr. 50

LAVERAN. **Nature parasitaire des accidents d'impaludisme**, description d'un nouveau parasite trouvé dans le sang des malades atteints de fièvre palustre. 1 vol. in-8 avec 2 planches........ 3 fr. 50

LEBERT. **Traité pratique des maladies scrofuleuses et tuberculeuses.** Paris, 1849, 1 vol. in-8, 820 pages........ 9 fr.

— **Traité pratique des maladies cancéreuses.** Paris, 1851, 1 vol. in-8 de 892 pages........ 9 fr.

LÉPINE (R.). **De l'hémiplégie pneumonique.** 1870, in-8 de 39 pages. 1 fr. 50

— **De la pneumonie caséeuse.** Paris, 1872, in-8 de 140 pages.......... 3 fr.

Lèpre (la) est contagieuse. 1879, in-8 de 290 pages, avec carte coloriée. 5 fr.

LEREBOULLET (A.). **Mémoire sur la structure intime du foie** et sur la nature de l'altération connue sous le nom de foie gras. Paris, 1853, in-4, avec 4 pl. coloriées........ 7 fr.

LESSERTEUR (E.-C.). **Le Hoang-Nan**, remède tonquinois contre la rage, la lèpre et autres maladies. Paris, 1879, 1 vol. in-8, VIII-92 pages........ 2 fr. 50

LOUIS (P.-Ch.). **Recherches anatomiques, pathologiques et thérapeutiques** sur les maladies connues sous les noms de **Fièvre typhoïde.** 2e *édition.* Paris, 1841, 2 vol, in-8........ 13 fr.

MAILLIOT (L.). **Traité pratique d'auscultation.** Paris, 1874, 1 vol. gr. in-8 de XIV-350 pages........ 12 fr.

MARTINEAU (L.). **De la maladie d'Addison.** Paris, 1864, grand in-8, 130 pag. avec 3 planches col........ 5 fr.

MOLÉ (L.). **Signes précis du début de la convalescence dans les maladies aiguës.** Paris, 1870, grand in-8 de 112 pages, avec 23 figures....... 3 fr.

MORELL MAKENZIE. **Du laryngoscope** et de son emploi dans les maladies de la gorge. Traduit par Émile-Nicolas Duranty. Paris, 1867, in-8 de 156 p. avec fig. 4 fr. 50

MOSSÉ (A.). **Etude sur l'ictère grave.** 1879, in-8, 176 pages.......... 4 fr.

— **Accidents de la lithiase biliaire.** 1880, in 8, 160 pages......... 3 fr. 50

MOTTET (P.). **Nouvel essai d'une thérapeutique indigène.** Paris, 1852, 1 vol. in-8........ 1 fr. 50

MUSELIER (P.). **Etude sur la valeur séméiologique de l'ecthyma.** Paris, 1870, in-8 de 125 pages........ 2 fr. 50

NEUCOURT (F.). **Des maladies chroniques.** Pratique d'un médecin de province. Paris, 1861, in-8, 618 pages........ 7 fr. 50

PAGÈS. **Etude clinique sur l'étiologie et la prophylaxie de la fièvre typhoïde.** Paris, 1878, in-8 de 65 pages........ 2 fr.

PELLETAN. **Mémoire statistique sur la pleuropneumonie aiguë.** Paris, 1840, in-4........ 1 fr.

PIEDVACHE (J.). **Recherches sur la contagion de la fièvre typhoïde.** Paris, 1850, in-4 de 104 pages.......... 3 fr. 50

PIORRY. **Traité de médecine pratique.** Paris, 1841-1851, 8 vol. in-8, avec atlas de plessimétrisme (24 fr.).......... 18 fr.

— *Séparément*, atlas.......... 2 fr.

PRUS (R.). **Recherches nouvelles sur la nature et le traitement du cancer de l'estomac.** Paris, 1828, in-8.......... 2 fr.

QUISSAC (J.). **Thérapeutique médicale.** 1878, 1 vol. in-8 de 417 pages... 8 fr.

RAMIREZ (Lino de). **Traitement des abcès du foie.** Paris, 1867, in-8 de 92 pages.......... 2 fr. 50

RAPHAEL. **Traité pratique de la pustule maligne.** 1872, in-8, 215 p. 3 fr.

RAYNAUD (M.). **De la révulsion.** Paris, 1866, in-8, 168 pages.......... 3 fr.

REYNAUD. **Mémoire sur l'oblitération des bronches.** Paris, 1835, in-4, avec 5 planches.......... 2 fr. 50

REVEILLÉ-PARISE. **Guide des goutteux et des rhumatisants**, édition refondue et mise au niveau des découvertes et des méthodes nouvelles concernant la nature et le traitement de ces deux affections, par E. Carrière. Paris, 1878, 1 vol. in-18 jésus de 300 pages.......... 3 fr. 50

ROBIN (Al.). **La fièvre typhoïde. Essai d'urologie clinique.** 1874, in-8, 264 pages.......... 4 fr. 50

ROCHARD (J.). **Etude synthétique sur les maladies endémiques.** Paris, 1871, 1 vol. in-8 de 90 pages.......... 2 fr.

— **De l'influence de la navigation et des pays chauds** sur la marche de la phthisie pulmonaire. Paris, 1856. in-4 de 94 pages.......... 2 fr.

RONDOT (E.). **Des gangrènes spontanées.** 1880, gr. in-8, 159 pages. 3 fr. 50

ROUIS (J.-L.). **Recherches sur les suppurations endémiques du foie.** Paris, 1860, 1 vol. in-8 de 456 pages.......... 6 fr.

SAINT-LÉGER (P. de). **Paralysie agitante** (Maladie de Parkinson). 1879, in-8, avec 4 pl. (photogravures et eaux fortes.).......... 5 fr.

SÉE (Germ.). **De la chorée**, par G. Sée, professeur de clinique médicale à la Faculté de médecine de Paris. Paris, 1850, in-4, 154 pages.......... 3 fr. 50

SELSIS. **Études pour servir à l'histoire de la fièvre jaune** ou vomito dans l'île de Cuba. Paris, 1880, in-8 de 96 pages.......... 2 fr. 50

SEMMOLA. **Médecine vieille et médecine nouvelle**, introduction au Cours de thérapeutique avec une préface pour l'édition française. Traduction de M. le Dr L. Giberd, in-8, 110 pages.......... 2 fr. 50

SESTIER. **Traité de l'angine laryngée œdémateuse.** Paris, 1852, in-8. 7 fr. 50

SOLLES (E.). **Etudes de clinique interne.** Paris, 1879, in-8, 152 pages. 3 fr.

STRAUS (J.). **Des ictères chroniques.** Paris, 1878, in-8, 173 pages... 3 fr. 50

TIRAT. **Traité des maladies de poitrine et du cœur** ; *Deuxième édition.* Paris, 1872, in-8 de 391 pages.......... 5 fr.

TORTI (F.). **Therapeutice specialis ad febres periodicas perniciosas.** Leodii, 1821, 2 vol. in-8, fig. (16 fr.).......... 8 fr.

TRIDEAU. **Traitement de l'angine couenneuse** par les balsamiques. Paris, 1874, in-8 de 150 pages.......... 2 fr.

TROUSSEAU et BELLOC (H.). **Traité pratique de la phthisie laryngée**, de la laryngite chronique et des maladies de la voix. Paris, 1837, 1 vol. in-8, avec 9 planches, fig. noires.......... 7 fr.

— Le même, figures coloriées.......... 10 fr.

TRUMET de FONTARCE. **Pathologie clinique du grand sympathique.** Paris, 1880, 1 vol. gr. in-8, 373 pages, avec planches.......... 7 fr.

TURCK (L.). **Méthode pratique de laryngoscopie.** 1861, in-8, avec fig. 3 fr. 50

VALAT (P.). **De la valeur clinique de la pectoriloquie aphone.** Paris, 1878, in-8, 45 pages.......... 1 fr. 50

VILLEMIN. **Etudes sur la tuberculose**, par J.-A. Villemin, professeur à l'École de médecine du Val-de-Grâce. Paris, 1868. 1 vol. in-8, 640 pages.... 8 fr.

WIEL. **De l'alimentation des dyspeptiques.** Paris, 1879, in-18 de 238 p. 4 fr. 50

3714-81. Corbeil. — Typ. et Stér. Crété

CELLARD. — **De l'éléphantiasis vulvaire** chez les Européennes. Paris, 1877, gr. in-8, 66 p. .... 1 fr. 50
CHAIROU. — **De la variole et de la vaccine.** 1870, in-8, 64 pages... 1 fr. 50
CHAUSIT. — **Traité élémentaire des maladies de la peau,** par M. le docteur CHAUSIT, d'après l'enseignement théorique et les leçons cliniques de M. A. Cazenave, médecin de l'hôpital Saint-Louis. Paris, 1853, in-8, XII-448 p. (6 fr. 50). 3 fr.
COLIN. — **De la variole** au point de vue épidémiologique et prophylactique. Paris, 1873, 1 vol. in-8 de 200 pages, avec 3 figures.... 3 fr. 50
COLLONGUES. — **Le Bioscope appliqué à la mesure des fonctions de la sécrétion cutanée.** Paris, 1876, in-8 de 32 pages.... 1 fr. 25
CORNIL (V.). — **Du cancer** et de ses caractères anatomiques. 1867, in-4, 84 pages avec 24 fig.... 3 fr.
CORNIL (V.) et TRASBOT (L.). — **De la mélanose.** 1868, in-4, avec 20 fig... 3 fr.
COSTALLAT (A.). **Étiologie et prophylaxie de la pellagre.** Paris, 1860, in-8, 64 pages.... 2 fr.
DANIELSSEN et BOECK (W.). — **Traité de la spedalskhed** ou éléphantiasis des Grecs. Paris, 1848, 1 vol. in-8.... 10 fr.
DENARP-DECANTELEU. — **Tableau analytique, descriptif et iconographique des cicatrices de la vaccine.** Paris, 1851, un tableau grand in-fol. contenant 40 figures. (5 fr.).... 50 c.
DENONVILLIERS (C.). — **Note sur les corpuscules gangliformes** connus sous le nom de corpuscules de Pacini. Paris, 1846, in-8 de 23 pages.... 1 fr.
DEPAUL (J.-A.-H.). **Expériences faites à l'Académie de médecine avec le cow-pox** ou vaccin animal, par J.-A.-H. DEPAUL, professeur à la Faculté de médecine de Paris. Paris, 1868, in-4, 54, p., avec 3 pl. chromolithographiques. 3 fr 50
— **De l'origine réelle du virus vaccin.** Paris, 1864, in-8, 43 p. 1 fr. 50
— **Sur la vaccination animale.** Paris, 1867, in-8, 78 pages.... 1 fr. 50
DOUNON (P.). — **Étude sur la verruga,** Maladie endémique. 1871, in-8, 56 p. et 1 planche.... 2 fr.
DUCHESNE-DUPARC. — **Traité pratique des dermatoses,** ou maladies de la peau, classées d'après la méthode naturelle, comprenant l'exposition des meilleures méthodes de traitement, suivi d'un Formulaire spécial. *Deuxième édition.* Paris, 1862, 1 vol. in-12, LXVI-492 pages.... 5 fr.
— **Nouvelle prosopalgie,** ou traité pratique des éruptions du visage. Paris, 1847, in-8, 170 p.... 3 fr. 50
— **Traité des gourmes** chez les enfants. 2e *édition.* Paris, 1844, in-8. 6 fr. 50
FABRE (S.-P.). — **Des mélanodermies,** et en particulier d'une mélanodermie parasitaire. Paris, 1872, in-8 de 104 pages.... 2 fr. 50
FALIU. — **De l'urticaire;** ses causes, sa pathogénie et son traitement. Paris, 1869, in-8, 52 p.... 3 fr.
FLOURENS. — **Anatomie générale de la peau** et des membranes muqueuses. 1843, in-4 de 104 pages avec 6 planches coloriées (20 fr.).... 6 fr.
GIBERT. — **Mémoire sur les syphilides.** Paris, 1847, in-8, 60 p..... 1 fr. 50
GIGOT-SUARD. — **L'Herpétisme,** pathogénie, manifestations, traitement, pathologie expérimentale et comparée. 1870, 1 vol. gr. in-8 VIII-468 pages.... 8 fr.
GINTRAC (H.). — **De la pellagre** dans le département de la Gironde. Bordeaux, 1863, in-8, 43 pages.... 1 fr. 50
GOUTARD. — **Du Léontiasis syphilitique.** Étude sur quelques cas de syphilides hypertrophiques diffuse de la face en particulier, par le Docteur L.-J. Clovis GOUTARD. Paris, 1878, gr. in-8, 62 p., avec une pl. chromolithogr.... 3 fr.
GROS (Léon). — **Du prurit général de la grossesse.** Paris, 1860, in-8, 16 pages.... 75 c.
HUGUIER. — **Mémoire sur l'esthiomène de la vulve** ou dartre rongeante de la région vulvo-anale. Paris, 1849, in-4 avec 4 pl.... 5 fr.
HUTIN. (F.). — **Anatomie des cicatrices.** Paris, 1855, in-4.... 4 fr.
IMBERT-GOURBEYRE. — **De l'action de l'arsenic sur la peau.** Paris, 1872, in-8 de 136 pages.... 3 fr.
IZARD (A.-A). — **Nouveau traitement de la maladie vénérienne** et des syphilides ulcéreuses par l'iodoforme. Paris, 1871, in-8 de 48 p.... 1 fr. 50
JOHANNET. — **Épidémie de petite vérole.** Paris, 1869, in-8 de 48 p. 1 fr. 25
LACASSAGNE (A.). — **Les tatouages,** étude anthropologique et médico-légale, par M. LACASSAGNE, professeur à la Faculté de médecine de Lyon. Paris, 1881, in-8, 115 pages avec planches.... 5 fr.
LALAGADE (P.-D.). — **Etudes théoriques et expérimentales sur le virus vaccin** d'enfant et de revacciné. Paris, 1858, in-8 de 40 p.... 1 fr.
— **Etudes théoriques et expérimentales sur l'action de la vaccine** chez l'homme. Paris, 1861, in-8, 75 p.... 1 fr. 50

LALAGADE (P.-D.). — **La Vaccine et la petite vérole** dans le départem du Tarn. Albi, 1872, gr. in-8, 63 p. ... 1 fr. 50
LANDOUZY. — **De la pellagre sporadique**. Paris, 1860, gr. in-8, 170 p. 3 fr. 50
LANQUETIN (E.). — **Notice sur la gale** et sur l'animalcule qui la produit. Paris, 1859, grand in-8, 96 p., 4 pl. ... 2 fr. 50
LEBATARD (A.). — **Des loupes** et de leur cure radicale. 1852, in-8, 15 p. .. 50 c.
LEBERT. — **Traité pratique des maladies cancéreuses** et des affections curables confondues avec le cancer. 1851, 1 vol. in-8 de 892 p. ... 9 fr.
Lèpre (la) **est contagieuse**, par un missionnaire attaché aux léproseries. Paris, 1879, 1 vol. in-8 de 288 pages avec 1 carte coloriée ... 5 fr.
LE ROY DE MÉRICOURT. — **Mémoire sur la chromhidrose** ou chromocrinie cutanée. Paris, 1864, in-8, 179 p. ... 3 fr.
LESSERTEUR (E.-C.). — **Le Hoang-Nan**, remède tonquinois contre la rage, la lèpre et autres maladies. Paris, 1879, in-8, VIII-92 pages ... 2 fr. 50
LEUDET. — **Recherches pour servir à l'histoire de la pellagre** sporadique et de la pseudo-pellagre des alcoolisés. Paris, 1867, gr. in-8, 30 p. 1 fr. 25
LÉVY (M.). — **Rapport sur le traitement de la gale**. Paris, 1852, in-8. 1 fr. 25
MARCHAL (de Calvi). — **De la prosopalgie traumatique**. 1844, in-8, 31 p. 1 fr. 25
MARTINEAU (L.). — **De la maladie d'Addison**. Paris, 1864, grand in-8, 130 p., avec 3 planches col ... 5 fr.
MAYGRIER (A.). **Essai d'une bibliographie sommaire et raisonnée de la vaccine**. Paris, 1865, in-8 de 28 p ... 1 fr.
MONOD. — **Etude sur l'angiome** simple sous-cutané, circonscrit (nævus vasculaire sous-cutané, angiome lipomateux, angiome lobulé). Paris, 1873, in-8, 87 pages avec 2 pl ... 2 fr. 50
MOURONVAL (J.-F.-J.). — **Recherches et observations sur le prurigo**. *Deuxième édition*. Paris, 1836, in-8, 99 p. (2 fr. 50) ... 50 c.
MUSELIER. — **Etude sur la valeur séméiologique de l'ecthyma**. 1876, in-8, 125 p ... 2 fr. 50
ORY (Eugène). — **Recherches cliniques sur l'étiologie des syphilides** malignes précoces. Paris, 1876, in-8, 98 pages ... 2 fr. 50
PAROLA (Louis et Jos.). — **De la vaccination**. Turin, 1877, 2 v. gr. in-8. 15 fr.
PEILLON (A.). — **Du cancroïde des lèvres** et de son traitement. 1880, in-8, 94 pages avec figures ... 2 fr.
PIESSE. — **Des odeurs, des parfums et des cosmétiques**, histoire naturelle, composition chimique, préparation, recettes, industrie, effets physiologiques et hygiène, par S. Piesse, chimiste-parfumeur à Londres. *Seconde édition* française, Paris, 1877, 1 vol. in-18 jésus de XXXVI-580 pages, avec 92 figures ... 7 fr.
RAPHAEL (Léon). — **Traité pratique de la pustule maligne**. 1872, in-18 jésus, 215 p ... 3 fr.
RAYER. — **Traité théorique et pratique des maladies de la peau**. 2e *édition*. Paris, 1835, 3 vol. in-8, avec atlas de 26 pl. in-4 col. Cart ... 88 fr.
— Le même texte seul, 3 vol. in-8 ... 23 fr.
— Le même, atlas seul, avec explication raisonnée, gr. in-4. Cart ... 70 fr.

L'auteur a réuni, dans un *atlas pratique*, la généralité des maladies de la peau ; il les a groupées dans un ordre systématique pour en faciliter la diagnostic et il a représents leurs diverses formes avec fidélité.

REVEIL. — **Des cosmétiques** au point de vue de l'hygiène. In-8 ... 1 fr. 50
RHAZÈS. — **Traité de la variole** et de la rougeole. Trad. franç. par Leclerc et Lenoir. Paris, 1866, in-8, 59 p ... 2 fr.
ROSENBAUM (J.). — **Histoire et critique des doctrines des maladies de la peau**, traduit de l'allemand par Ch. Daremberg. Halle, 1844, grand in-8 de 44 pages ... 2 fr.
ROUSSEL. — **Traité de la pellagre et des pseudo-pellagres**, par le docteur Théophile Roussel, membre de l'Académie de médecine. Ouvrage couronné par l'Académie des sciences. Paris, 1866, 1 vol. in-8, XVI-666 pages ... 10 fr.
SEDILLOT. — **Mémoire sur les revaccinations**. 1840, in-4, 108 pages, 4 planches ... 2 fr. 50
SERRE (d'Alais.) — **Nouveau traitement spécial et abortif de l'inflammation de la peau**. Montpellier, 1834, in-8 ... 2 fr. 50
VERNOIS (Max.). — **De l'extinction de la pellagre** au point de vue de l'hygiène internationale. Paris, 1866, in-8, 26 pages ... 1 fr.

ENVOI FRANCO CONTRE UN MANDAT POSTAL.

5159-82. — Corbeil. Typ. et stér. Crété.

BOUDIN. **Traité de géographie et de statistique médicales, et des maladies endémiques**, comprenant la météorologie et la géologie médicales, les lois statistiques de la population et de la mortalité, la distribution géographique des maladies, et la pathologie comparée des races humaines par le docteur J.-Ch.-M. BOUDIN. Paris, 1857, 2 vol. grand in-8, avec 9 cartes et tableaux........... 20 fr.

BRASSAC. **Essai sur l'Éléphantiasis des Grecs**, lèpre phymatode et aphymatode. Paris, 1868, in-8, 99 p .... 2 fr. 50

CHAUVEL. **Précis d'opérations de chirurgie**, par le docteur J. CHAUVEL, professeur à l'école du Val-de-Grâce. Paris, 1877, 1 vol. in-18 j. avec 281 fig. 6 fr.

CHERVIN (N.). **Nouvelles opinions de M. Lassis, concernant la fièvre jaune**. 1829, in-8.................................... 50 c.

— **Prétendues preuves de la contagion de la fièvre jaune**. 1829, in-8.. 75 c.

— **Opinions de M. Castel touchant la prétendue contagion de la fièvre jaune**. Paris, 1830, in-8 (1 fr. 50) .... 50 c.

— **Lettre à M. Montfalcon sur la fièvre jaune**. 1830, in-8......... 50 c.

CHRETIEN (H.). **Nouveaux éléments de médecine opératoire**. Paris, 1881, 1 vol. in-18 jés. 528 p. avec 184 fig.............................. 6 fr.

CORNILLIAC (J.-J.-J.). **Recherches chronologiques et historiques sur l'origine et la propagation de la fièvre jaune dans les Antilles**, par J.-J.-J. CORNILLIAC, médecin de la marine. Fort-de-France, 1867, 2 parties in-8.. 6 fr.

— **Études sur la fièvre jaune à la Martinique**, de 1669 à nos jours. Fort-de-France, 1873, 1 vol. in-8 de 791 pages.......................... 12 fr.

CORRE. **La pratique de la chirurgie d'urgence**. Paris, 1872, 1 vol. in-18, VIII-216 p. avec 51 fig.................................... 2 fr.

COUTANCE. **Histoire du chêne** dans l'antiquité et dans la nature ; ses applications à l'industrie, aux constructions navales, etc., par A. COUTANCE, professeur à l'École de médecine navale de Brest. 1873, in-8, 558 pages................ 8 fr.

DARISTE (A.-J.). **Fièvre jaune**. Paris, 1825, in-8........................ 1 fr.

DELAVAUD. **Aperçu général des sciences du monde matériel** et de leur filiation, par M. C. DELAVAUD, pharmacien en chef de la marine. 1875, in-8.. 1 fr. 50

DOUNON (P.). **Étude sur la verruga**, 1871, in-8, 56 p. et 1 pl............ 2 fr.

DURAND-FARDEL (Max). **La Chine et les conditions sanitaires des ports** ouverts au commerce étranger, suivi d'une étude sur les quarantaines en Chine et au Japon. 1 vol. in-8 de 160 pages, avec cartes et plans........ 4 fr.

DUTROULAU. **Traité des maladies des Européens dans les pays chauds** (régions intertropicales). *Deuxième édition*. 1868, 1 vol. in-8, 650 p.......... 8 fr.

FAGET. **Monographie sur le type et la spécificité de la fièvre jaune**, par le docteur J.-C. FAGET. 1875, gr. in-8, avec 109 tracés graphiques........ 4 fr.

FERRAND (E.). **Premiers secours aux empoisonnés, aux noyés, aux asphyxiés**, aux blessés en cas d'accident et aux malades en cas d'indisposition subite. Paris, 1878, in-18 jés. 288 p. avec 86 fig.................................. 3 fr.

GAUJOT et SPILLMANN. **Arsenal de la chirurgie contemporaine**, description, mode d'emploi et appréciation des appareils et instruments en usage pour le diagnostic et le traitement des maladies chirurgicales, l'orthopédie, la prothèse, les opérations simples, générales, spéciales et obstétricales, par G. GAUJOT, professeur à l'École du Val-de-Grâce, et E. SPILLMANN, professeur à l'École de médecine d'Alger. Paris, 1867-72, 2 vol. in-8 de chacun 800 p. avec 855 fig.... .... 32 fr.

GODET. **Les Japonais chez eux**, étude d'hygiène. Paris, 1881, in-8.. 2 fr. 50.

GODINEAU (L.). **Études sur l'établissement de Karikal** (côte de Coromandel), topographie, climat, maladies, mortalité, hygiène. 185?, gr. in-8 avec 3 cartes.. 3 fr. 50

GOFFRES. **Précis iconographique des bandages**, pansements et appareils. Paris, 1866, 1 vol. in-18 jés., 596 p. avec 82 pl. figures noires; cart....... .... 18 fr.

— *Le même*, fig. coloriées, cart........................... .... 36 fr.

GRIESINGER. **Traité des maladies infectieuses**. Maladies des marais, fièvre jaune, maladies typhoïdes (fièvre pétéchiale ou typhus des armées, fièvre typhoïde, fièvre récurrente ou à rechutes, typhoïde bilieuse, peste), choléra, *Deuxième édition*, par E. VALLIN. Paris, 1877, in-8, XXXII-724 p........................ 10 fr.

GUÉGUEN (A.). **Étude sur la marche de la température** dans les fièvres intermittentes et éphémères. In-8 de 80 pages, avec 35 planches de tracés lithog. 5 fr.

HÉRAUD. **Nouveau Dictionnaire des plantes médicinales**, par le docteur A. HÉRAUD, professeur à l'École de médecine de Toulon. Paris, 1875, 1 vol. in-18 jésus de 600 pages avec 261 figures. Cartonné.............................. 6 fr.

— **Les secrets de la science, de l'industrie** et de l'économie domestique. Recettes, formules et procédés d'une utilité générale et d'une application journalière. Paris, 1879, 1 vol. in-18 jésus, 654 p. avec 205 fig. Cartonné.............. 6 fr.

JOURDANET. **Le Mexique et l'Amérique tropicale**, climats, hygiène et maladies. Paris, 1864, 1 vol. in-18 jésus, 460 p., avec une carte du Mexique.. 4 fr.

LAPEYRÈRE. **Hydrologie des postes militaires de la Cochinchine**, du Cambodge et du Tonkin. Paris, 1880, in-8, 58 pages, avec cartes et planches. 3 fr.

www.ingramcontent.com/pod-product-compliance
Ingram Content Group UK Ltd.
Pitfield, Milton Keynes, MK11 3LW, UK
UKHW020319200726
13857UKWH00001B/210

9 782012 863774